健康怀孕百科

专家指导版

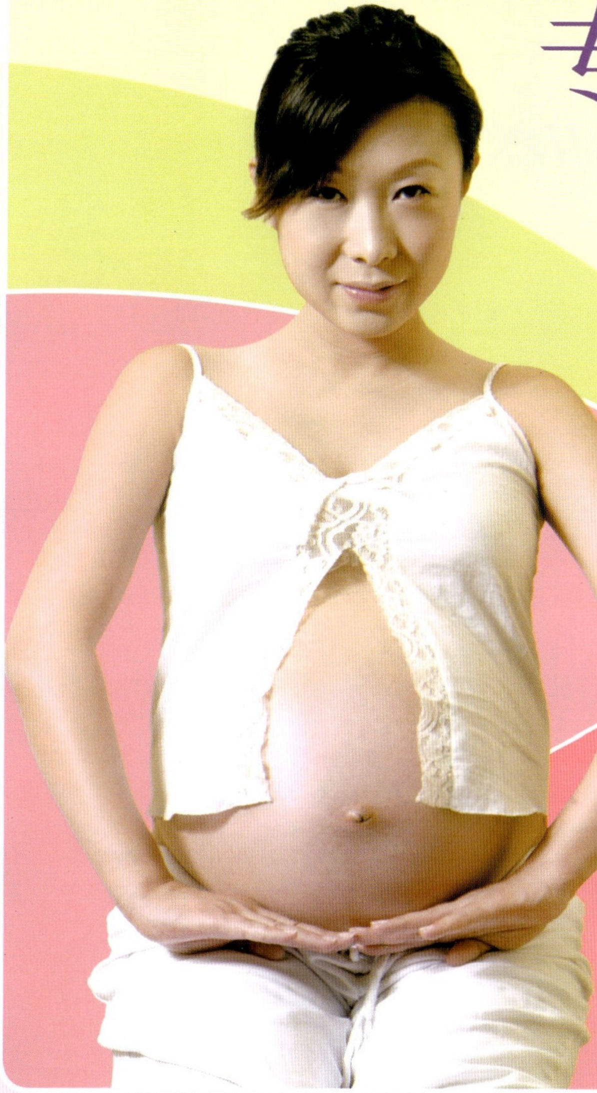

高秀勤 郭肇姮 吕佩瑾 倪百善 徐培惠 邢淑敏 著

（按姓氏拼音排序）

中国纺织出版社

内 容 提 要

本书是中日友好医院六位妇产科主任医师集多年临床经验编写而成，解答女性在怀孕、生产、产后过程中所产生的疑问，并将这些问题归纳，详细地介绍妇女受孕知识及孕前准备、顺利度过妊娠期、安全生产、产褥期恢复等方面知识。内容丰富，科学实用，通俗易懂，是孕产妇必备的孕产期专家指导保健用书。

图书在版编目（CIP）数据

健康怀孕百科专家指导版/邢淑敏等著.—北京：中国纺织出版社，2009.8

（之宝贝书系；36）

ISBN 978-7-5064-5791-0

Ⅰ.健… Ⅱ.邢… Ⅲ.妊娠期-妇幼保健-基本知识 Ⅳ.R715.3

中国版本图书馆CIP数据核字（2009）第115807号

策划编辑：尚 响　　责任编辑：李 娟　　责任印制：刘 强　　装帧设计：沈 琳

中国纺织出版社出版发行

地址：北京东直门南大街6号　邮政编码：100027

邮购电话：010-64168110　　传真：010-64168231

http://www.c-textilep.com

E-mail:faxing@c-textilep.com

北京人教方成彩色印刷有限公司印刷　各地新华书店经销

2010年4月第 1 版第 2 次印刷

开本：635×965　1/12　　印张：18

字数：250千字　　定价：39.80元

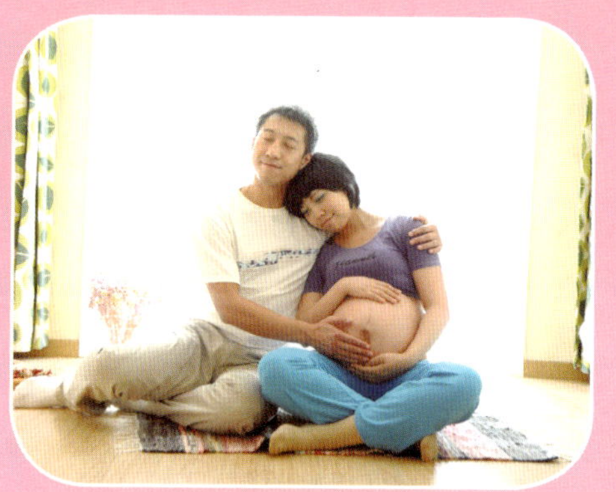
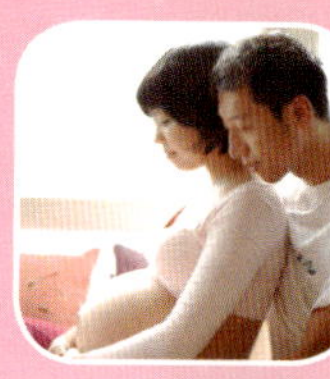
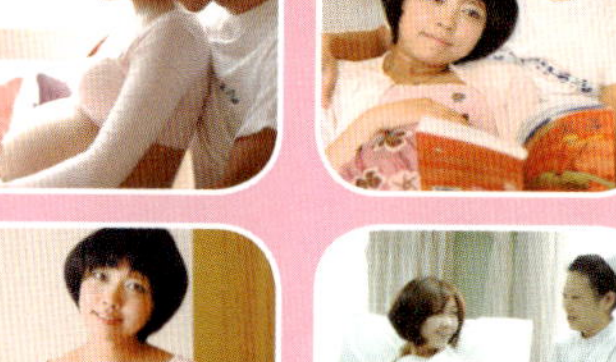
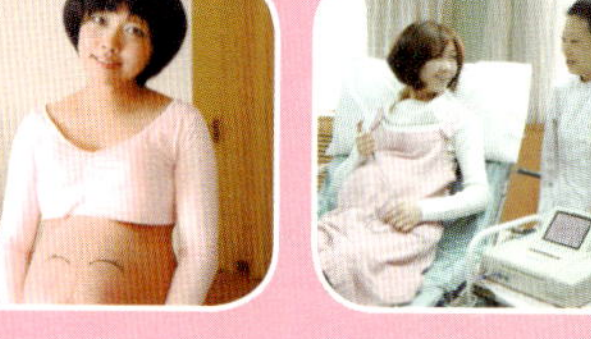
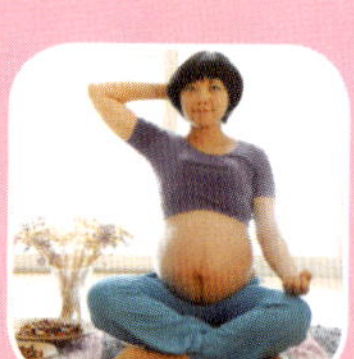
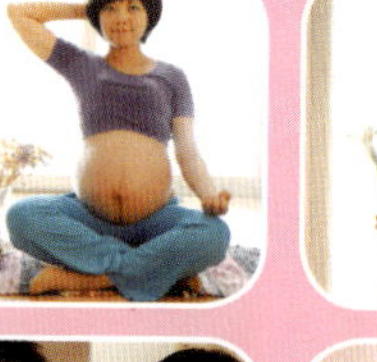
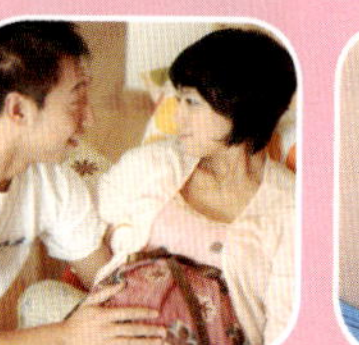
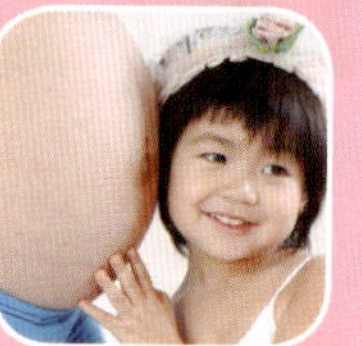

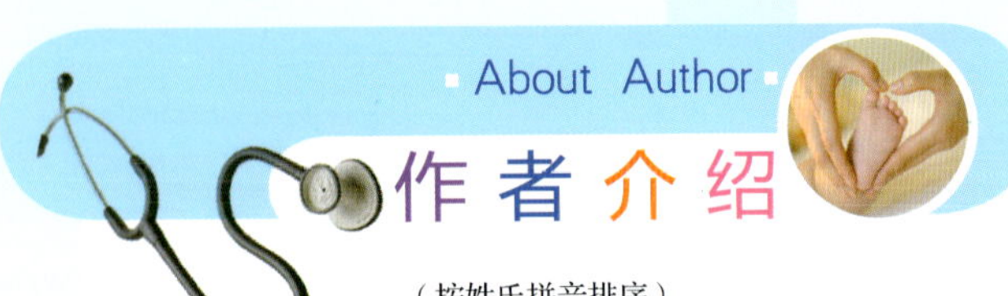

（按姓氏拼音排序）

高秀勤　中日友好医院妇产科主任医师

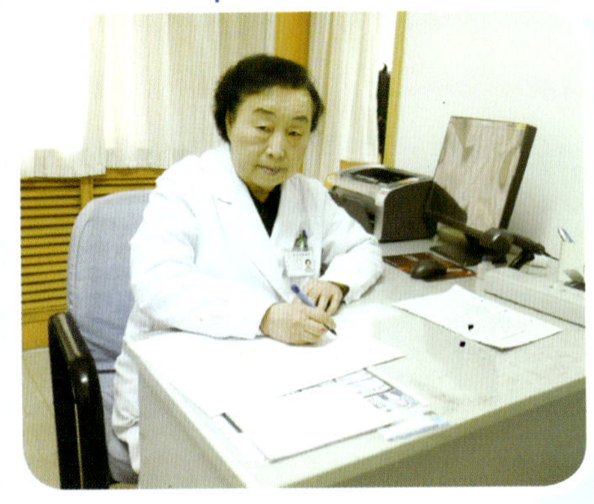

1949年毕业于中国医科大学医疗系，并获医学学士学位。毕业后留校在中国医大附属医院妇产科从事医疗、教学及科研工作，并担任科主任职务。1983年曾赴英国牛津大学及女王大学皇家妇产医院作为访问学者考察一年。1984年调至中日友好医院妇产科工作。

从事妇产科临床工作至今已近60年，擅长处理有关预防及诊治女性各种常见病、多发病及疑难杂症。如产妇保健及难产处理、妇科恶性肿瘤及各类女性疾病的防治、女性外阴部各类疾患，尤其对外面白色病损的诊断及治疗有独到之处。1993年起享受政府特殊津贴至今。

郭肇姮　中日友好医院妇产科主任医师

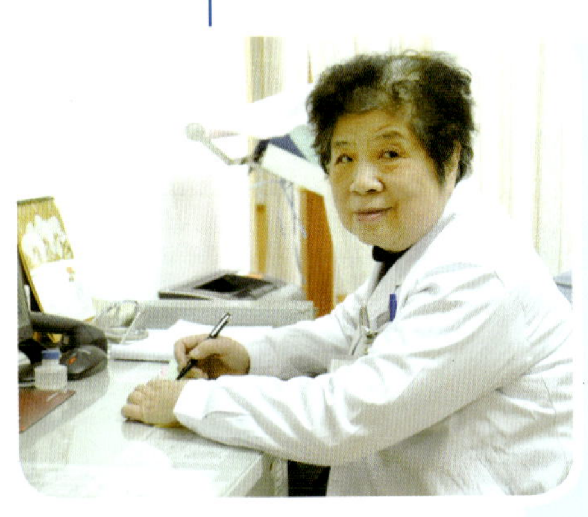

1958年毕业于上海第一医学院医疗系。1958 ~ 1983年任北京协和医院妇产科住院医师、主治医师，1983 ~ 1996年任中日友好医院妇产科副主任医师、主任医师、妇产科计划生育组负责人。

操作计划生育手术上万例无事故，曾获北京市和北京市朝阳区计划生育先进个人称号。

出版有关计划生育的著作8本，发表科普著作数十篇，曾获优秀科普作家奖励。

吕佩瑾　中日友好医院妇产科主任医师

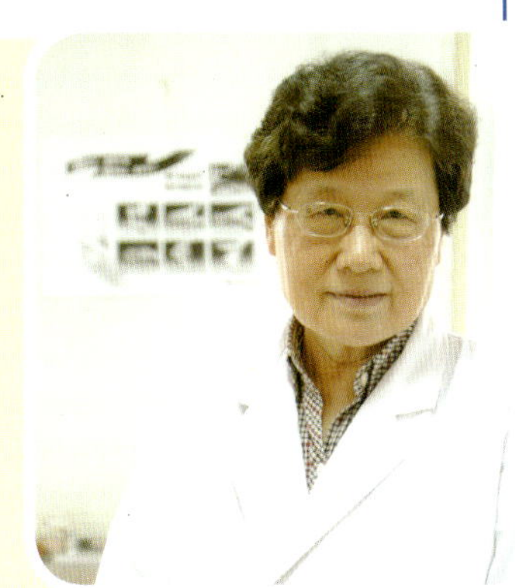

1965 年毕业于中国协和医科大学，1965 ~ 1983 年在北京协和医院工作，1983 年至今在中日友好医院从事妇产科的临床医疗、教学和科研工作。在长期工作中积累了丰富的经验，特别是在妇科及妇科内分泌疾病的临床诊治方面，具有较高的医疗水平。除医疗外，还参与了实习医生、住院医生及进修医生等的教学工作，培养和提高了他们的医疗水平。

撰写了《青春期功能性子宫出血》、《妊娠合并大动脉炎》、《绝经后出血》的临床病例分析等多篇论文。参与了《现代中西医结合大全》、《新编妇产科临床手册》、《妇科疾病诊断与疗效标准》等专业书籍，以及《妇科常见疾病防治》、《孕产妇保健》、《子宫癌防治》、《不孕症防治》等科普书籍的编写工作。

倪百善　中日友好医院妇产科主任医师

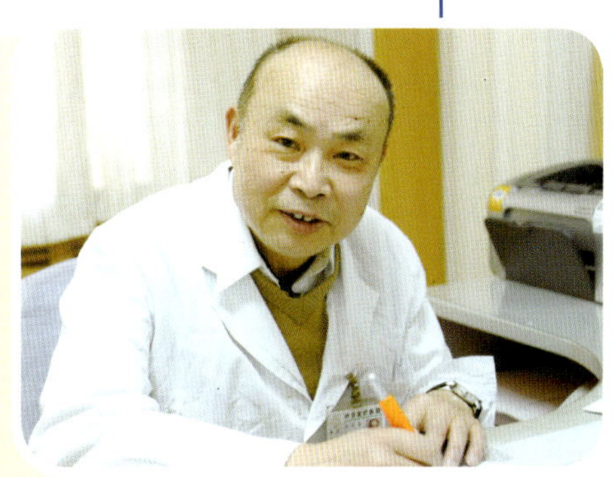

1958 年毕业于上海市第二医学院医疗系。毕业后分配到北京协和医院妇产科工作，师从林巧稚教授，在该院工作 20 余春，从事过医疗、教育、医疗队、救灾等工作。后因中日友好医院筹建开院，调至该院妇产科直至退休，迄今工作 50 余载。

在多年工作中积累了宝贵的工作经验和体会，参加了本书部分书稿写作工作。

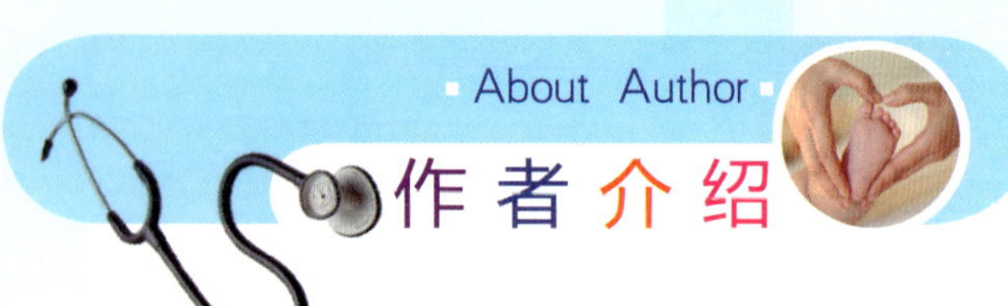

徐培惠　中日友好医院妇产科主任医师、硕士研究生导师

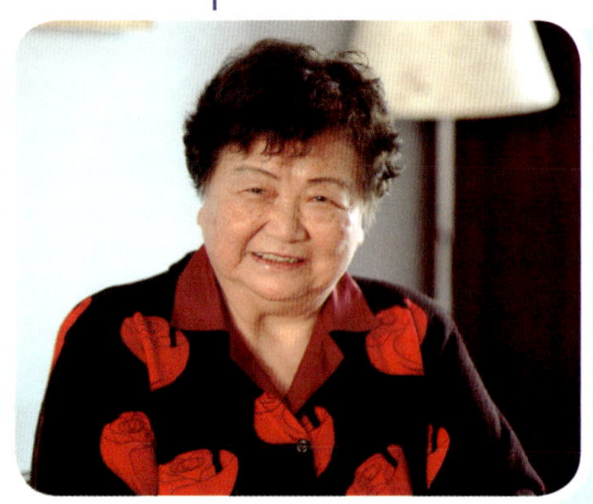

1950年毕业于四川华西大学医学院（七年制）。1950～1959年任北京协和医院妇产科住院医师及主治医师。1960～1984年内蒙古医学院建院，在此从事医疗、教学及科研工作。

擅长治疗妇产科一般常见病、多发病及多种疑难病症。工作期间，抢救过危重病人、完成过多种复杂困难手术，包括癌症手术，及多种复杂尿瘘和重度子宫脱垂修补手术。

曾在《中华妇产科学》、《中华医学》、《中华病理学杂志》发表过多篇学术论文。曾参加编写妇产科教科书、参考书、医疗手册，以及女性保健等书。

1993年始获政府特殊津贴。

邢淑敏　中日友好医院妇产科主任医师、硕士研究生导师

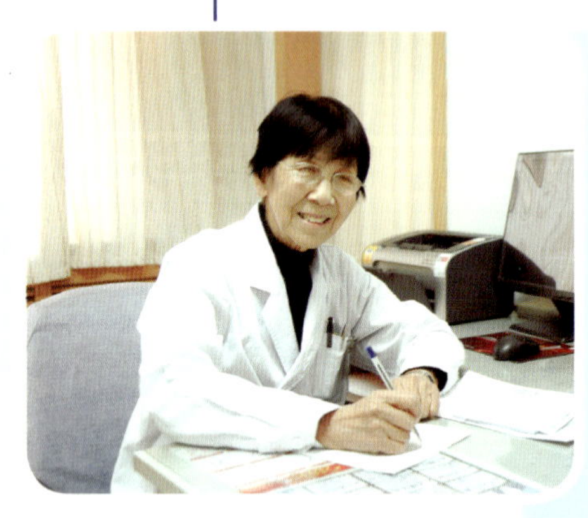

毕业于北京协和医学院（八年制），曾公派赴瑞典卡罗林斯卡医学院生殖内分泌中心研修3年余。历任住院医师、总住院医师、主治医师及副主任医师。1987年晋升主任医师。曾任中日友好医院妇产科主任。

从事妇产科临床工作50年。在围产保健、妇产科常见病、多发病及疑难重症等诊治方面具有丰富的经验。在教学、科研方面也承担过许多工作并有相应论文在国内外发表。参加《中华妇产科学》、《骨质疏松学》、《新编临床妇产科手册》等多部专业书籍的编写。主编及编写过《孕产妇保健》、《常见妇女病防治》等多种科普读物。现任《生殖医学杂志》常务编委。

1992年享受国务院颁发的政府特殊津贴。1996年被评为部级全国妇幼卫生先进工作者。

前言

《健康怀孕百科专家指导版》是由六位妇产科专家根据个人多年的临床工作经验，针对孕产妇最为关心和急于了解的诸多问题，参照围生医学的最新进展及以人为本的现代服务理念进行的科学诠释与系统整理。该书共分为四章，从受孕知识与孕前准备、十月怀胎、平安分娩及产后康复四个方面分别作了详细介绍。

本书采用由浅入深的简易文字阐明了妊娠及分娩的科学知识，对孕期经常出现的问题进行了解答并给出了应对措施，对需要注意的事项又有醒目的提示，还配有相应的插图，内容丰富、通俗易懂、图文并茂、形式生动、科学实用可作为新婚夫妇、准爸爸和准妈妈及初为人父母者的基本读物，也可供家属及基层的医务人员参考。

随着社会经济的发展，人民生活水平不断提高，在物质生活得到满足的同时，就会对精神、文化生活及保障等方面提出更高的要求。妊娠、分娩是妇女的特殊生理功能，承载着延续父母生命及种族繁衍的重任，因此，维护孕产妇的健康及胎儿的正常生长发育无论对一个家庭或对整个社会来说都是十分重要的。

希望该书能成为孕产妇们的知心朋友，通过了解妊娠、分娩的相关知识有助于解除不必要的困惑与疑虑，及时发现与纠正异常的情况，能够快乐、健康地渡过妊娠期，最终能平安分娩。祝愿母子（女）健康，家庭幸福！

二〇〇九年盛夏

Contents 目录

第一章 生命的真谛
——受孕知识与孕前准备

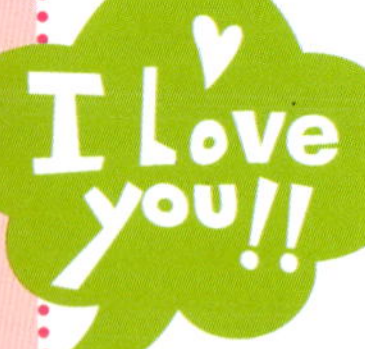

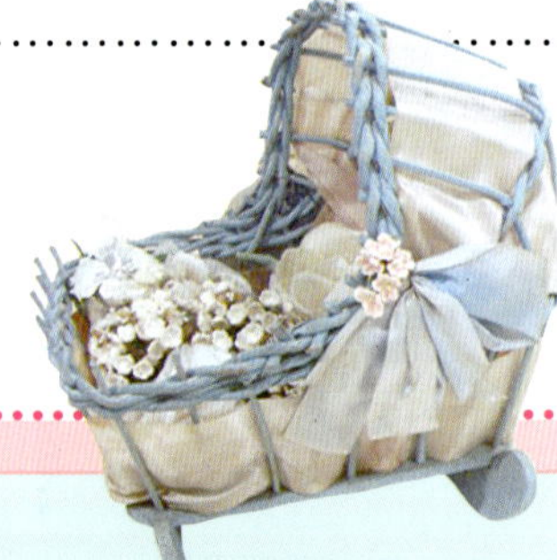

Contents 目录

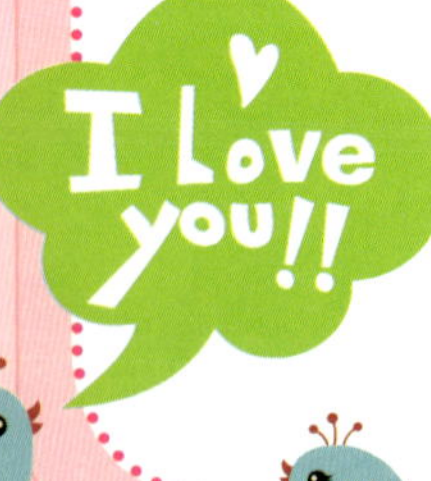

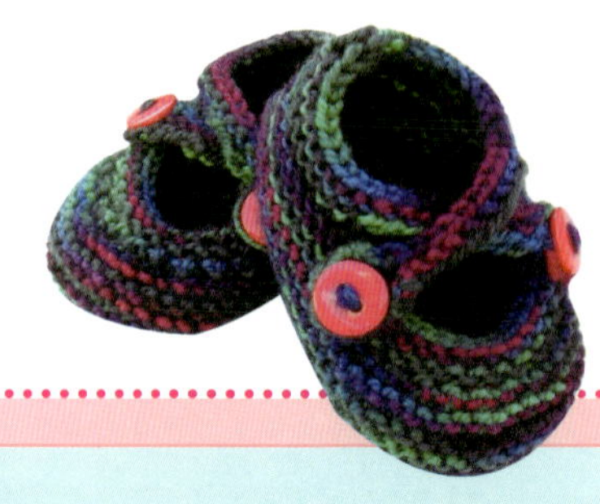

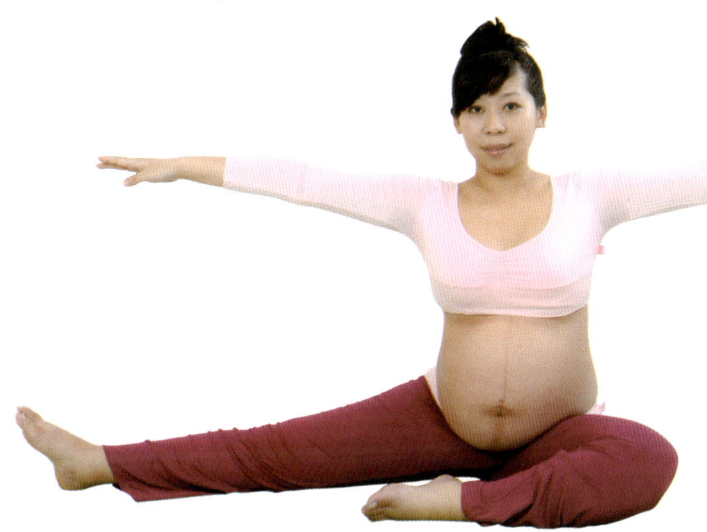

Contents 目 录

第二章　女人，见证伟大的幸“孕”时光——十月怀胎

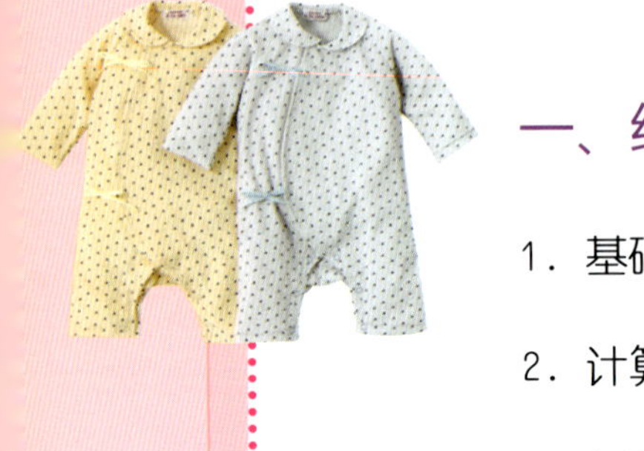

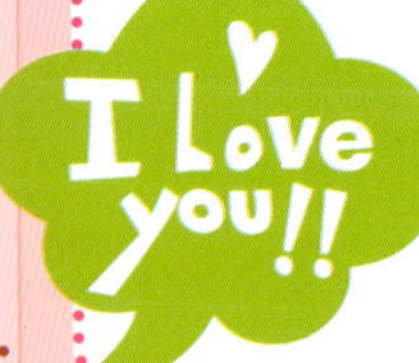

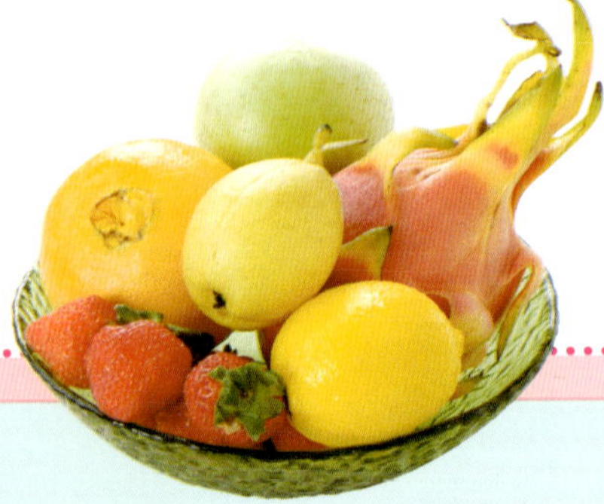

Contents 目 录

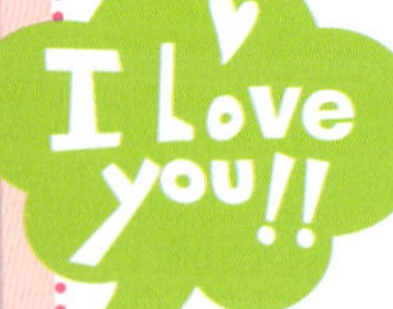

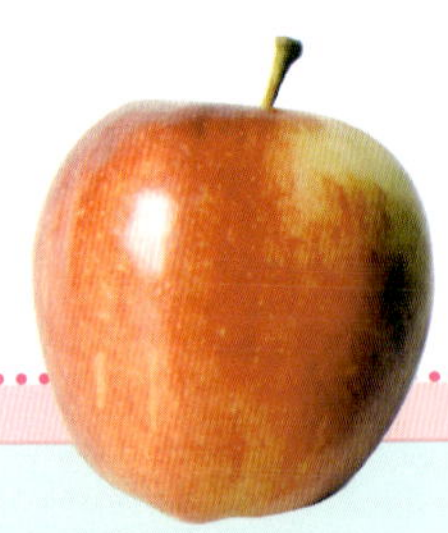

Contents 目录

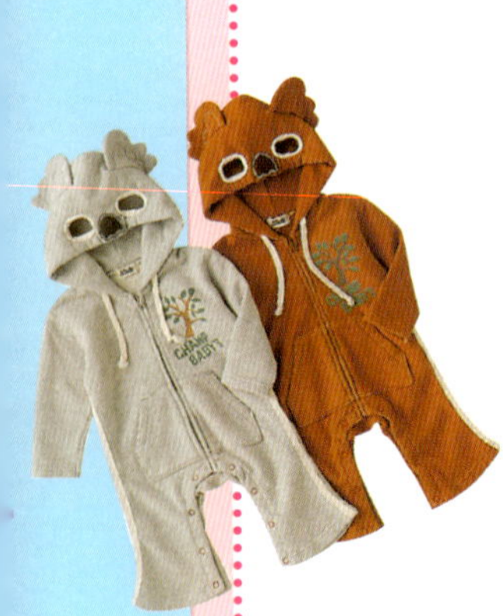

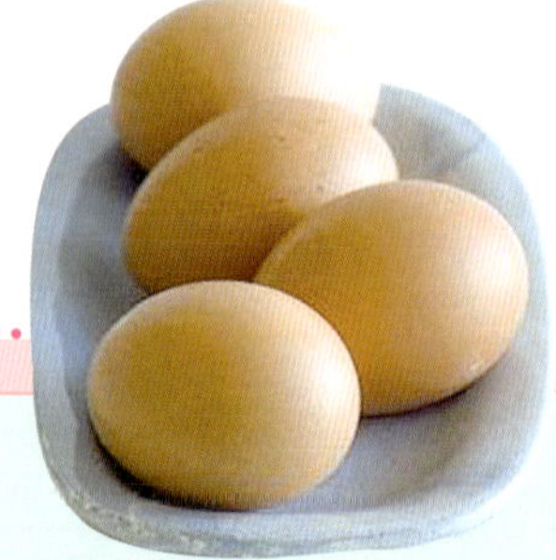

I love you!!

Contents 目录

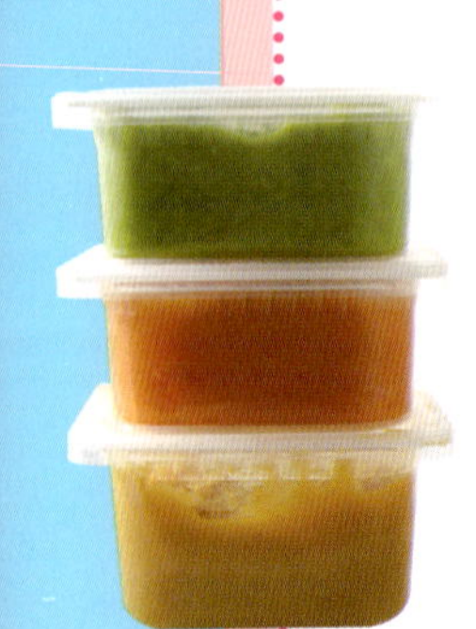

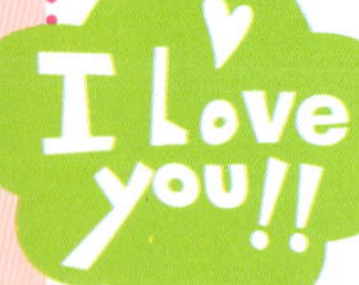

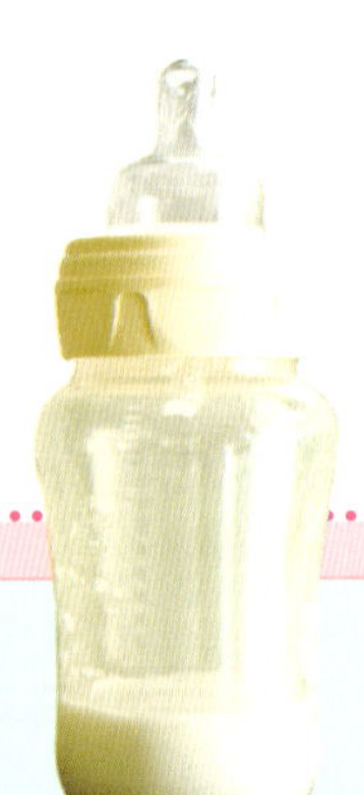

Contents 目录

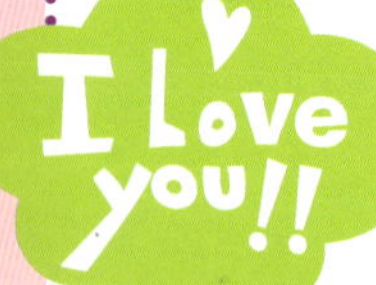

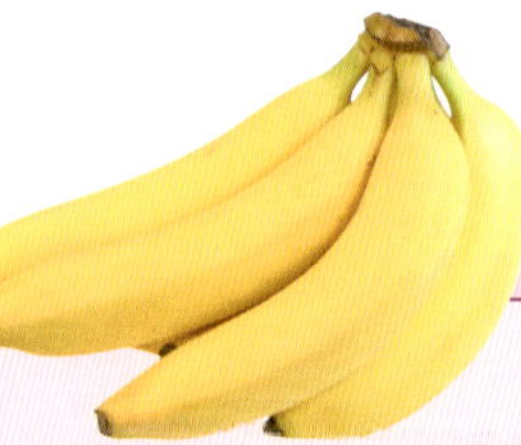

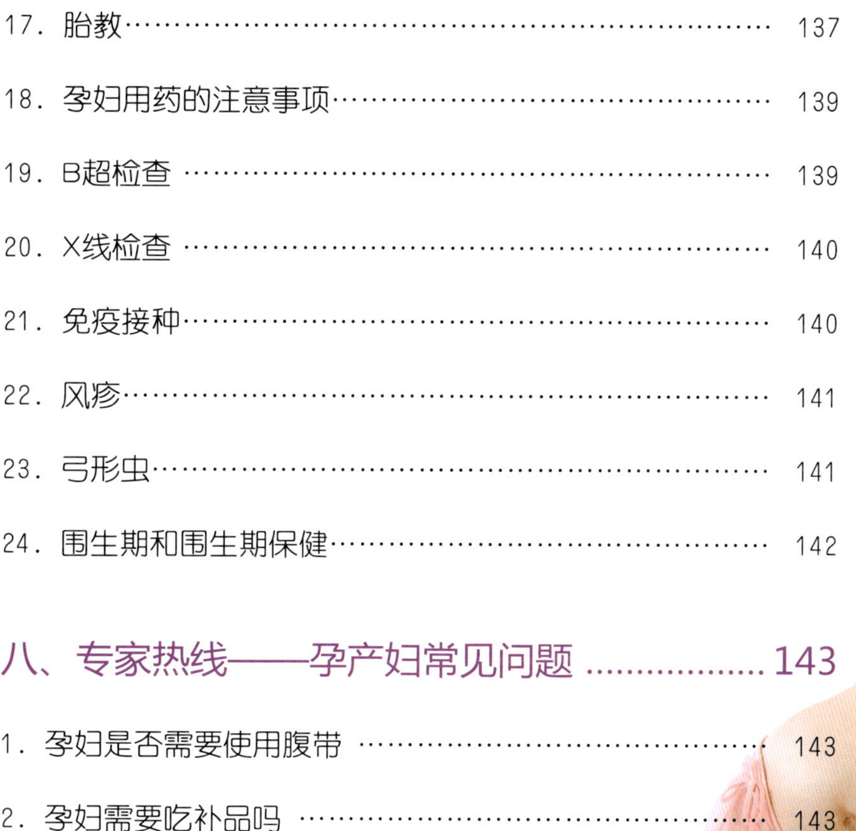

Contents 目录

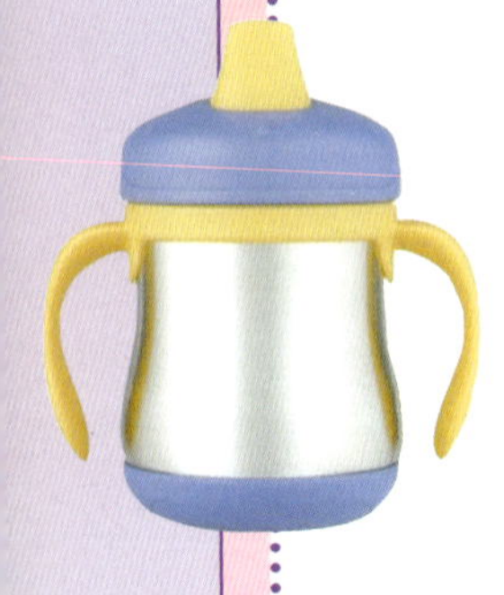

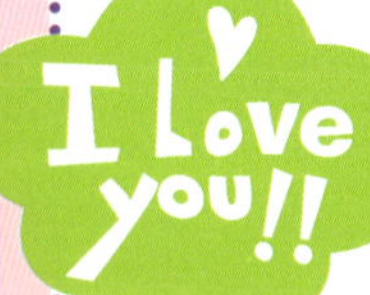

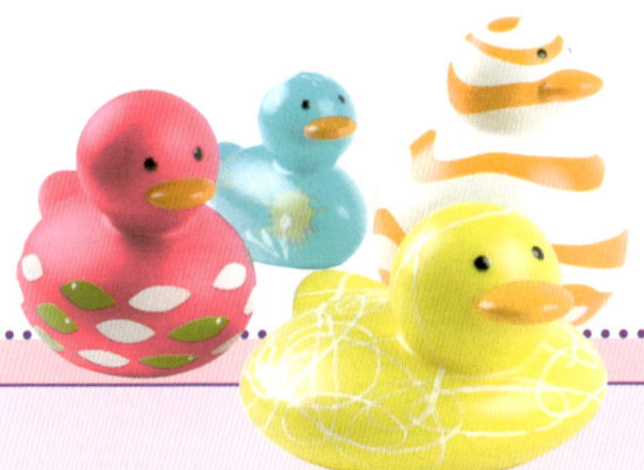

第三章 刻骨铭心的痛并快乐着
——平安分娩

Contents 目录

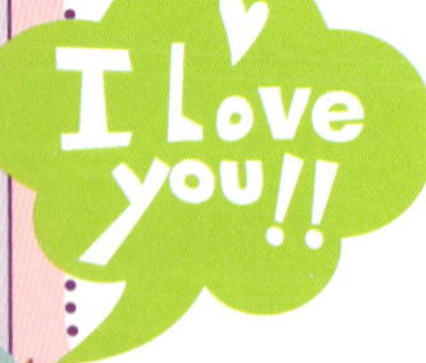

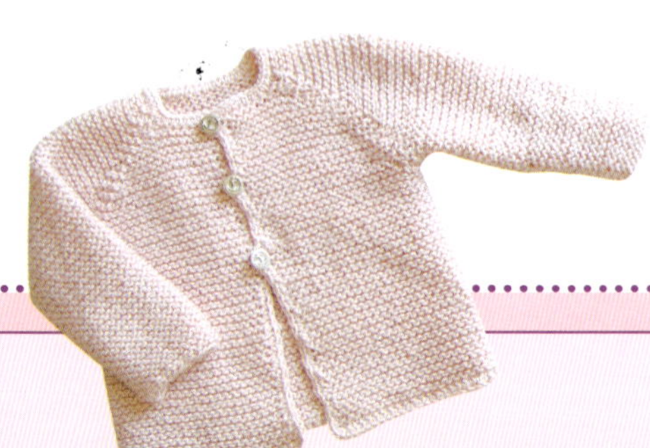

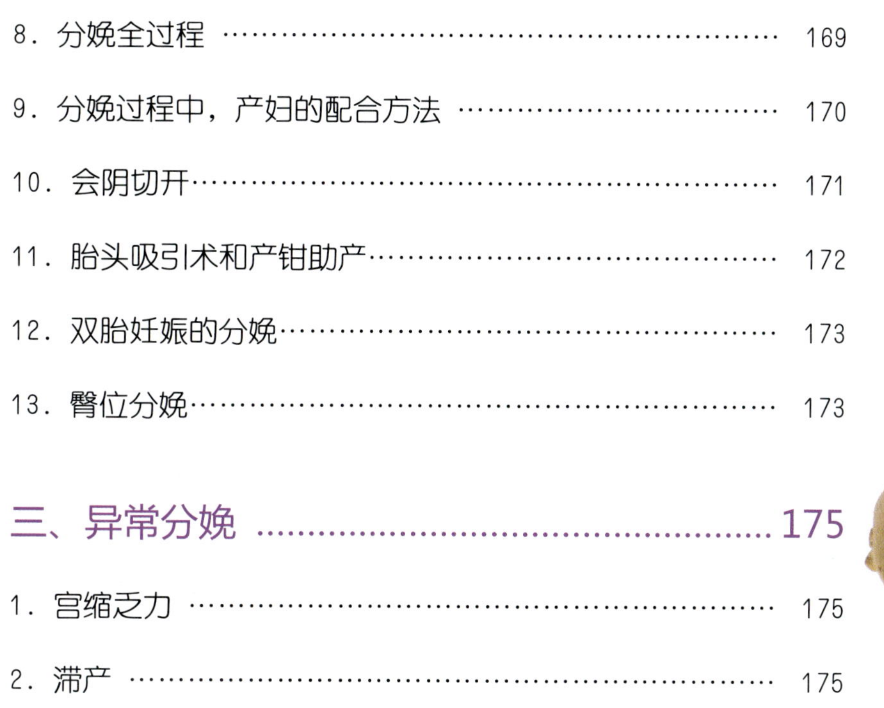

三、异常分娩

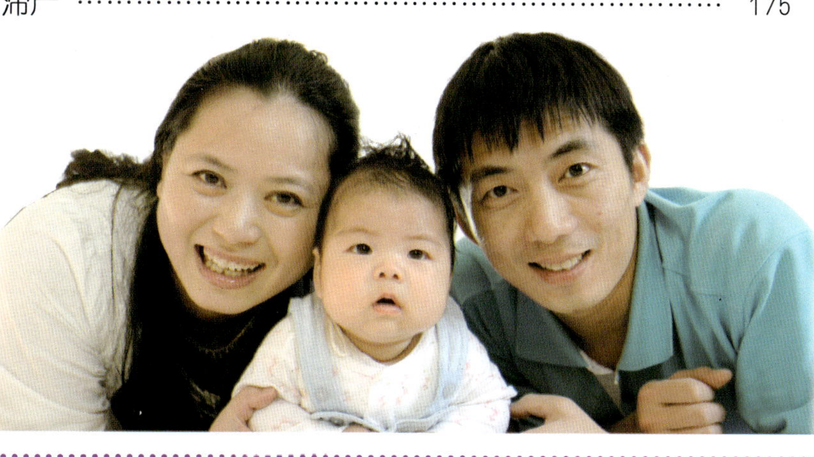

Contents 目录

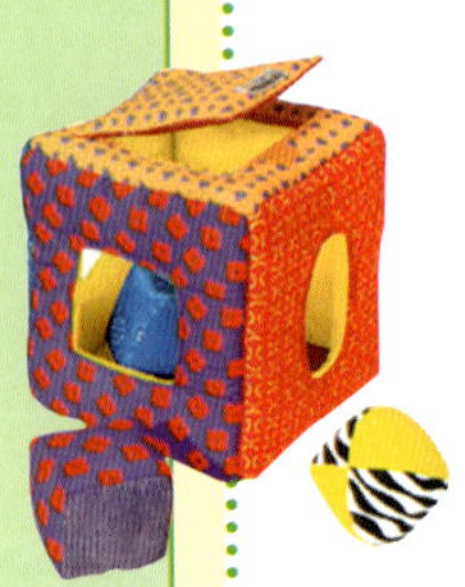

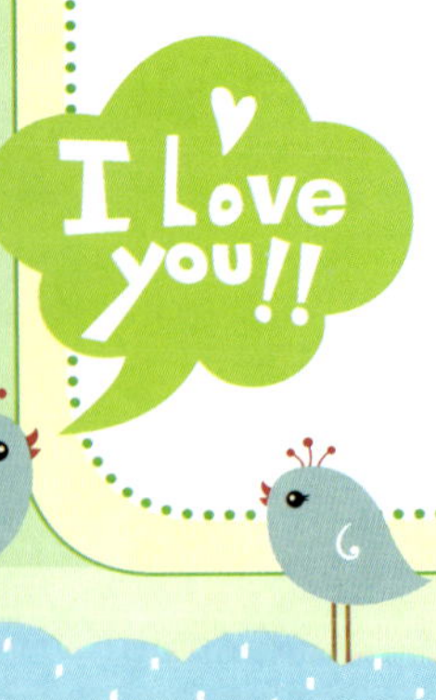

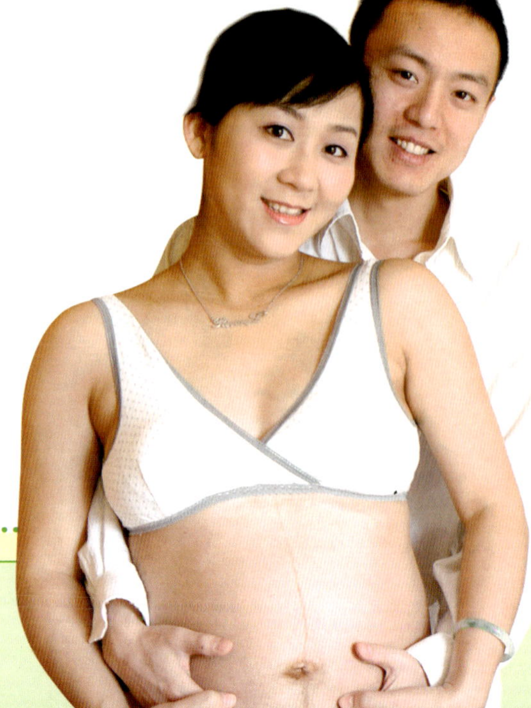

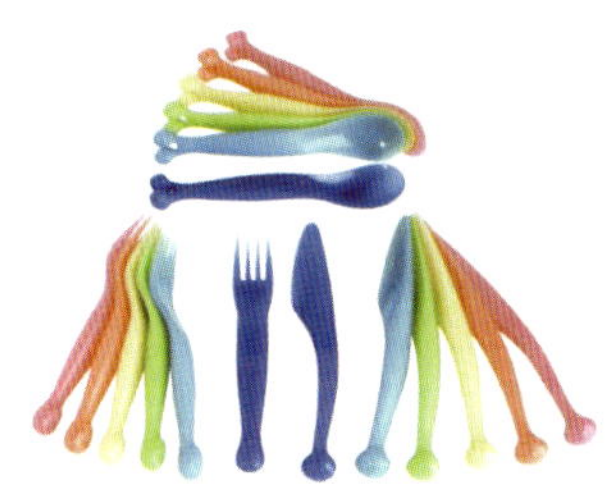

Contents 目 录

第四章　爱宝宝，也要爱自己——产后康复

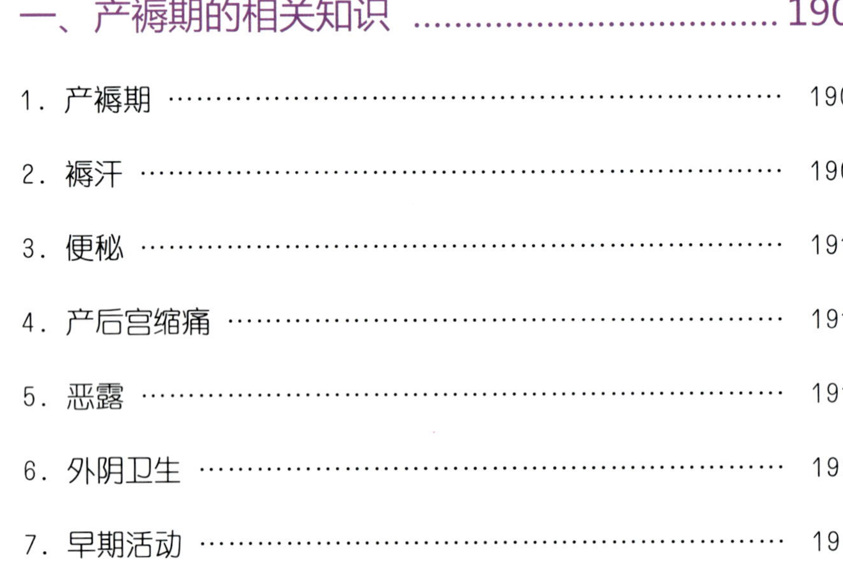

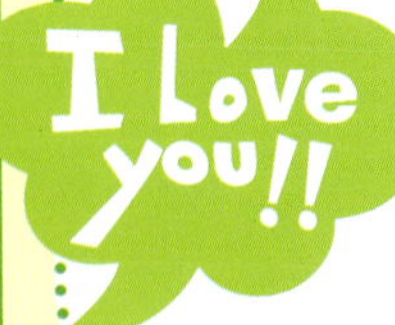

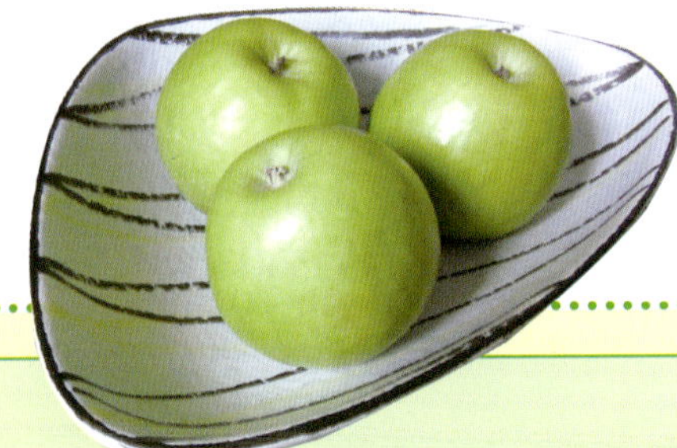

Contents 目 录

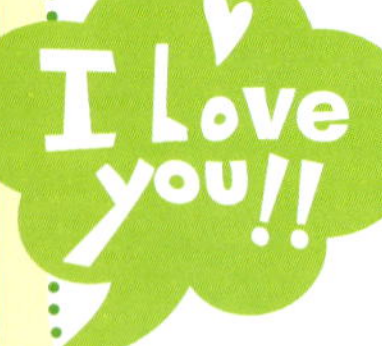

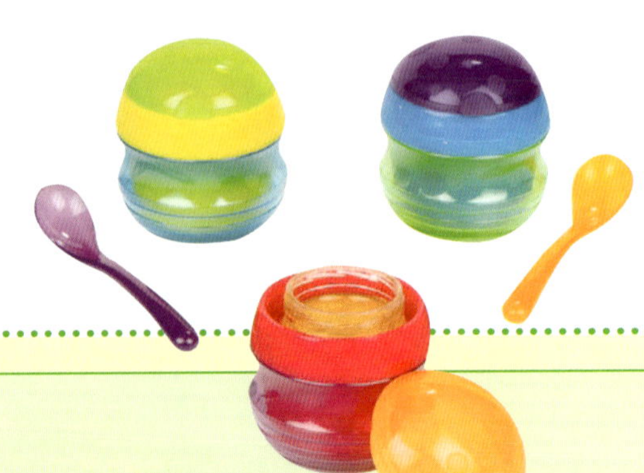

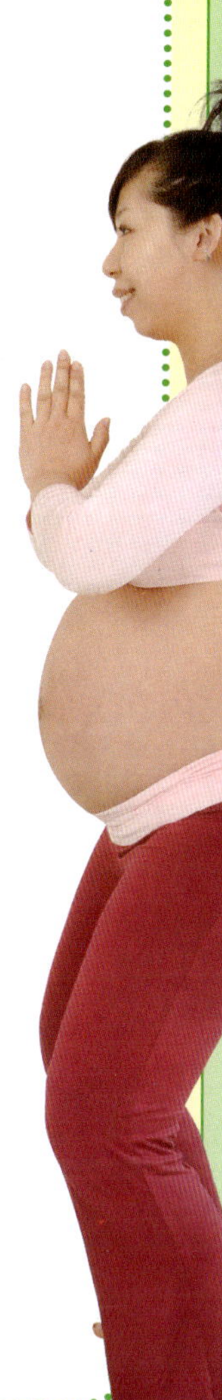

Contents 目录

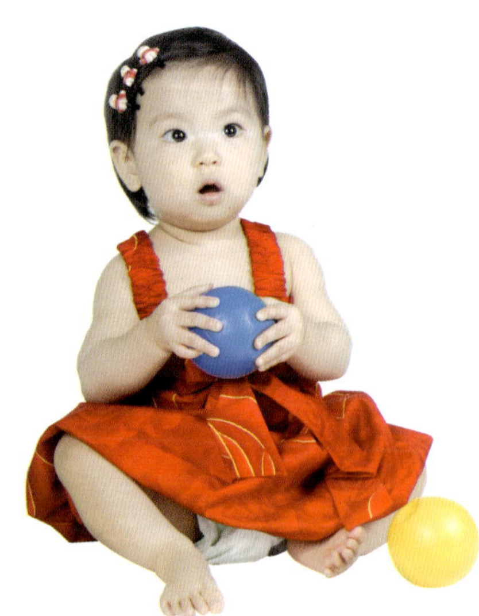

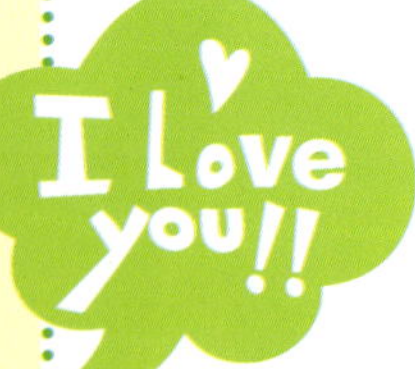

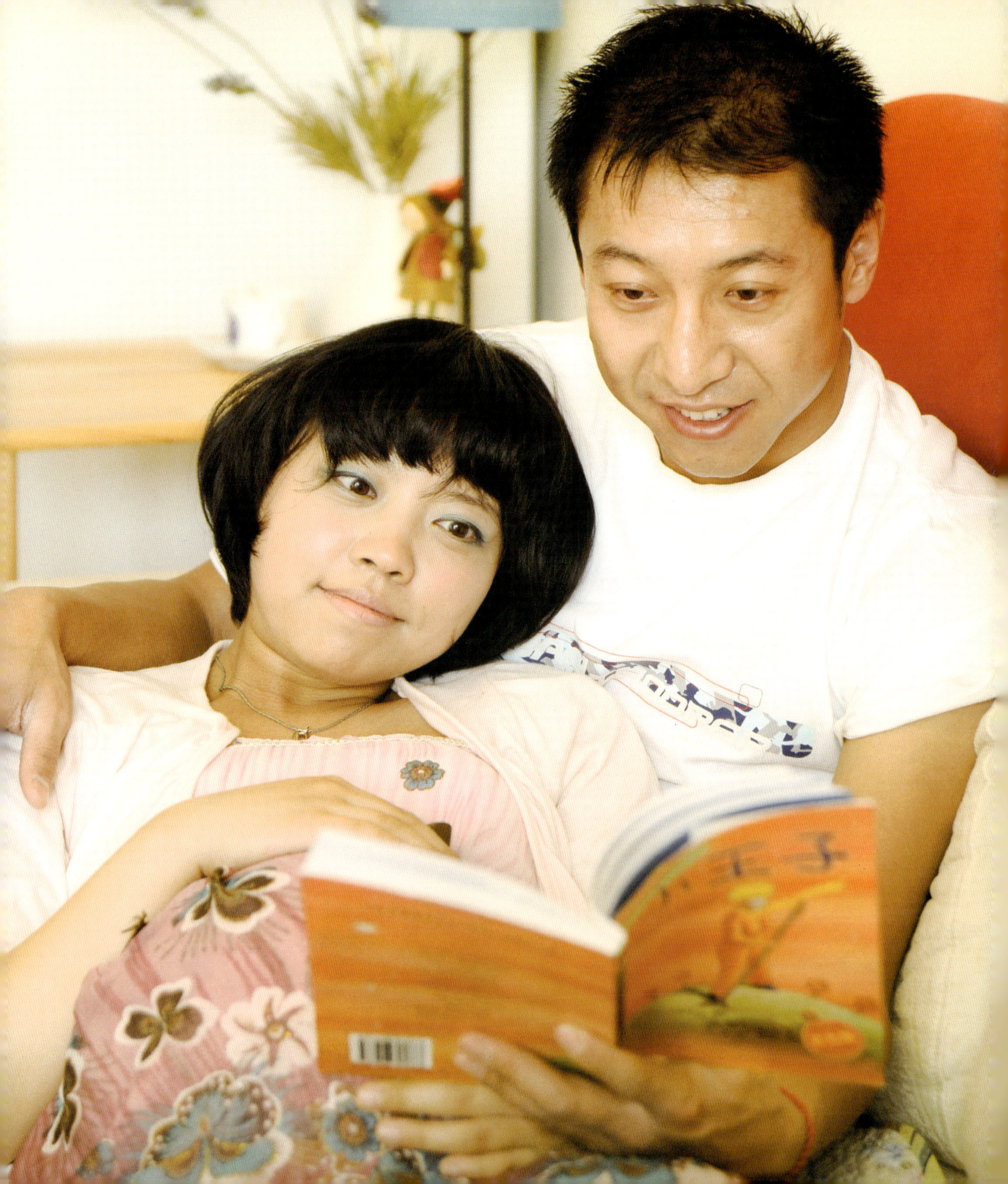
王子

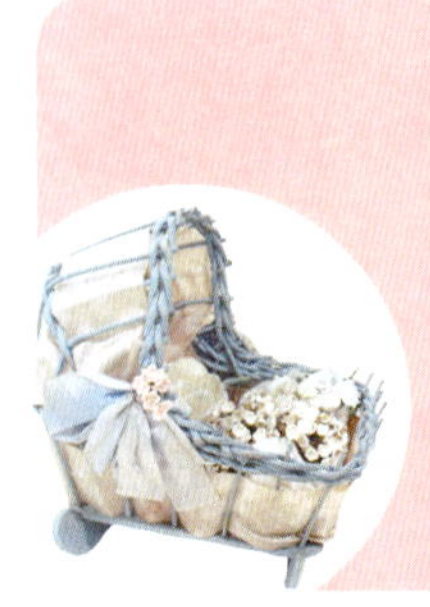

第一章　生命的真谛
——受孕知识与孕前准备

每一个新生命都代表着世间美好的开始，为了完美完成这个伟大而神圣的使命，准父母有必要认真做好双方生理乃至心理等方面的各种准备。

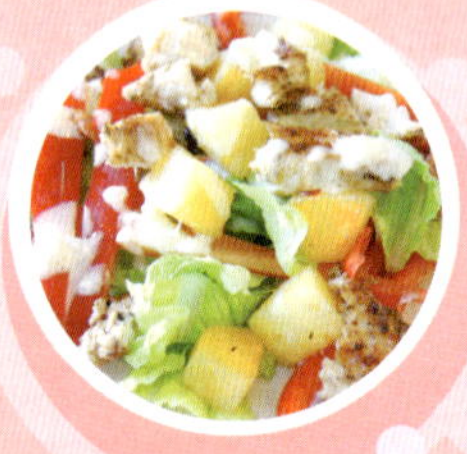

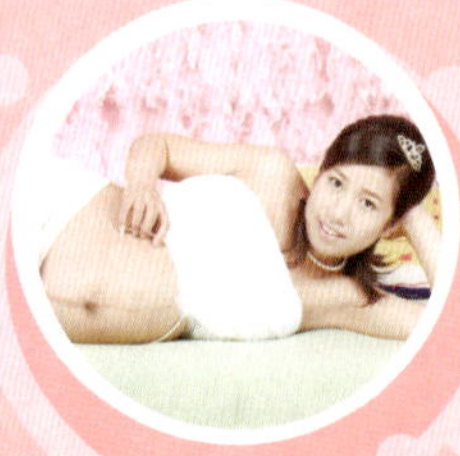

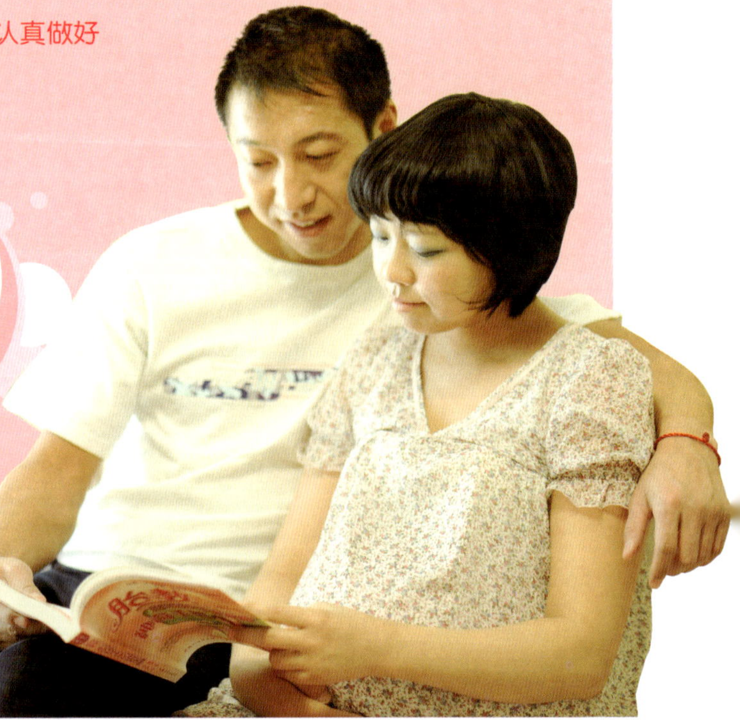

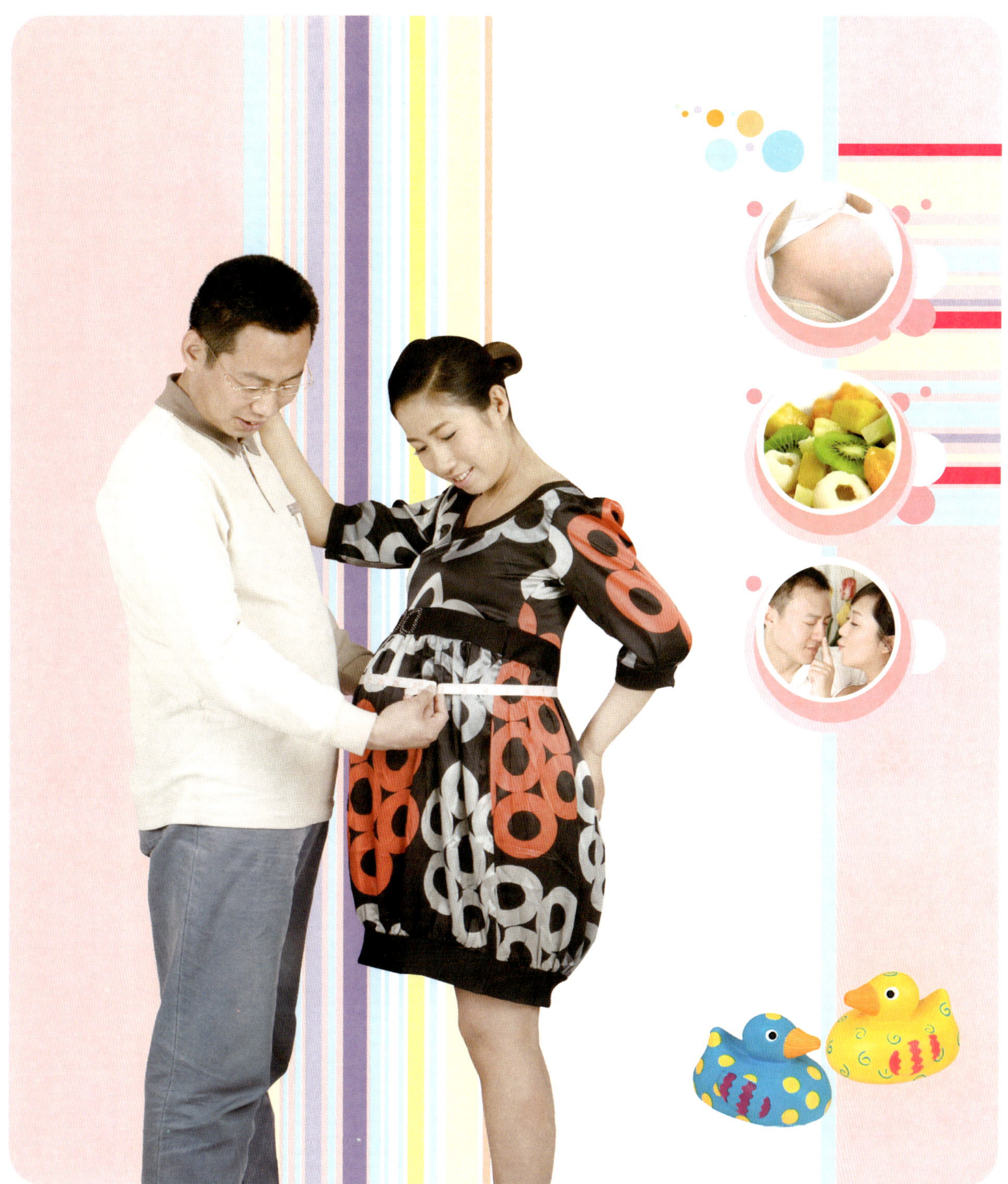

一、人类繁衍的奥秘

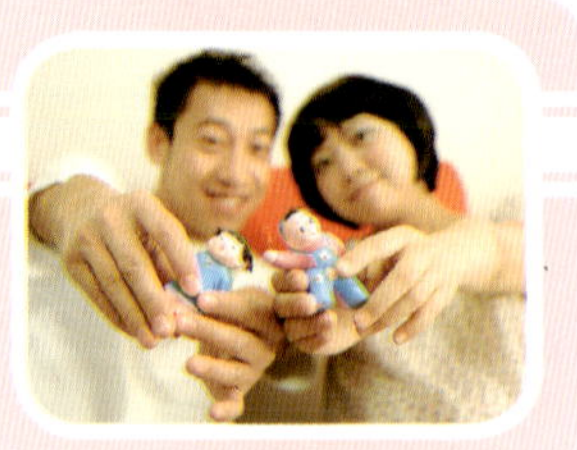

如果说人体像一个小宇宙一样神奇莫测，那么孕育生命的过程则更是让人惊奇不已。了解生育的过程，我们必须从了解男性、女性的生殖器官开始。

1. 女性生殖器官

女性生殖器官分为外生殖器、阴道和内生殖器三部分。外生殖器在身体表面，包括阴阜、大阴唇、小阴唇、阴蒂和阴道前庭等。内生殖器位于盆腔内，包括子宫、输卵管和卵巢。阴道位于二者之间。

外生殖器

阴阜：是在小腹下面耻骨联合前的隆起部分，长有阴毛。

大阴唇：是两股内侧一对肥厚的皮肤皱襞，上起阴阜，下至会阴，其外侧亦长有阴毛。

小阴唇：在大阴唇内侧，是一对狭长的皮肤皱襞，表面红润、无阴毛。

阴道前庭：两侧小阴唇之间的菱形区。内有两个开口，上方的小口是尿道外口，向上通向膀胱，是排尿的通道。下方的口较大是阴道口。

阴蒂：位于小阴唇上方，如豆状，由两个能勃起的海绵体组成，外面有纤维膜包着。阴蒂上分布有丰富的血管及神经末梢，感觉特别敏锐，是性感最强的部位，性冲动时能勃起。

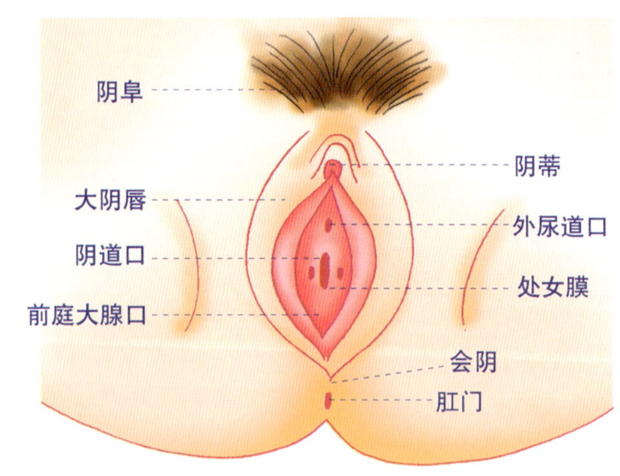

阴道

阴道是连接外生殖器和内生殖器的管道，上方环绕子宫颈为穹隆部，下方为通向体外的阴道口。未婚女子阴道口有一层薄膜，叫做处女膜，中间有小孔。阴道全长约10厘米，有伸展性，是经血外流和生孩子的通道，也是性交的器官。

内生殖器

子宫：大小如鸡蛋，形状像一个扁平倒置

的梨。中间有三角形空腔，是产生月经和孕育胎儿的地方。下端向阴道凸出成为子宫颈，通过子宫颈管和阴道相通，精子从这里进入子宫、输卵管。未怀孕的子宫重量为50克左右，怀孕后，子宫随胎儿增长而增大，待婴儿出生后，又能较快地复原。

输卵管：是从子宫角两侧伸出的两条管子，一端开口于子宫腔，另一端开口于腹腔，它除了是精子、卵子的通道外，也是精子和卵子结合的地方，并靠管壁蠕动及上皮细胞纤毛摆动将受精卵送到子宫腔内。

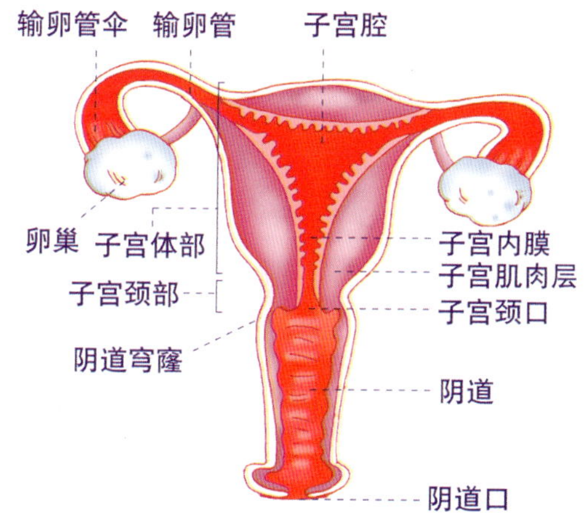

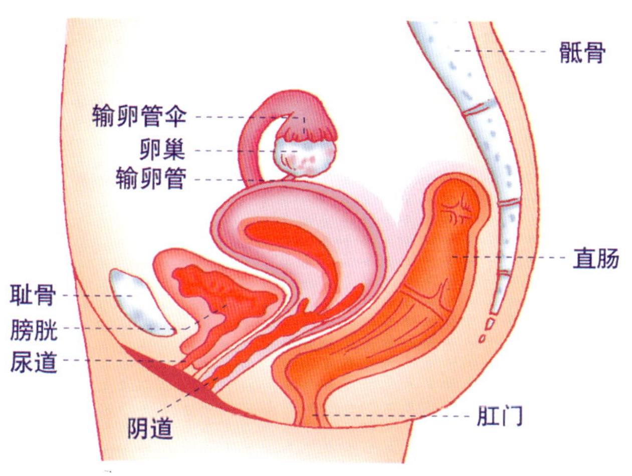

卵巢：在子宫两旁，输卵管的后下方，为两个杏核大小的组织，能周期性地产生和排出卵子，并能分泌女性激素，借以促进生殖器官的发育和女性的第二性征（如乳房的发育），以及维持性功能和生育功能等。

2. 女性排卵时间

每个女性都有1对卵巢，它除了分泌激素外，还有排卵功能。女孩生下来，其卵巢内有200万～300万个未发育的卵泡，生理学上叫做“始基卵泡”。每个始基卵泡内部有1个卵母细胞，四周环绕着单层梭形颗粒细胞，形成卵泡。这些始基卵泡中只有300～400个能随着女性年龄的增长而发育成熟，其余的便自行退化了。一般每个月只有1个卵细胞成熟排出，多为左、右卵巢轮流排卵，少数情况也有1次排出2个，甚至2个以上的卵子，如果各碰上1个精子受精就会发生多胎妊娠。

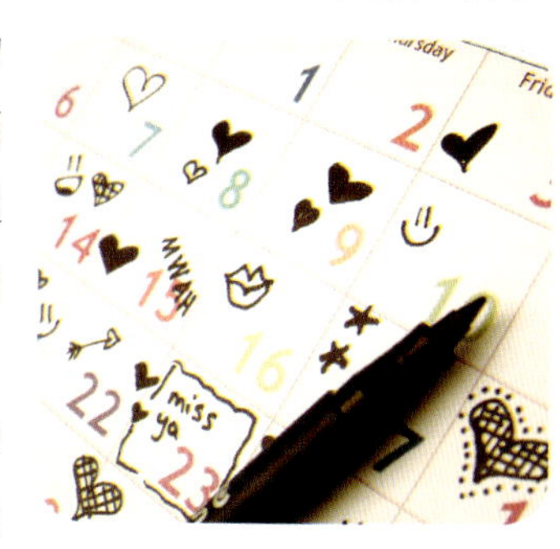

排卵有一定的规律性，月经周期为28天的妇女，通常在下次月经来潮前14天左右排卵。月经周期不规律者，排卵期仍是在下次来月经前14天左右。由于月经周期十分不规律，周期间可相差数日或数十日，因此难以准确计算排卵时间。此外，排卵受脑垂体内分泌活动的影响，而脑垂体又受下丘脑及大脑的指挥与调节，因此排卵常受外界环境、本人情绪变化、身体健康状况、性生活等多种因素影响而发生变化。

专家提醒：

新婚、分居的妇女，产后、流产后及哺乳期的妇女，或长期服用口服避孕药后停药的妇女，排卵的规律都可能发生变化。排卵时间提前或延后，也可能有额外排卵（即在一般排卵时间之外的排卵）或暂时停止排卵等。

3. 基础体温

基础体温又叫静息体温，指人经6～8小时睡眠醒来后，尚未起床、进食或谈话前所测定的体温。它可以间接反映卵巢排卵及黄体功能。正常生育期妇女的基础体温在月经前半期稍低，排卵日可能更低。排卵后，由于黄体形成并分泌黄体酮，作用于丘脑下部体温中枢，使体温升高0.3℃～0.5℃，直至下次月经前1～2天才下降。

因此，有排卵者月经周期中的基础体温是前半期低，后半期高的双相型；无排卵者月经周期的基础体温则无高温相出现而呈单相型。

测定基础体温可以了解有无排卵及黄体的功能，估计排卵日期，届时性交可促进受孕，并可判断是否妊娠等。对卵巢功能失调及不孕患者的诊断、治疗及观察疗效甚为重要。

典型双相型基础体温

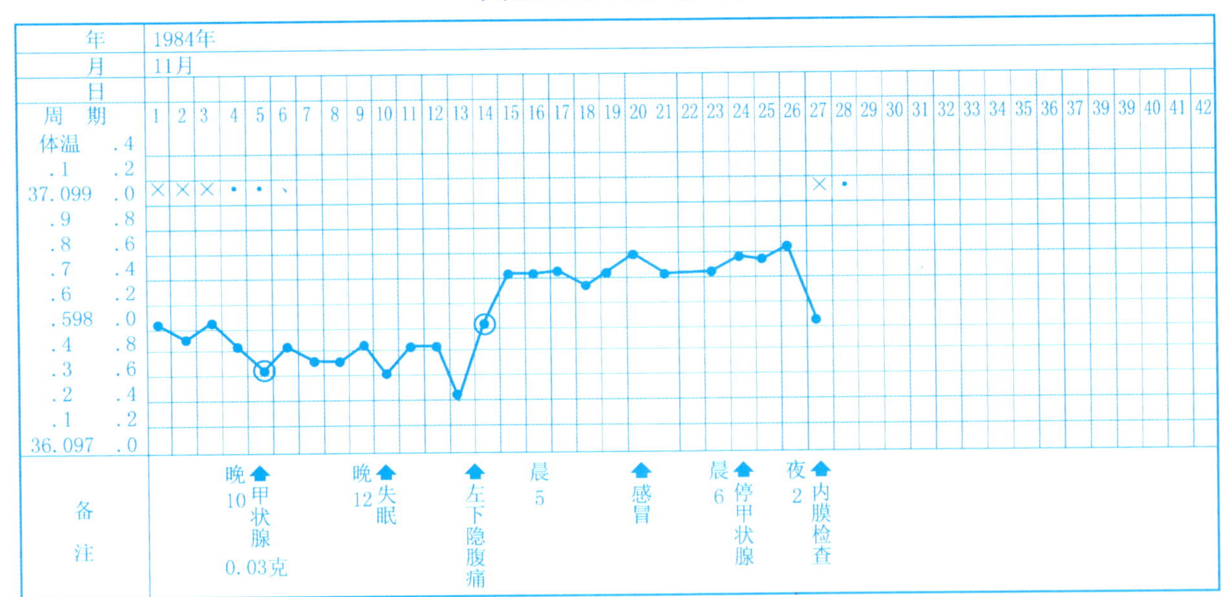

· 表示体温
⊙ 表示是有性生活，注明时间
× 表示经期、量多时“×”量少时“、”
⬆ 表示症状检查及治疗开始
⬇ 表示停止治疗或停药

专家提醒：

由于基础体温会受失眠、发热、用药等多种因素影响，故受试者除应掌握正确的测定方法外，还要保持有规律的生活，并将有关因素记录在表上。一般需连续测定3个月以上方能判定。

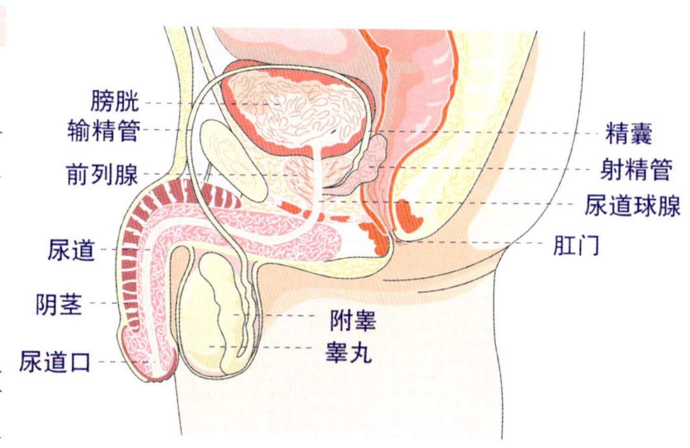

4. 男性生殖器官

男性生殖器官主要分内、外两部分。内生殖器有睾丸、附睾、输精管、精囊腺、前列腺和尿道球腺。外生殖器有阴茎、尿道和阴囊。

外生殖器

阴茎：是由三块海绵体构成的圆柱状器官，外形像蘑菇，其顶端是阴茎头，又叫龟头，蘑菇柄即是阴茎体，尿道贯穿其中。阴茎上有丰富的血管和神经分布，具有勃起功能，是性交的器官。

尿道：是一条较细的管道，全长约12厘米，内口连着膀胱，外口达阴茎的龟头。输精管、精囊腺、前列腺等均开口在尿道，是排尿和排精的通道。

阴囊：是一个皮肉囊，有左右两部分，分别容纳左右两侧的睾丸。

内生殖器

睾丸：在阴囊内，呈卵圆形，左右各一，是产生精子、分泌男性激素的部位。男性激素可促进男子生殖器官的发育，保持男子第二性征（如长胡子和性功能），并能促进精子生长。睾丸内有许多曲细精管最终汇集一处，再分成十多条输出小管，一齐汇集成附睾。

附睾：位于睾丸的后上方，左右各一，形状扁平。睾丸产生的精子通过曲细精管，贮存在附睾内。

输精管：是一条细长的管道，左右各一，一端起于附睾，另一端开口于尿道，主要作用是输送精子。

精囊腺、前列腺、尿道球腺：均是附属性腺，开口于尿道，所产生的弱碱性液体是精液的主要成分，约占90%，有利于精子的生存和活动。

5. 精液

精液由两种主要成分组成。液体部分为精浆，主要是黏液和水，约占90%以上；有形成分主要是精子和其他细胞，占10%左右。

精子由睾丸产生，在附睾内发育成熟，再经过输精管、射精管，由尿道排出。而在排精过程中，附属性腺如精囊腺、前列腺、尿道球腺、尿道旁腺及附睾等的分泌物也一齐排出。

刚离人体的精液为浅黄色或灰白色胶冻样，相当黏稠，呈弱碱性，有特殊气味，约在30分钟内可以变稀成水状。精液中含有较多的果糖、蛋白质、前列腺素和酶类等，适合精子生存与活动，并供给热量。

正常男性一次排出的精液量为2～6毫升，每毫升精液中精子数为 2000万个或以上。正常形态的精子应占70%～80%，存活率在70%以上。精液应在采集后半小时内液化完全，液化后精子才能充分发挥活动能力，它依靠其尾部的摆动和沿纵轴的旋转向前运动。

小贴士

不正常精液的特点

❶ 精液过稀或过稠。过稀可能是精子数目太少，过稠则使精子移动困难。

❷ 精液量不足2毫升。

❸ 精液呈酸性。

❹ 每毫升精液精子数不足2000万个，使女性怀孕机会很小；少于400万个，女性几乎不能怀孕。

❺ 正常形态的精子不足30%。

❻ 射精后0.5～2小时，a级与b级活动的精子所占比例低于50%（a级指快速向前运动的精子；b级指慢速向前运动的精子）。

专家提醒：

精液检查结果是否准确，其重要环节是精液的收集。一般应在性生活后3～7日间采取精液。采取的精液应置于干净、干燥的玻璃瓶内，在2小时内送到化验室。正常精子计数变化范围很大，不能只凭1次检查结果便下结论。

6. 受孕与婴儿性别

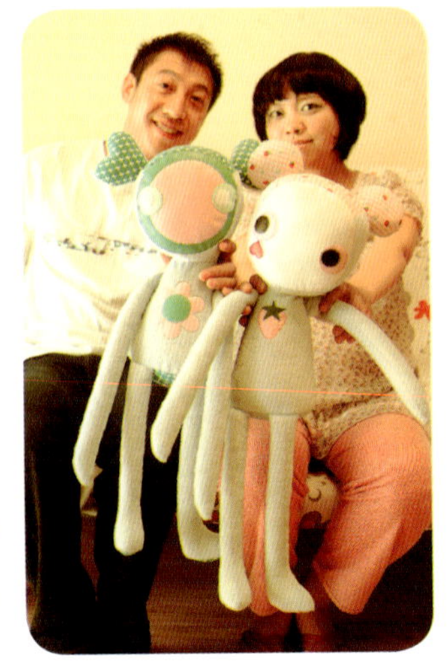

简单地说，受孕包括受精，受精卵的发育、运送、着床、成胎及发育。

成熟的卵子，从卵巢排出到腹腔，常常落在输卵管口附近，输卵管把卵子吸入到管腔内，此时如有性交，精子通过阴道、子宫颈管、子宫腔，进入输卵管壶腹部与卵子相遇。通常，许多精子围绕着1个卵子，由精子顶部分泌出来的酶活跃起来，溶化了卵子的透明带，其中1个精子深入到卵子内，精子和卵子结合成为受精卵，经过一分为二、二分为四的细胞分裂，新的生命历程开始了。

受精卵一边分裂增殖，一边缓慢地移向子宫腔，大约在受精4天后到达子宫腔内。受精卵上分泌出来的蛋白酶用3～5天时间把子宫内膜溶化成一个小缺口，然后进入到子宫内膜，这就叫着床。

从此胚胎就在这里与母体血肉相连，并逐渐发育成长。

随着社会的发展，越来越多的父母认识到男孩女孩都一样。但也有一些人抱有重男轻女的老旧思想，千方百计地想生男孩。那么生男、生女

小贴士

含X与Y染色体的精子有何不同

决定性别的主要因素在于含X与Y染色体的两类精子，这两类精子之间有许多差别。含X染色体的精子较大而重，活动力弱而速度慢，能耐受酸性，寿命长，与卵子结合后将生女孩；含Y染色体的精子较小而轻，活动力强而速度快，嗜碱怕酸，寿命短，与卵子结合后将生男孩。

的真正奥秘是什么呢？

人体每个细胞内都含有相等数目的23对染色体，其中一对为性染色体，专门管理人体的性别。性染色体有两种，一种是X染色体，另一种是Y染色体。男性的性染色体是由1条X和1条Y染色体配对而成，而女性的性染色体却是由2条X染色体组成。但是作为人类生育的“使者”——精子与卵子，却不同于身体的其他细胞，它只有23条染色体，其中只有1条性染色体。女性所产生的成熟卵子全部都是22条常染色体和1条X性染色体；而男性则有两类精子，一类是22条常染色体和1条X性染色体，另一类是22条常染色体和1条Y性染色体。因此任何一个成熟卵子与含X性染色体的精子结合，生下的是女孩；与含Y性染色体的精子结合，则生下的为男孩。

X精子+X卵子　女孩（XX）

Y精子+X卵子　男孩（XY）

因此，生男、生女取决于是含X还是含Y的性染色体的精子与卵子结合，既不由妻子决定，也不由丈夫决定，完全是一个机遇问题。

专家提醒：

正常的出生人口性别比比较稳定，如果人为选择胎儿性别则会造成出生人口性别比例失调。男女比例失调，将会带来一系列的社会问题，如婚配失调、人口拐卖、性行为错乱等。另外，有些病症，像血友病、色盲等遗传病还和性别有关，称为“伴性遗传”，男女比例失衡可能会导致这一类疾病的增加，影响民族的整体素质。因此父母们不要重男轻女，做到“男孩女孩都一样”。医学有时候需要控制胎儿性别，这主要是为避免一些伴性遗传性疾病。

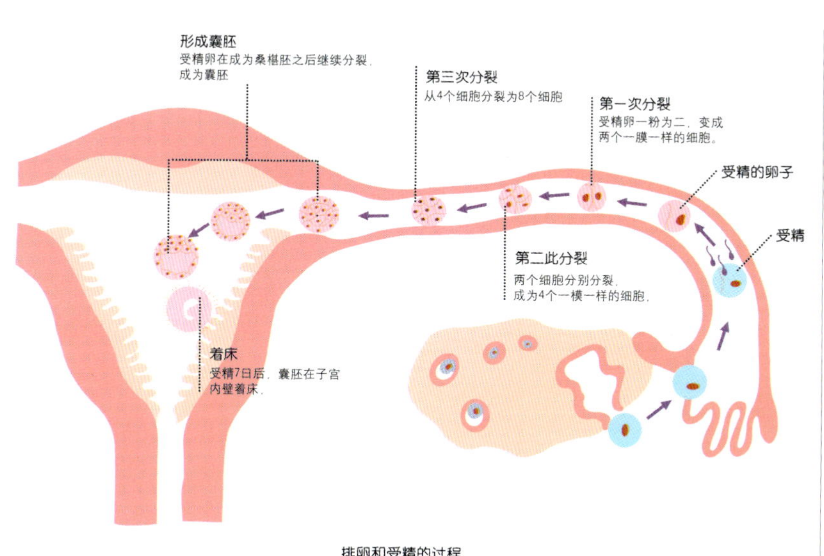

排卵和受精的过程

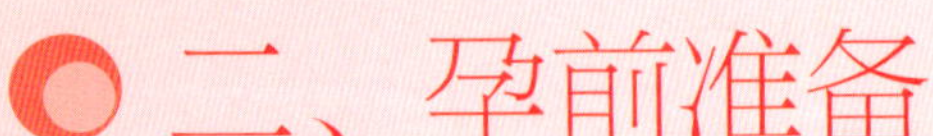
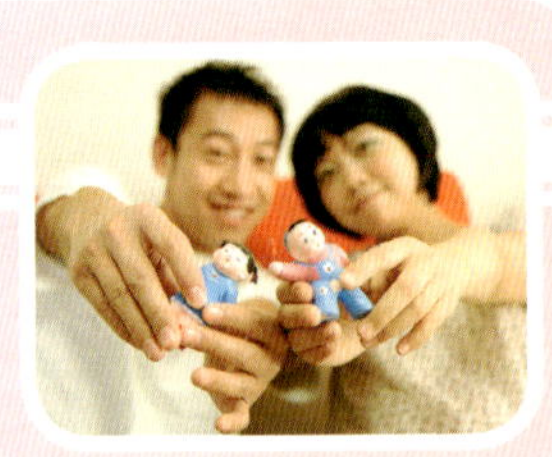

二、孕前准备

1. 有准备地怀孕

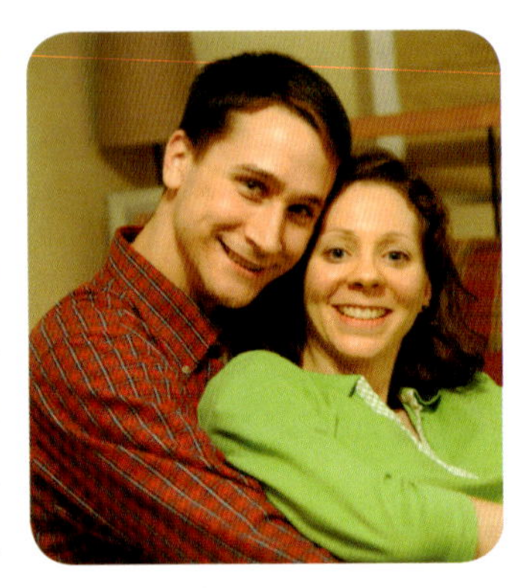

结婚组成新的家庭，下一步就要考虑到新的家庭成员小宝贝的出生问题。如果夫妻还没有做好这方面的思想准备，也不具备养育孩子的经济条件时就怀孕，出生的孩子该有多么可怜。

考虑到各方面的因素，以及未来家庭的建设，选择适当的时期妊娠和分娩是很必要的，这就是有准备地怀孕。

2. 怀孕的必备条件

健康的精子及卵子

男性精液里的精子必须有质，即健康且有活动能力；有量，发育成熟的正常男性每天睾丸中能产生几亿个精子，一次射精中有4000万个以上精子，正常精液每毫升中的精子数不能低于2000万个。健康的成年女性每个月卵巢排出1个成熟而健康的卵子。

正常而又通畅的生殖道

夫妇间性交时，男方必须将精液排入女方阴道。精子的必经之路，包括男性附睾、输精管、

❶ 夫妻应该先确定要不要孩子。有的家庭因家族中有遗传病史，如遗传性精神病、智力低下、先天性疾患、糖尿病、高血压等，或妻子患有慢性病，如心脏病、肾炎、癫痫等，对是否要生孩子疑虑重重，这就需要向医生咨询，慎重考虑后，再做决定。

❷ 若决定要孩子，夫妻双方还要对健康状况、年龄、工作及学习的安排，家庭的经济状况，甚至小孩出生后的哺养和教育问题等做全面考虑，做到“心中有数”，选择各种条件都处于最佳状况的时期，来完成生儿育女的人生大事。

尿道，女性阴道、子宫颈管、子宫腔和输卵管，这些管道都必须畅通无阻，才能使精子和卵子在输卵管壶腹部相遇，并结合受精。此时，受精卵再借助输卵管的蠕动被送到子宫腔。

合适的子宫腔内环境

子宫内膜必须是分泌期（指能接受受精卵植入的窗口期）才能适合受精卵的种植和发育。

如果上述任何一个环节出现问题，则不能怀孕。

3. 妊娠及分娩的理想季节

胎儿的大脑在怀孕的头3个月开始形成，4～9个月时发育最快。假如这时正巧是冬天，人们难以冒着严寒在户外散步获取新鲜空气。可能的话最好在春季到秋季的半年之内度过妊娠期。因此，最好在12～1月之间怀孕，分娩时间在10～11月。也有主张在每年的8～9月怀孕的。因为随着妊娠月份的增加，孕妇身体的负担也逐渐加重，所以应选择使妊娠后期容易度过的季节。在4、5月份分娩最好，气候适宜，哺育婴儿也容易。当然，每个人都有自己的安排，也不一定必须照此办理不可。

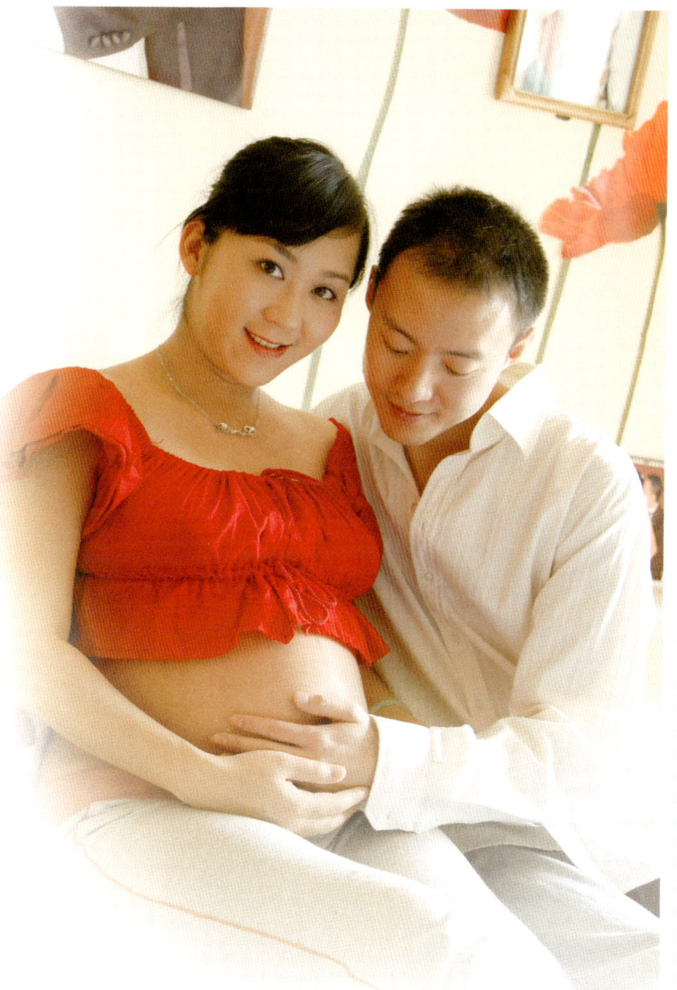

小资料

在国外，有人通过实验的方法增加孕妇的胎盘血流量，使进入胎儿体内的氧气量增加，可以大大促进胎儿大脑的发育。因此，母亲如多吸入氧气，提高血中氧气的浓度，也可增加向胎儿输送的氧气量。但人是不能直接吸入纯氧的。人如吸入100%的氧气，反而会引起氧中毒。所以怀孕后，应尽可能多呼吸新鲜空气，如每天到公园、绿草地散步等。

4. 妊娠及分娩的最佳年龄

一般来说，妇女妊娠、分娩的最佳年龄是25～30岁。此时，女子骨骼系统发育完善，腹部肌肉发达有力，骨盆韧带处于最佳状态，故妊娠、分娩时发生各种并发症的机会最少。

此外，妇女在这个时期学习告一段落，身心发育都已成熟，知识积累较丰富，工作稳定。结

小资料

根据大量统计资料表明，青春发育期怀孕的少女易患高血压、风湿热、心脏病、肾脏病等十余种疾病，说明她们的身体条件不足以承受孕育的重担。其临产和分娩时还易出现子痫、产程长、胎盘早期剥离、产后出血等20多种险情，不仅孕、产妇死亡率高，而且发生低出生体重儿及1岁以内幼儿夭折者占6%，为非青春期孕妇所生婴儿死亡率的24倍。

婚后如在此时有计划地生育孩子，父母就能用较多的时间和精力从各方面来关心和教育下一代。

5. 少女妊娠、分娩的危害

不到20岁的女孩就生孩子，由于其身体发育还不成熟，妊娠不仅会影响母体健康，也会影响胎儿的正常发育。

即便是顺利度过了怀孕及分娩关，年轻的父母背负了养育孩子的重担，除了影响本人的工作、学习外，还常常难于妥善处理婴幼儿的教育问题，而这种早期教育对孩子智力的开发是至关重要的。

小资料

据统计，35岁以上妇女所生的孩子，发生先天性缺陷的机会较25～30岁的妇女多2倍以上，并随着年龄增长而递增，45岁以上则超过10倍。

6. 高龄孕妇

我们提倡晚婚、晚育，但绝非“越晚越好”。一般不主张35岁后生育，原因是35岁后的妇女怀孕机会减少，且易发生流产。另外，随着年龄的增长，卵细胞逐渐老化；还因长期受环境中有害因素的影响，卵子在分裂时往往出现染色体分裂异常，因而生下畸形儿，特别是先天愚型儿的儿率增大。所以，生孩子最好在35岁以前，在30岁左右更好。

专家提醒：

高龄初产妇（指35岁以上），其子宫颈和阴道等处软组织的弹性差，骨盆关节、韧带松弛性差，故产程延长、难产及剖宫产率均增加，并容易发生妊娠期高血压疾病和糖尿病等并发症。年龄越大，产后恢复越慢，育儿方面的体力和精力也不及年轻妇女。

7. 孕前检查

为孕育健康的婴儿创造有利的条件，提倡女性在准备怀孕前到妇产科做一次全面的健康检查。

孕前2～3个月补充叶酸或含有叶酸的多种维生素，戒除烟、酒等不良嗜好，不随便使用紧急避孕药，月经逾期应及早了解是否怀孕，避免滥用药物及做X光线检查。

了解有无重大疾病

准父母应检查是否有心脏病、肾脏病、高血压、甲状腺疾病等。对于慢性疾病患者要了解目前是否已治愈或仍在用药，病情控制得如何。必要时，还要请有关科室会诊，决定能否妊娠，以避免不必要的疗病流产。

遗传病监控

对有遗传病者或遗传病家族史者提供必要的产前咨询。

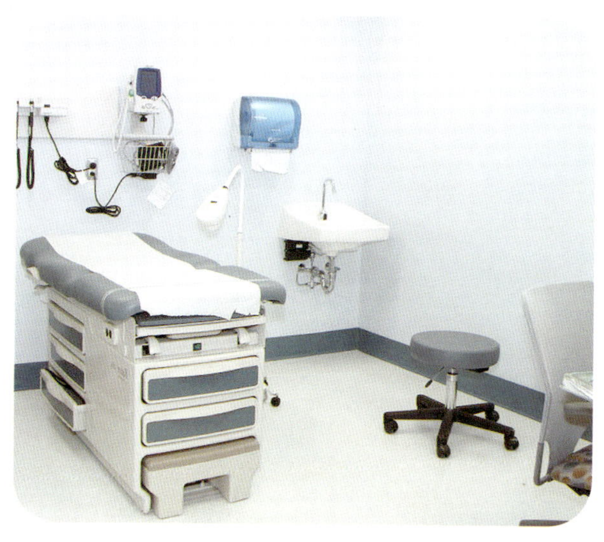

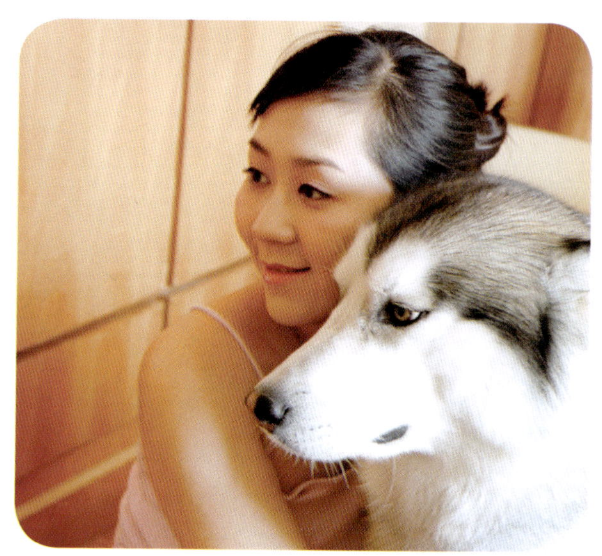

家中养猫、养狗或从事屠宰业者

应检查有无弓形虫感染。发现感染者，应先进行治疗后再怀孕。

检查有无生殖道炎症、畸形或肿瘤

发现异常者，应予以治疗或给以必要的指导。

提倡做宫颈涂片检查

做宫颈涂片检查可以及时发现宫颈癌或宫颈癌前病变，避免患有严重宫颈病变的妇女怀孕，以致耽误了疾病的治疗。

性病筛查

夫妇孕前应进行淋病、艾滋病及梅毒的筛查。发现异常应进行治疗或给以必要的指导。

专家提醒：

孕前检查时，要特别注意牙齿的疾病，有需要补的牙或需要拔的牙应尽量在孕前治疗，以免孕期发病用药困难；孕期更不适合拔牙。

8. 引起胎儿发育异常的因素

除了父母会带给孩子遗传性疾病以外，在受孕以前及母亲怀孕期间还有很多因素会对胚胎产生影响，造成胎儿的先天性疾病。

受孕以前，致畸因素可作用于精子或卵子而引起畸胎。女性体内卵子的成熟分为两个阶段，第一阶段开始于女性胎儿期，第二阶段直到卵子成熟，排出前才完成。按照女性排卵规律，一般是1个月排出1个卵子，因此卵巢内其他卵子一直处于两个阶段之间，故各种不良因素都会影响卵子，这就是高龄妇女生下畸形儿的机会要比年轻妇女高得多的原因。男性精子的成熟过程约90天，在此期间若存在不良因素的影响，也可造成精子异常。

正常的胚胎发育过程要经过受精卵期、胚胎发育期和胎儿期，在母体内经过约265天才能发育成熟。但胎儿每个器官的发育成长都有严格的规律，大部分是在妊娠早期5～12周时进行。这个时期内，胚胎对外界的各种致畸因素特别敏感，不良因素所产生的影响也最大，可使胎儿致死或造成严重畸形。怀孕3个月后持续到妊娠晚期，某些器官还在继续分化、发育，致畸因素能使胎儿个别器官产生畸形、大脑发育异常或精神发育迟缓。通常能致畸的因素有风疹病毒、巨细胞病毒、弓形体等微生物，某些药物、X射线、香烟、酒精及污染的环境等。

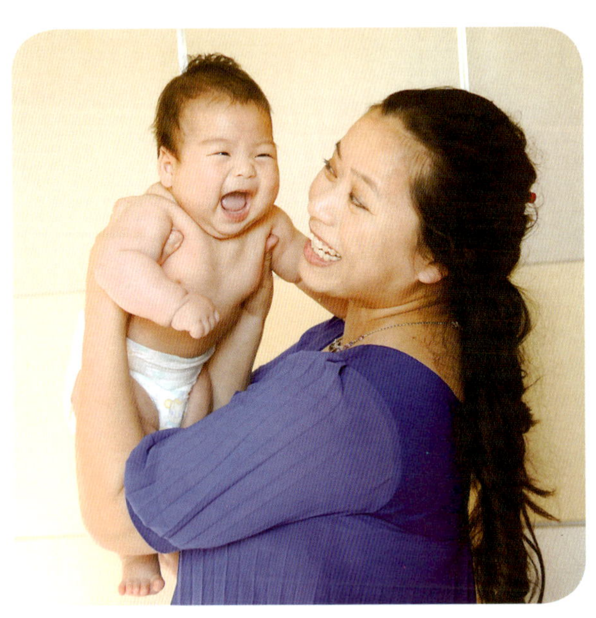

因此，要想生下一个健康聪明的小宝宝，男、女双方无论在孕前或孕中都要格外注意，避免接触各种不良因素。

9. 优生优育

目前，我国仍提倡一对夫妇只生一个孩子。因此，要选择最有利的时机来怀孕，也就是说要有计划地怀孕。若能避免下面述及的一些不利因素，就可能防止有缺陷婴儿的出生。

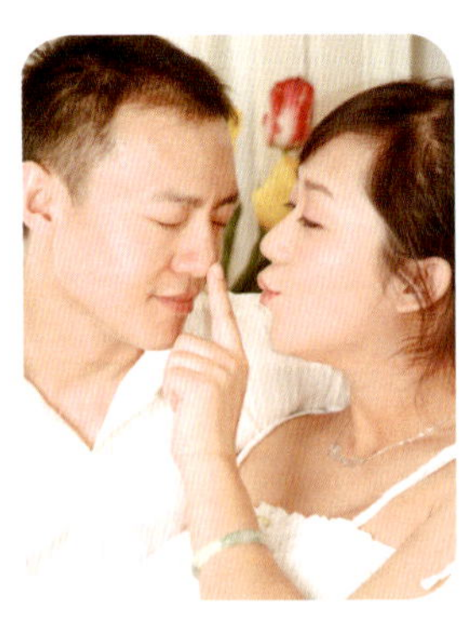

尽量避免高龄（35岁以上）妊娠

因为35岁以上的妇女分娩畸形儿的概率较高。

男、女任何一方身体健康状况欠佳时要避免妊娠

如患急性传染病、病毒性肝炎、风疹、流感等疾病可能影响精子和卵子的质量及胚胎的正常发育。如女方患有心、肝、肾等慢性疾病并影响

到脏器功能时，则应避孕，待到病情缓解、停药及脏器功能恢复正常后再妊娠。

避免接触放射线

直接接触放射线的女性，最好脱离接触放射线一段时间后再妊娠。

停用药物

长期服用某些有致畸作用或不良影响的药物，如抗癌药、抗癫痫药、链霉素等，最好在停药一段时间后再怀孕。

忌烟、酒

烟草中所含的重金属、亚硝胺以及燃烧后产生的气体中有1／2的物质对人体有害，其中主要为尼古丁、氰化物和一氧化碳等。这些物质作用于末梢血管，使血管收缩。胎盘血管受到影响后，脐血中的氧含量会降低，引起胎儿缺氧，长期缺氧会导致胎儿生长受限。

酒精也是日常生活中较常见的致畸因素之一。酒精对胎儿的有害作用主要是损伤脑细胞，使脑细胞发育停止、数目减少，导致不同程度的智力低下、精神发育不良等，并常有小头、小眼裂等面部畸形和先天性心脏病。致畸作用与饮酒量、酒中含酒精的浓度、不同胚胎时期有关。经常饮酒较偶尔饮酒危害大。孕妇若长期饮酒可致胎儿慢性酒精中毒，出现胎儿酒精中毒综合征。

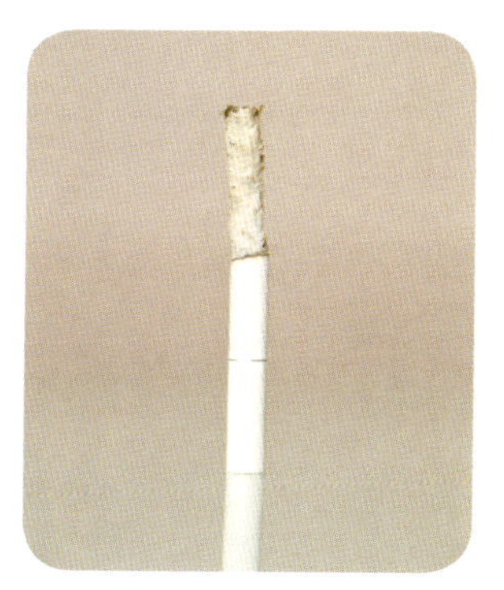

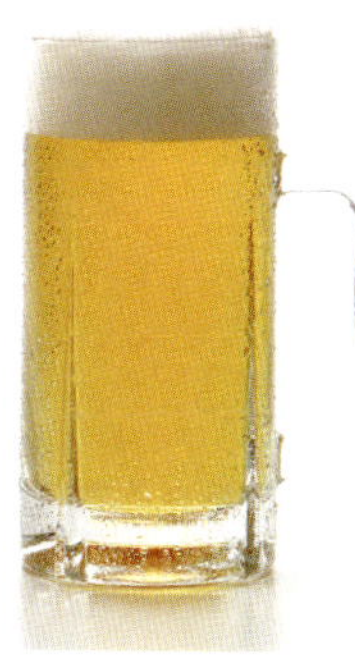

> **小资料**
>
> 据统计，孕妇吸烟者比不吸烟者的自然流产、早产、死胎及围生期并发症发生率高，新生儿低体重者多，甚至可致畸形。如孕妇每日吸烟超过20支，其婴儿围生期死亡率便增加35%。

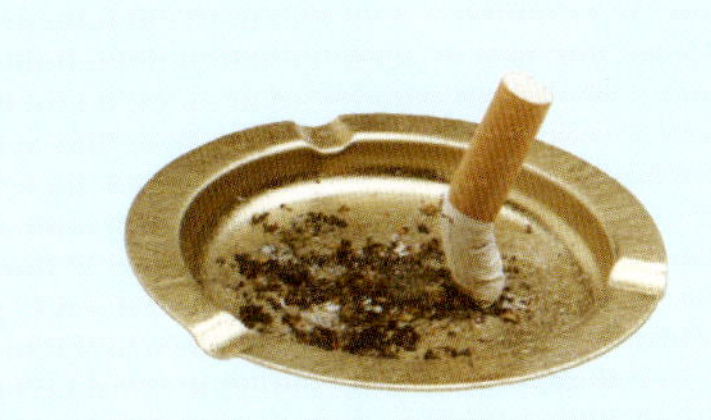

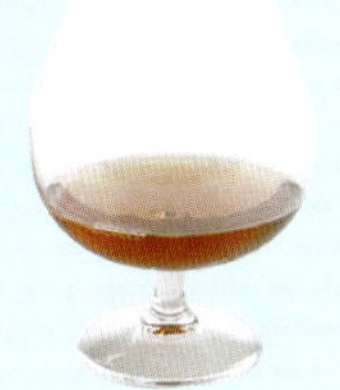

此外，烟、酒对生殖细胞亦有影响。因此，要想生一个健康、聪明的孩子，建议夫妇双方在女方妊娠前先戒掉烟和酒，妊娠后，孕妇更要绝对禁烟、禁酒。

创造一个良好的受孕环境

气候、地点及双方情绪等都应该调整到最佳的状态。但一些迷信之说，如“虎年生虎子”、“羊年生人命苦”等，纯属无稽之谈，不要因此而去做人工流产。

10. 放射线对胎儿的影响

放射线具有很强的穿透力，进入人体后能产生各种各样的不利影响。小剂量放射线经常照射

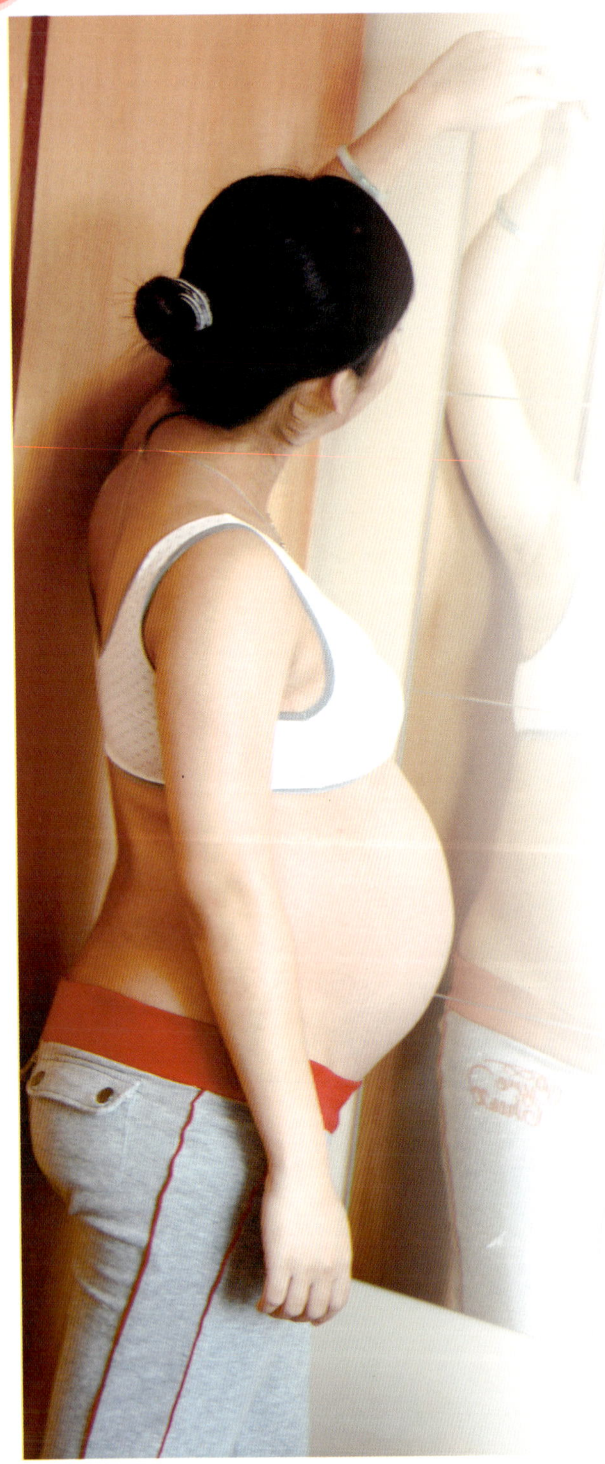

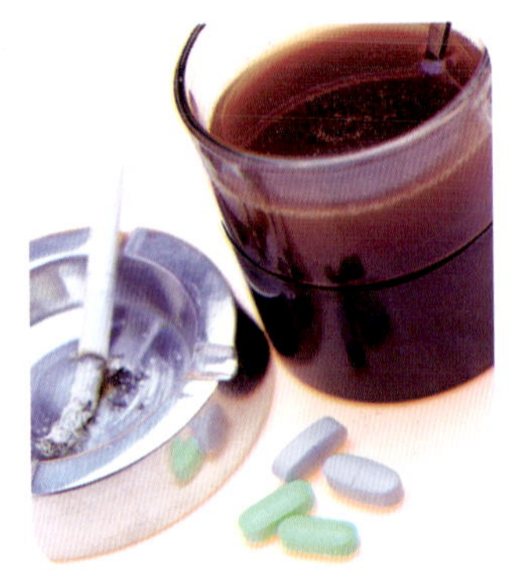

能引起组织损伤和基因突变，大剂量可能引起染色体断裂。胎儿受到照射可导致多发性畸形和智力发育障碍。这些都有实验根据，并有医学统计证明，如第二次世界大战期间，日本广岛、长崎的原子弹爆炸后，当地就有大量的畸形儿出生。

因此，长期接触放射线工作的人员，平时要注意防护，最好脱离工作一段时间后再妊娠。孕妇要尽量避免X线检查。妊娠早期，胚胎的各种器官在逐步分化形成，此时，胚胎对放射线异常敏感，受到照射极易发生各种畸形或影响胎儿生长、发育。妊娠中期以后，胎儿的大多数器官已基本形成，放射性损伤很少引起明显的外观畸形，但此时胎儿的生殖系统、牙齿、中枢神经系统——脑和脊髓仍在继续发育，如受X线影响也可能发生生长障碍、功能障碍或智力低下等问题。

专家提醒：

对于可能已怀孕或妊娠早期的妇女，不可轻易地做X线检查，万不得已需要进行此项检查时，也必须要屏蔽下腹部。准备怀孕的妇女不慎受到较大剂量的X线照射，最好暂时推迟怀孕。若在妊娠3个月内曾接受腹部X线照射，或反复胸部X线照射，可能对胎儿造成不良影响时，可以考虑施行人工流产术。

孕妇需要行影像学检查时，可以选用对胎儿无危害的磁共振检查。

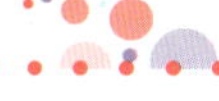

三、病患与优生

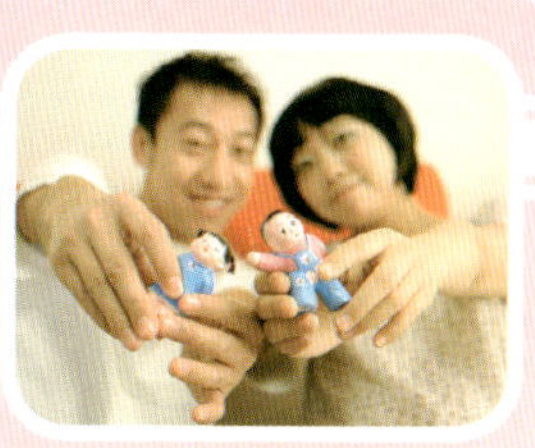

1. 遗传对生育的影响

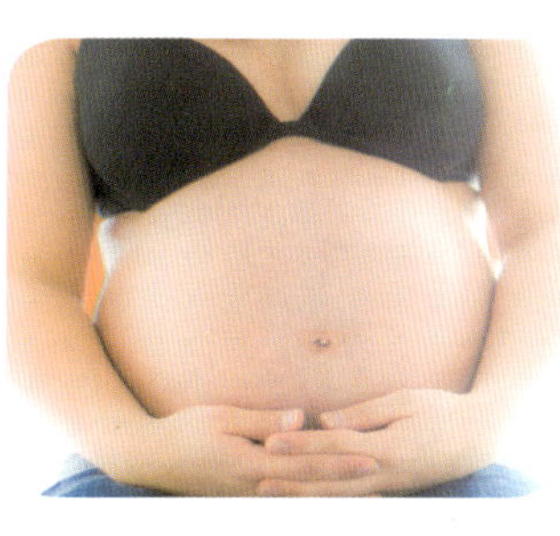

俗话说"种瓜得瓜，种豆得豆，牛生小犊，山羊生羔"，这就是物种的繁衍。这种将亲代的表型、生理功能等特征传给后代的现象，就叫遗传。

生活中，正如人们常说某家孩子的鼻子像妈妈，眼睛像爸爸，这正是孩子接受了父母双方遗传特征的缘故。我们还可以看到孙子像爷爷或奶奶，外孙像外公或外婆的现象，这是儿孙辈通过双亲，接受了祖辈遗传特征的表现。

人的繁衍是由父母的生殖细胞，即精子和卵子结合，发育分化而成。精子和卵子的细胞核中各含有23条染色体。受精卵的23对染色体，一半来自精子，一半来自卵子，携带着父母双方的遗传物质，形成了新的个体，一代一代传下去，永无止境。

同样，遗传性疾病也可以一代一代地传下去，如不加以控制，势必增加遗传病儿的出生率。为了提高人口素质，需要通过各种途径来减少或杜绝遗传病婴儿的出生。

2. 遗传性疾病

特点

目前已知的遗传性疾病达4000多种，一般都有以下3个特点。

先天性：因为发病的原因是由于染色体数目、结构的异常或基因的突变，故这种疾病在胚胎时期或胎儿发育早期已经存在，婴儿出生即已患病。

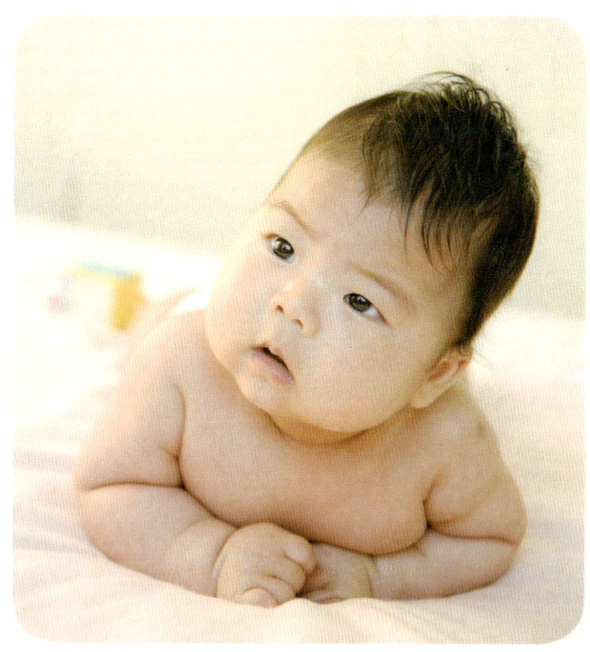

终身性：大多数疾病持续终身难以治愈，如先天愚型、白化症等。某些疾病若能早期诊断，及时治疗，便有缓解症状或避免发病的可能。例如，苯丙酮尿症的病儿若能在出生后3个月内确诊，6岁前坚持低苯丙氨酸饮食，就能避免出现智力发育迟缓的现象。

遗传性：遗传病患者婚后生育便可将致病基因传给后代。由于致病的基因可以是显性、隐性或性连锁等，故遗传的方式也很复杂。可以是代代相传或隔几代才发病的，如白化症；男、女都可发病的有多发性家族性直肠息肉症、遗传性舞蹈病等。另有一种叫伴性遗传，如血友病、红绿色盲等，这种遗传性疾病的特点是“传男不传女”，也就是说男性发病，女性为致病基因携带者。

预防

遗传性疾病除了给家庭带来不幸及令患者终身痛苦外，还可以将疾病传给后代。为了控制或减少各种遗传病的发生，需要注意几点事项。

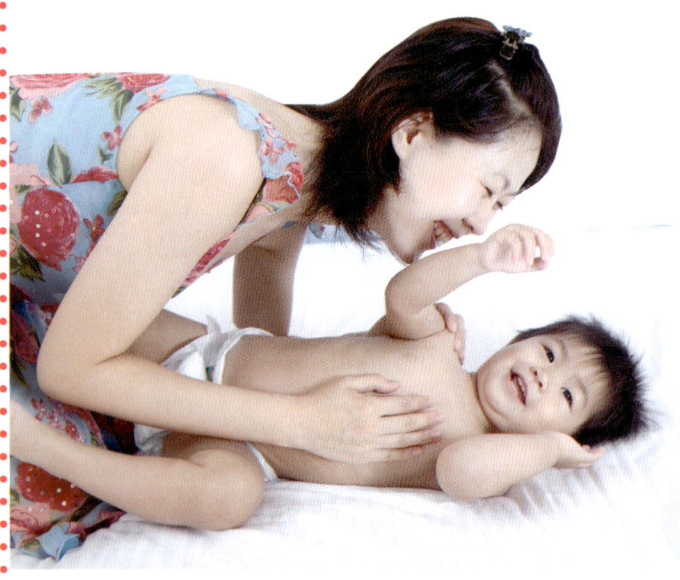

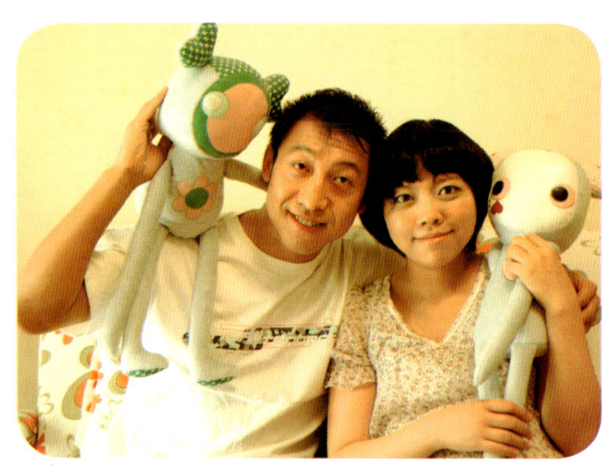

实行优生保护法：对凡有可能或有很大可能导致其后代发生严重的遗传性疾病者，均应避免生育。这些疾病包括：先天愚型、白痴、遗传性精神病，显著的遗传性躯体疾患，如舞蹈病和肌紧张病、白化病等。我国有关部门已重视这个问题，正在拟定优生保护法。

避免近亲结婚：亲上加亲会增加一些遗传病的发生率，这在医学统计学上已得到证实。例如，肝豆状核变性病人，非近亲婚配后代中的发病率为1/400万，而表兄妹结婚者后代中的发病率为1/64。又如，近亲婚配所生弱智子女比非近亲婚配者要高3.8倍，所以我国婚姻法已禁止近亲结婚。

避免高龄生育：妇女的生育年龄不宜超过35岁。

遗传咨询：有以下情况者孕前或妊娠后应及早进行咨询。

- 年龄：女35岁以上，男45岁以上。

• 有遗传病家族史。

• 夫妇一方有遗传病或是致病基因的携带者。

• 有生育畸形儿史。

• 有多次流产或胎死宫内史。

• 有接触致畸物质史，如接触放射线、同位素或服用某些药物等。

• 围生期感染史，如感染风疹、弓形虫病等。

产前诊断：经过遗传咨询后，对一些有指征的孕妇做胎儿产前诊断，以了解有无先天性或遗传性疾病。常用的方法有绒毛活检染色体核型分析，羊膜腔穿刺吸取羊水做染色体核型分析、生化测定及酶检测等，还可用B型超声扫描及胎儿镜检查等。

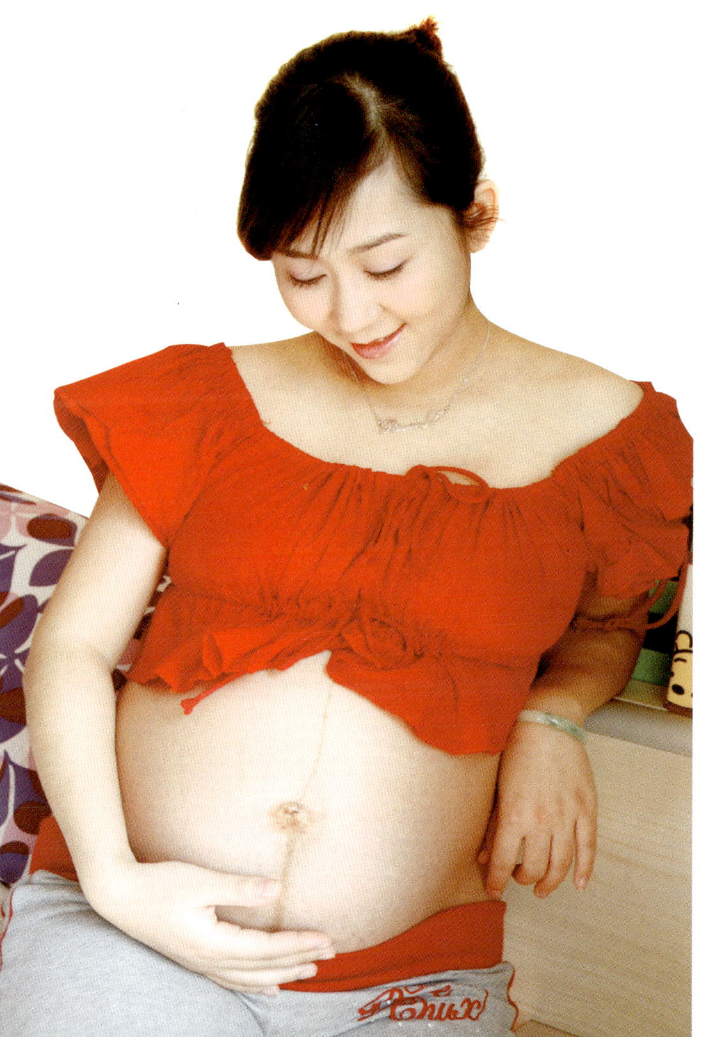

及时终止妊娠：在产前诊断中确诊胎儿罹患疾病时，可以终止妊娠，从而避免有严重遗传病或先天性疾病儿的出生。

3. 慢性疾病

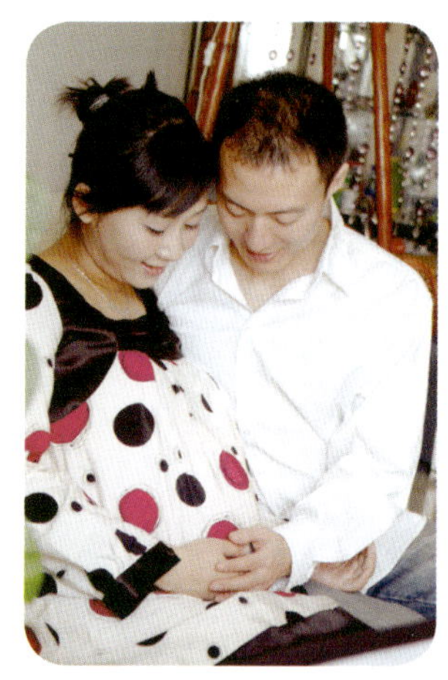

夫妻双方在身体健康时怀孕、生育，这是最理想的。但是有些妇女患有慢性疾病，有些疾病为终身性，有些疾病一时康复不了，而又想要孩子，此时能否怀孕？能否顺利地经历妊娠和分娩过程？对胎儿的发育有无影响？

对以上这些问题要从两个方面来分析考虑。一方面是妊娠、分娩是否会加重有慢性疾病孕妇的病情，使健康甚至生命受到严重威胁；另一方面是这些慢性疾病对胎儿到底会产生多大影响。由于妇女所患慢性疾病的种类和程度不同，对孕妇及胎儿的影响也各异，当然最终的妊娠结果也就不同。

第一类疾病

如继发性贫血、慢性皮肤病（如牛皮癣）及慢性支气管炎等。只要产前定期检查，并给予适当药物治疗，一般来说对孕妇及胎儿的健康无不良影响。

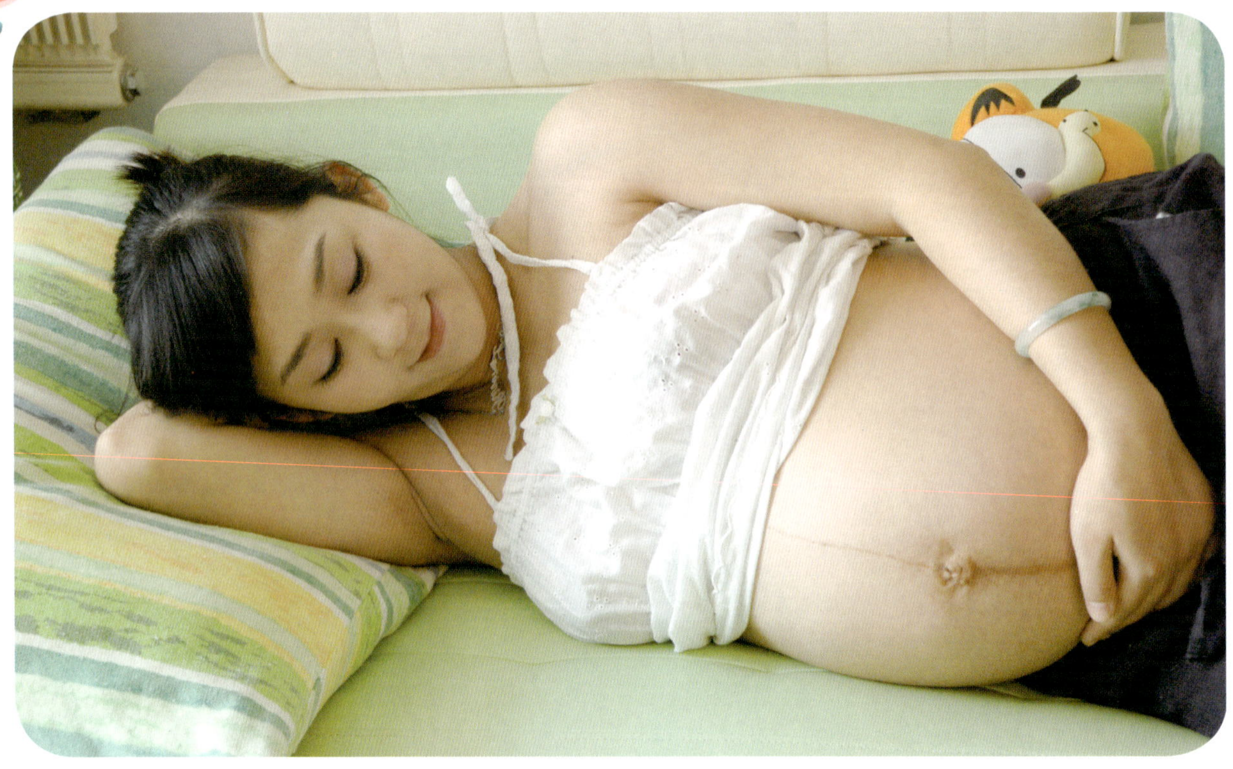

第二类疾病

如轻度心脏病（心功能代偿期）、轻型糖尿病及早期的原发性高血压病等。患这些疾病的孕妇需要在医师的严密监护及精心检查和治疗下，才能得到良好的妊娠结果。

第三类疾病

如各种心、肝、肾疾病的急性期，慢性肾炎伴肾功能减退，心脏病心功能不良者，以及糖尿病伴有动脉硬化或肾功能不全者。妊娠后，往往会增加孕妇的心、肝、肾等的负担，致使疾病加重，甚至威胁生命。疾病也会影响胎儿的正常发育。即使采取孕期监护及治疗，也难以得到良好的妊娠结果，所以最好不要妊娠。

专家提醒：

凡患有慢性疾病的妇女，在准备怀孕前应先向医师进行咨询，再决定是否妊娠。妊娠合并各种慢性疾病者均属于高危妊娠，妊娠期间应由产科医师与有关科室协同检查与治疗。

4. 肺结核

肺结核是一种常见的慢性传染病。患者往往有持续低热、疲劳、咳嗽、咳痰，甚至咯血等慢性消耗性症状，需要积极治疗。如果处于肺结核开放期，随着咳嗽、打喷嚏喷射出的飞沫或痰液中的结核菌便可以传染他人。如在这个时候妊娠、分娩及产后育儿等，都会增加患者的负担。

治疗中所用的各种抗结核药物，如链霉素、雷米封、利福平等都对胎儿有一定的影响，可能会引起先天性耳聋或致畸形等。故万一妊娠，亦应早期行人工流产手术。

但随着抗结核药物及手术疗法的进展，痊愈的病例越来越多，肺结核已经不是什么可怕的疾病了。疾病痊愈后，不需要抗结核药物治疗时，可以考虑妊娠和分娩。

专家提醒：

曾患过结核病已经治愈的妇女，妊娠后也一定要加倍注意，要有足够的营养，充足的睡眠，规律的生活及安静、清新的环境，定期进行产前检查，在医师的监护及管理下平安地度过妊娠及分娩期。

5. 心脏病

妇女在妊娠期间的血容量比妊娠前增加35%～40%，在妊娠32～34周时达最高峰。每分钟心搏出量比未孕时增加20%～30%，在妊娠22～28周达高峰。妊娠后，随着子宫增大，膈肌升高，心脏移位，机械性地增加了心脏负担。分娩时由于子宫收缩、产妇屏气用力、腹压加大及产后子宫迅速缩小，致使大量血液进入血液循环均，可增加心脏负担。这些情况发生在健康妇女身上不成问题，但对患有心脏病的产妇则非同小可，甚则可能导致心力衰竭或死亡。

但也并非患有心脏病的妇女都不能妊娠。要根据所患心脏病的种类、心脏损害的程度、心功能状况，以及能否进行心脏手术纠正等具体情况，由医师综合考虑后作出决定。

一般来说，轻的心脏瓣膜病和先天性心脏病的患者，如能胜任一般体力活动或活动后稍有心悸、气短和疲劳感的，可以妊娠和分娩，但要比健康人的风险大一些。这类患者必须选择有心脏病专科的医院，由心脏科医师与产科医师协同处理整个妊娠与分娩过程。

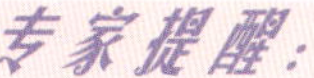

专家提醒：

如果患者稍事活动就感心悸、气短、夜间不能平卧、口唇发绀、呼吸困难、咯血或痰中带血丝，肝脏肿大和下肢水肿，则千万不可冒着生命危险去妊娠和分娩。有病毒性心肌炎的妇女，须治愈后才能妊娠。

6. 高血压病

妇女平时血压在18.7/12（140/90毫米汞柱）或以上就是患有高血压病。首先要经医师检查血压高的原因，排除由于肾脏病或内分

泌疾病等所引起的高血压。只要是没有明显血管病变的早期高血压患者，一般都允许怀孕。

患有高血压的孕妇容易并发妊娠期高血压疾病，而且往往发展成为重症。此时血管痉挛加重，影响子宫、胎盘的血液灌注量。胎盘缺血、缺氧导致胎儿生长受限、胎儿窘迫，严重者胎死宫内。另外，胎盘部位的底蜕膜出血，产生胎盘早期剥离，严重威胁母、儿生命。

专家提醒：

患高血压病的孕妇，在妊娠中期约有1/3的人血压可降至正常，但即使这样也不能放松警惕。孕期中，要注意休息，避免精神过度紧张，采用高蛋白、低盐饮食，及早进行产前检查，根据病情适当增加检查次数，按时服降压药使血压维持在接近正常的水平。只有这样才能降低妊娠期高血压疾病的发生或使发病推迟到妊娠35周后，以减轻对胎儿的影响。做到上述各项才能保障母、儿平安。

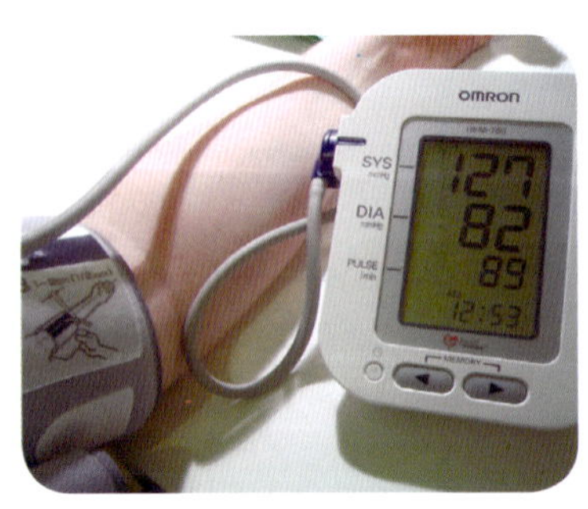

7. 肾炎

妇女在怀孕后，体内的血容量比妊娠前约增加1/3以上。由于血容量增加，通过肾脏的血流量也相应增加，因而妇女怀孕后肾脏负担加重。妇女患肾炎而未彻底治疗，症状未完全缓解或伴有高血压和蛋白尿者，妊娠会导致肾小球病变加重，甚至诱发肾功能衰竭。妊娠后期，若并发妊娠期高血压疾病还可以进一步加重肾脏的损害，并损伤胎盘功能，导致胎儿窘迫、生长受限、早产、死胎或死产等。

专家提醒：

肾炎特别是伴有高血压及肾功能不全者的妊娠结局不良。已怀孕者最好终止妊娠，并劝其永久避孕。曾患肾炎已基本治愈，血压正常，尿中蛋白仅有微量或偶有（+）、肾功能已基本恢复正常者，还是可以怀孕的。但在妊娠期要注意监护母婴状况，保证休息和营养，定期检查以便及时发现妊娠期高血压疾病，并采取相应措施。如能做好上述各项，多数妊娠的结局是圆满的。

8. 肝炎

肝脏是人体重要器官之一。它除了参加体内所有物质的代谢过程，还有分泌、排泄胆汁，解毒及合成某些凝血因子等功能。患肝炎后，这些

妊娠早期合并急性肝炎者，以行人工流产为好；妊娠中、晚期合并肝炎者，则要在专科医师指导下，对肝炎进行积极治疗，采用高蛋白质的饮食疗法及卧床休息等。产后是否进行母乳喂养，需依病情而定。重症及传染性强的患者不宜母乳喂养婴儿。乙型肝炎表面抗原及e抗原阳性的母亲所生的婴儿应当注射高效乙型肝炎免疫球蛋白和乙型肝炎疫苗。

功能都将受影响，如果此时怀孕，由于妊娠期新陈代谢增加，肝脏负担加重，将使肝功能进一步恶化。

早期妊娠时如患肝炎，会使恶心、呕吐等早孕反应加重；而严重的早孕反应又会影响肝内营养物质的补充而加重病情，甚至引起急性黄色肝萎缩，危及生命。妊娠晚期本来负担已重的肝脏，如再传染上急性病毒性肝炎，则易发生急性肝坏死（黄色肝萎缩），严重威胁母儿的生命。此外，患肝炎的孕妇并发妊娠期高血压疾病的几率也增大；分娩时还容易因血液不易凝固而诱发产后出血。

患肝炎的孕产妇发生流产、早产、低体重儿及胎死宫内的几率均比正常孕产妇高。患乙型肝炎的孕妇，如表面抗原及e抗原均阳性，所生的新生儿若未采取阻断措施者，80%～90%可能发生乙型肝炎。

小资料

目前，我国全部新生儿均纳入乙型肝炎的计划免疫项目，这样对阻断母婴传播有重要意义。

9. 糖尿病

自应用胰岛素治疗糖尿病以来，糖尿病患者的不孕症显著减少，糖尿病孕妇的死亡已极少见。但糖尿病孕妇的围生儿死亡率仍较高，巨大儿、畸胎率也比正常人高3倍，达6%～10%。糖尿病患者妊娠后，临床过程复杂，处理不当会危及母、儿生命。伴有明显肾脏病变或严重视网膜病变的糖尿病患者妊娠，畸胎的发生率可高达20%，而且妊娠还会加重肾脏病变和血管病变，对母、儿均不利，故不宜妊娠。

专家提醒：

血压不高，心、肾功能和眼底均正常，或病变较轻的糖尿病患者可以妊娠，但妊娠过程必须由产科医师和内科医师共同监测及管理。如果糖尿病病情控制满意，并能及时治疗产科并发症，则妊娠、分娩可以得到满意的结果。

10. 多囊卵巢综合征

多囊卵巢综合征是年轻妇女的常见病。其病因尚不清楚，主要的病理生理是高雄激素血症。由于雄激素过多而影响卵泡的正常发育，卵泡不能成熟和排卵。大多数患者表现为月经稀发、少数患者呈月经淋漓不尽，不孕。基础体温呈单相型，可伴有肥胖，多毛及面部痤疮等。B超检

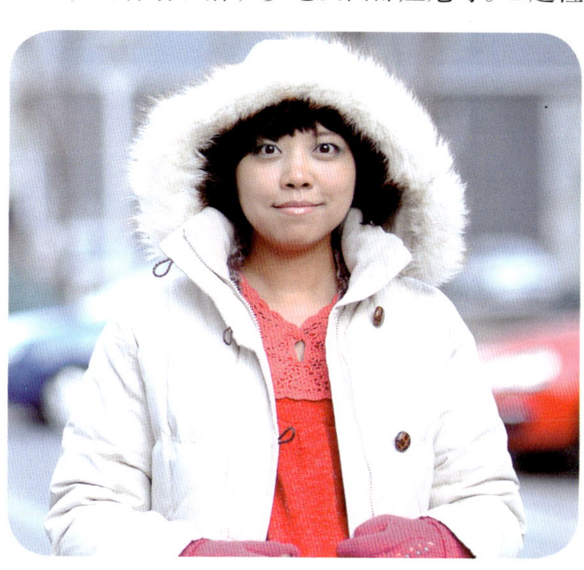

查，典型的表现是多个卵泡沿卵巢皮质呈环状排列，犹如一串项链。部分患者还存在高胰岛素血症。可见该病并非一个简单的妇科内分泌疾病，它还涉及糖类、脂肪等代谢紊乱，可能是代谢综合征的一种特殊表现形式。

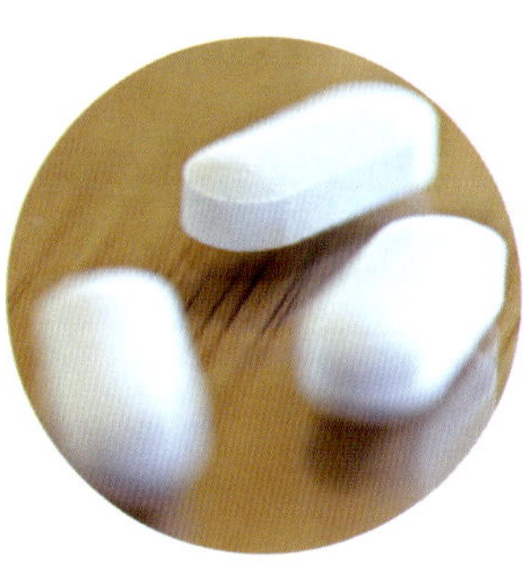

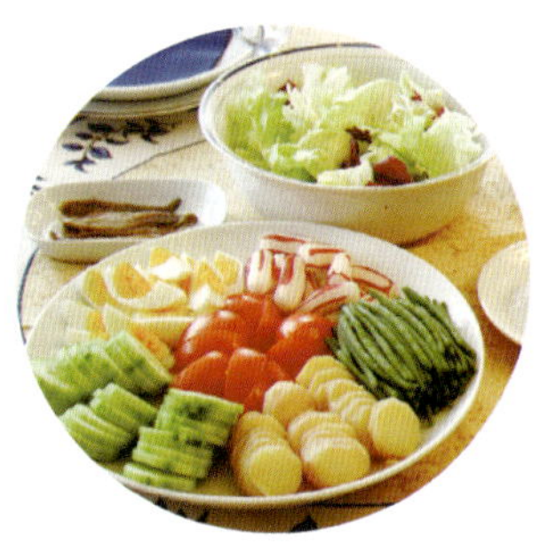

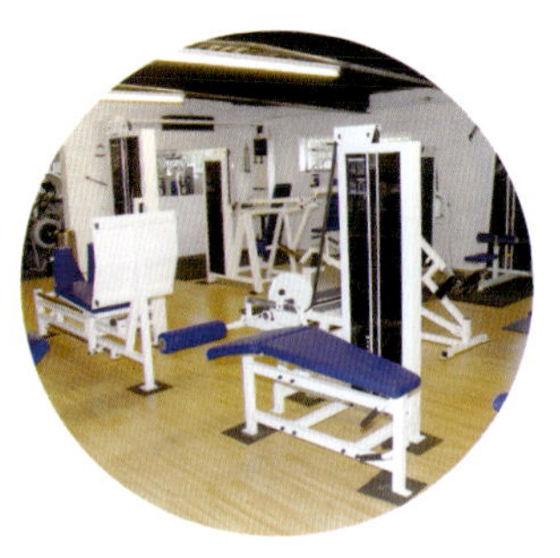

多囊卵巢综合征患者中，少数可有自然的排卵，多数经治疗或采用辅助生育技术后可以怀孕。此类患者怀孕后与正常妇女妊娠相比较存在以下问题：

- 流产率高。
- 妊娠期糖尿病的发生率高。
- 妊娠期高血压疾病的发生率高。

因此，该类患者在怀孕最初三个月要特别注意适当休息，避免性交与过劳；黄体功能不足者，可给予绒毛促性腺激素支持黄体功能，或直接补充黄体酮预防发生流产。妊娠期胎盘分泌的激素促使孕妇产生胰岛素抵抗，容易引起妊娠期糖尿病。孕前已存在胰岛素抵抗的患者，怀孕后自然更会加重，发生妊娠期糖尿病的机会当然也会升高，故怀孕后要在医师的指导下采用合理的食谱，适当限制糖类（米、面、玉米、土豆、甘薯及水果等）的摄入量，保持体重的正常增长；在孕早、中期进行糖筛查或糖耐量试验，必要时可加用胰岛素，使餐后2小时的血糖控制在正常范围。此类孕妇并发妊娠期高血压疾病的机会也增多，怀孕后应采用低盐饮食，合理地安排生活与工作，避免过度的紧张及劳累，按时进行产前检查以便及早发现异常，及时对症处理，防止病情恶化。

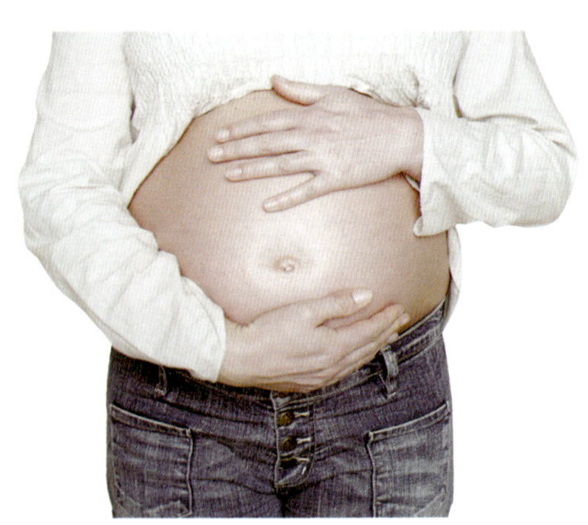

分娩后，由于疾病的根本原因未被消除，原有的体内紊乱仍然存在，各项临床表现仍可能复现。长期无排卵时，单纯雌激素的刺激往往会导致不同程度的子宫内膜增生，日后子宫内膜癌的发生率明显高于正常人群，因此仍要采用孕激素周期疗法或使用短效口服避孕药进行治疗。此类患者远期发生糖尿病、高血压、冠心病的风险也远超过正常人群，因此采用合理的食谱、控制盐的摄入量，强调有规律的生活及适当的运动非常重要，而且需要长期坚持下去的。此外，还要定期进行体检，了解自己的健康状况，力争减轻及延缓上述风险的发生。

11. 子宫内膜异位症

子宫内膜异位症是由于子宫内膜的上皮、腺体及间质生长在子宫以外的身体其他部位造成，以盆腔子宫内膜异位症最为常见，多发生于生育年龄的妇女。其发病率有逐年增高的趋势。异位内膜在卵巢激素的影响下也呈现周期性变化，病灶反复出血并形成瘢痕，从而导致卵巢的巧克力囊肿、输卵管扭曲及子宫直肠窝的粘连封闭，但输卵管的通畅性多不受影响。

临床主要表现为疼痛（痛经、性交痛或盆腔痛），约占病例的2／3；不孕占30％～50％。该症引发的机体内分泌及免疫功能紊乱是造成不孕的主要原因。

专家支招

子宫内膜异位症治疗的目的，是缓解症状及促进受孕，以手术治疗为主。腹腔镜或经腹手术去除病灶、松解黏连、恢复盆腔解剖，从而促进受孕。若手术彻底，要求生育者应争取在术后半年内怀孕，此期间不应避孕，以免失去受孕的良机。保守性手术的复发率可高达50％或更多，复发后体内又会出现原有的紊乱。同样，采用激素治疗的患者，无论是应用下丘脑促性腺激素释放激素激动剂，或是用孕三烯酮，此类药物可暂时抑制下丘脑－垂体－卵巢轴的功能，降低雌激素的水平，或作用于子宫内膜局部，使异位的内膜萎缩，从而纠正体内的紊乱。凡有生育要求者，也应该争取在停药半年内怀孕。停药后，随着月经的复潮，疾病往往还会复发。

12. 子宫肌瘤

子宫肌瘤是妇女常见的良性肿瘤，30岁以上的妇女约20％患有子宫肌瘤。肌瘤可为单个，也可以是多个，其大小悬殊。肌瘤生长的部位可在子宫肌层内（壁间肌瘤），子宫表面（浆膜下肌瘤），或子宫腔内（黏膜下肌瘤）。浆膜下肌瘤及小的壁间肌瘤一般对妊娠和分娩没有影响；肌瘤大、数目多或黏膜下肌瘤，可使子宫体和子宫腔变形，或因输卵管受压而妨碍受孕或影响胚胎发育导致流产、早产或不孕。

妊娠合并子宫肌瘤时，如肌瘤较大，胎儿活

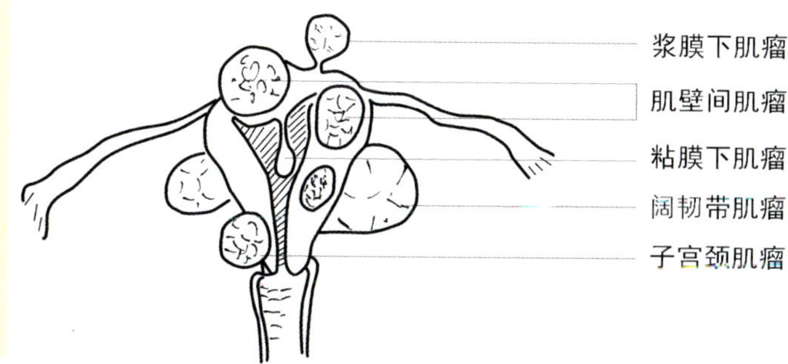

动受限，容易产生胎位不正；分娩时，肌瘤可妨碍子宫收缩；生长在子宫下段的肌瘤还可能阻塞产道，影响胎儿娩出。分娩后，因子宫收缩不良易发生产后出血。妊娠期间，因子宫血液供应丰富，子宫肌肉增生、肥大，子宫肌瘤往往会迅速增大。若肌瘤中心缺血，血管发生破裂出血称为肌瘤“红色变性”，孕妇常感腹痛，伴有发热，血白细胞计数增高等现象。它是肌瘤在妊娠期较常见的并发症。

尽管子宫肌瘤对妊娠、分娩可以产生上述的各种不良影响，但因子宫肌瘤的位置、大小、数目不同，其后果也有很大差异。估计阴道分娩有困难者，可施行剖宫产术；娩出胎儿后，再酌情处理子宫肌瘤。对患有子宫肌瘤的妇女怀孕后的要求是希望她们遵照医嘱，定期检查。

13. 子宫畸形

女胎在胚胎时期，双侧副中肾管（苗勒管）的中下段在正中线处相融合形成子宫及阴道的上段。若一侧副中肾管未发育，将形成单角子宫；一侧发育不良，则形成残角子宫，其宫腔可与另侧子宫相通或不通；双侧副中肾管未融合，形成双子宫，双宫颈及双阴道；不同程度的融合不良，可形成双角子宫，纵隔子宫（完全或不完全纵隔）或弓形子宫等。

残角子宫妊娠时，由于子宫不能随胎儿生长而增大往往在妊娠3～4个月时发生残角子宫破裂，腹腔内出血，而危及母亲生命，此时需要急诊手术治疗。其他的畸形子宫妊娠，由于宫腔的容积相对较小，或形状特殊而容易发生流产、早产、胎位不正。单角子宫或双子宫由于子宫上只有一条圆韧带附着，两侧牵拉力量不对称，偶可造成妊娠子宫扭转。分娩时，子宫收缩乏力、手术产、胎盘滞留及产后出血的发生率均高于正常分娩。

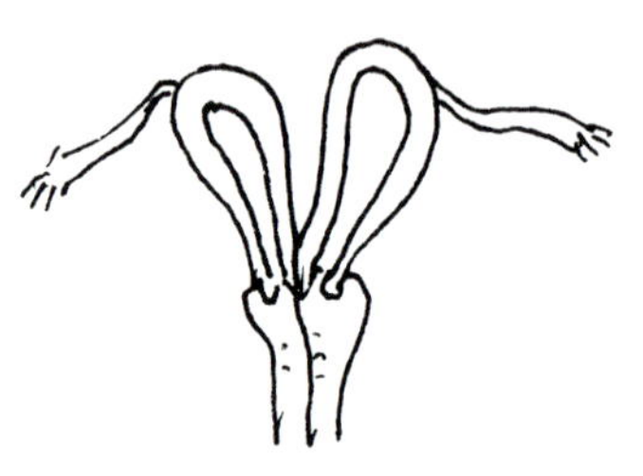
1. 双子宫、双宫颈、双阴道

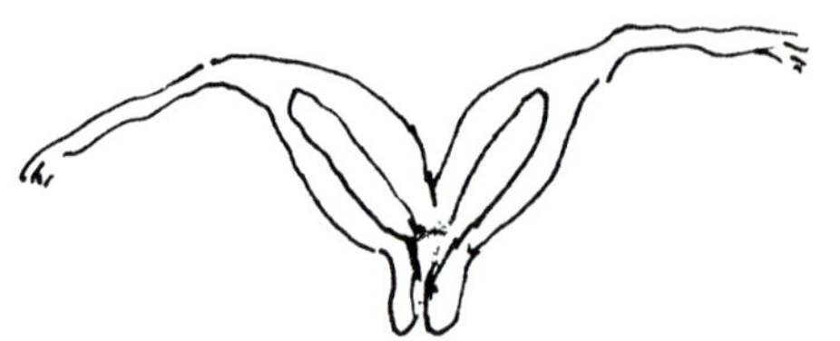
2.双角子宫

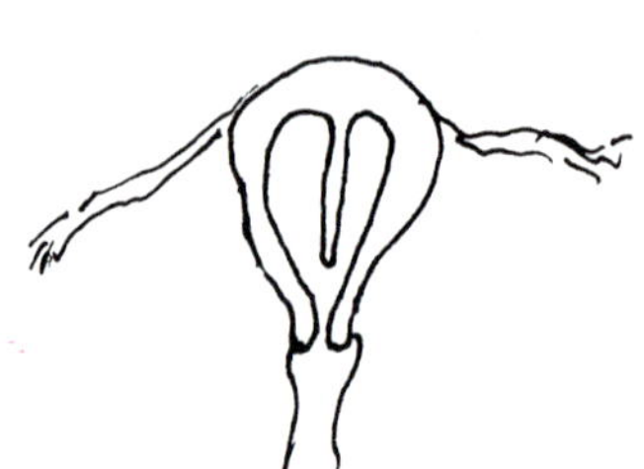
3.纵隔子宫

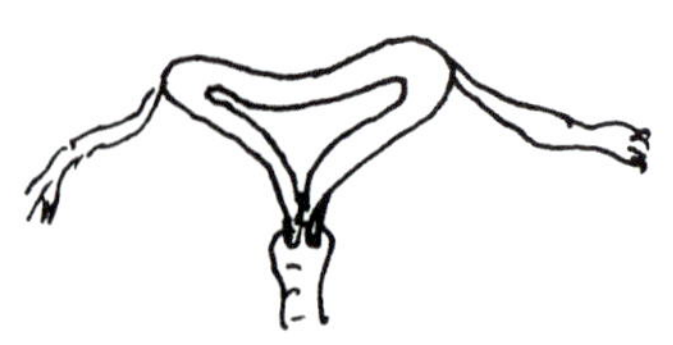
4.弓形子宫

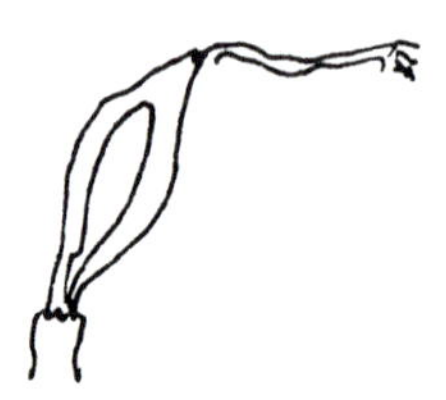
5.单角子宫

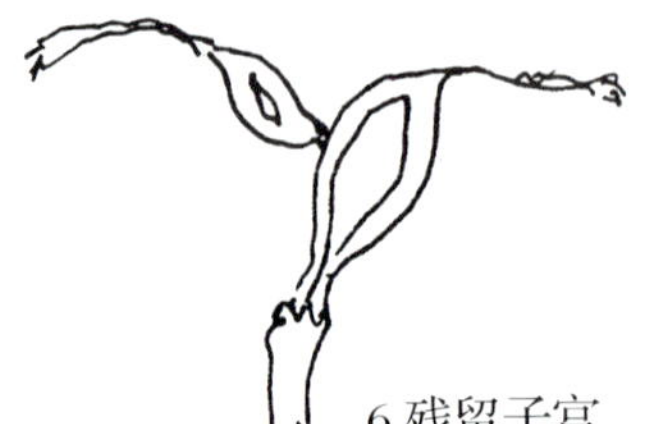
6.残留子宫

专家提醒：

畸形子宫妊娠属于高危妊娠，孕期要加强监测，及时处理先兆流产、早产及突发的急诊情况。胎位不正时，不要勉强纠正，孕足月时选择适当的分娩方式，争取良好的妊娠结果。

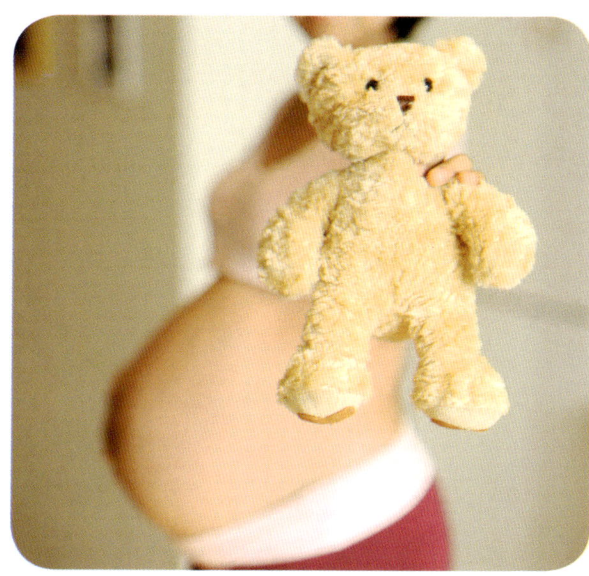

14. 子宫颈癌前病变

子宫颈癌前病变，是指阴道镜下宫颈多点活组织检查，经病理诊断的宫颈上皮不典型增生。根据不典型增生的程度，分为轻度不典型增生即CIN Ⅰ，中度不典型增生CIN Ⅱ，及重度不典型增生CIN Ⅲ，后者含子宫颈原位癌。轻度不典型增生常与湿疣病变并存，大多数可以自然消退。中、重度不典型增生自然消退的机会要少得多。

子宫颈癌前病变，特别是中、重度不典型增生可以发展为癌。从癌前病变发展到浸润癌需要经历数年甚至更长的时间。高危型人乳头瘤病毒感染是促使病变发展的重要因素。

专家支招

一旦确诊为宫颈上皮中、重度不典型增生，一是不要过分紧张；二是要进行积极的治疗。癌前病变的治疗与浸润癌相比要简单得多，费用也相对低廉。通过子宫颈锥形切除（酌情做LEEP或冷刀切除），多可解决问题。宫颈锥形切除后的标本，经病理科医师详细检查，若切缘处不再存在病变，且术后复查宫颈抹片细胞学检查正常，则可认为治愈。治愈后可以妊娠及分娩。

专家提醒：

即使病理诊断为子宫颈原位癌，若迫切要求生育，经上述治疗后医生也可以允许患者怀孕，临床上成功妊娠及分娩的例子不在少数。凡患有子宫颈癌前病变者，在分娩6周后行产后检查时，一定要复查子宫颈抹片。以后每年也要定期复查。

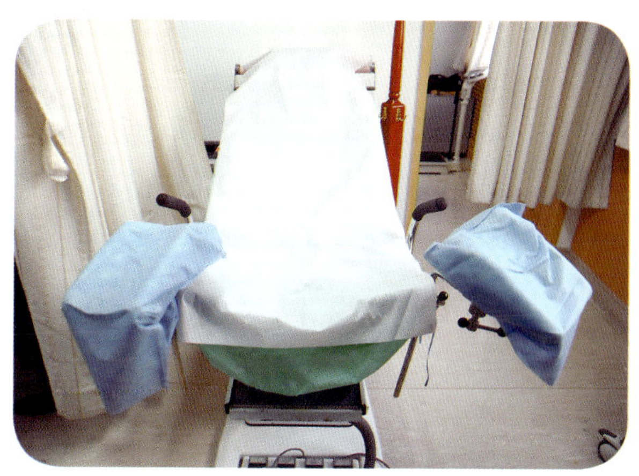

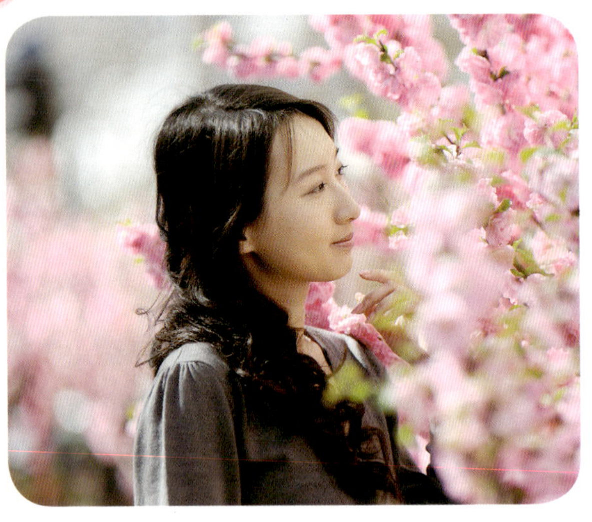

专家支招

近年来因强调早孕期检查（孕3个月前），再加上B型超声的应用，故能及早发现一些没有症状的卵巢肿瘤。

妊娠合并卵巢肿瘤的患者无论在孕期或产后，一旦发生急性腹痛，要警惕肿瘤蒂扭转、破裂或感染的可能，应及时就诊。必要时需做急诊手术。

15. 卵巢肿瘤

妊娠合并卵巢肿瘤较子宫肌瘤少见。各种卵巢肿瘤均能合并妊娠，对妊娠、分娩的影响取决于肿瘤是良性还是恶性，肿瘤活动度以及有无并发症等。

卵巢肿瘤常位于子宫两侧或后方。随着妊娠期子宫的增长，肿瘤位置上升到腹腔，易产生扭转而发生坏死、破裂。如卵巢肿瘤仍留在盆腔内，分娩时可能会阻塞产道，影响胎儿娩出或因子宫收缩和胎头压迫而导致肿瘤破裂。一旦发生上述并发症，对孕、产妇来说都是极其不利的。

当医师发现妊娠合并卵巢肿瘤，特别是活动度大的肿瘤，原则上均应行手术治疗。通常安排在孕16～20周手术，因此时手术不易引起流产。如为恶性，则应尽早进行彻底的手术。

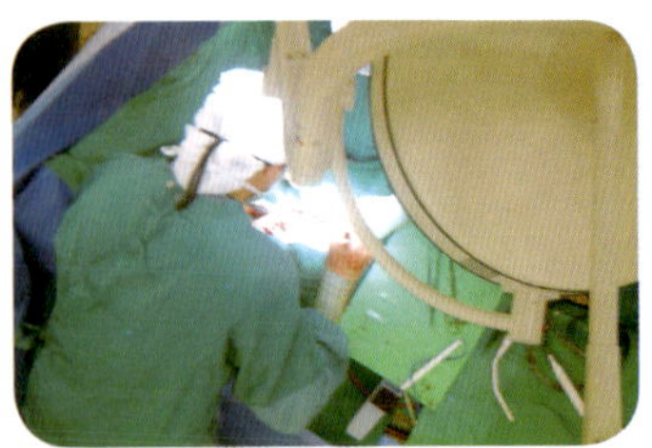

16. 梅毒、淋病和外阴尖锐湿疣

梅毒是一种性病，是由苍白密纹螺旋体引起的慢性传染病。患梅毒的妇女妊娠后，螺旋体可以通过胎盘脐带传染给胎儿，使胎儿发生梅毒性病变，导致流产、早产、死胎。但有40%的先天性梅毒患儿存活下来，一直延续到成年。

专家提醒：

患梅毒的妇女应在治愈后再妊娠。现代医学上已有准确而有效的检验及治疗方法，只要

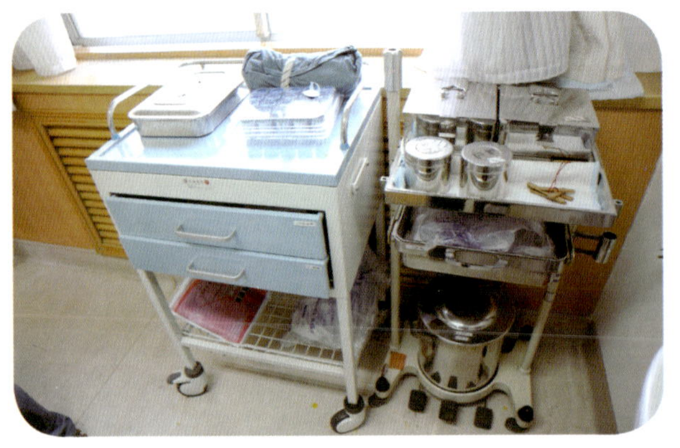

早期诊断，早期治疗，根治梅毒并不是什么难事。妇女在怀孕期间感染上梅毒，则更应及时治疗。

淋病也是性病的一种。女性患淋病后，淋病双球菌可侵犯阴道、子宫颈、子宫内膜、输卵管而引起一系列的炎症反应。急性淋病如治疗不彻底，淋菌便可以长期潜伏于尿道旁腺及前庭大腺中，形成慢性感染，并可以导致反复发作。患有淋病的孕妇在分娩时，胎儿通过产道即可受到感染，发生淋菌性眼结膜炎，又称“脓漏眼”，如不及时治疗或治疗不当，往往可致失明。

专家提醒：

患有淋病的妇女应在彻底治愈后再怀孕。妊娠期发病者需要积极治疗，达到根治。

尖锐湿疣是由人乳头瘤病毒6、11感染所致。一般发生在女性的大、小阴唇，肛周，会阴部，严重时可波及阴道、宫颈、尿道等处。因其传染途径主要是性接触，故属性传播性疾病之一。尖锐湿疣在妊娠时可迅速增多、增大，并可由阴道上行感染至子宫颈。如孕妇在阴道内或阴道口存在尖锐湿疣病变，通过阴道分娩时，新生儿可被感染。以致婴儿出生后不久就可能发生喉乳头瘤。孕期患有尖锐湿疣，小的可做冷冻治疗；大的可用电刀切除。为避免感染婴儿或分娩时病变处发生出血，对患严重的外阴、阴道尖锐湿疣的孕妇宜行剖宫产术分娩。

因此，患有尖锐湿疣的妇女最好是治愈后再妊娠。

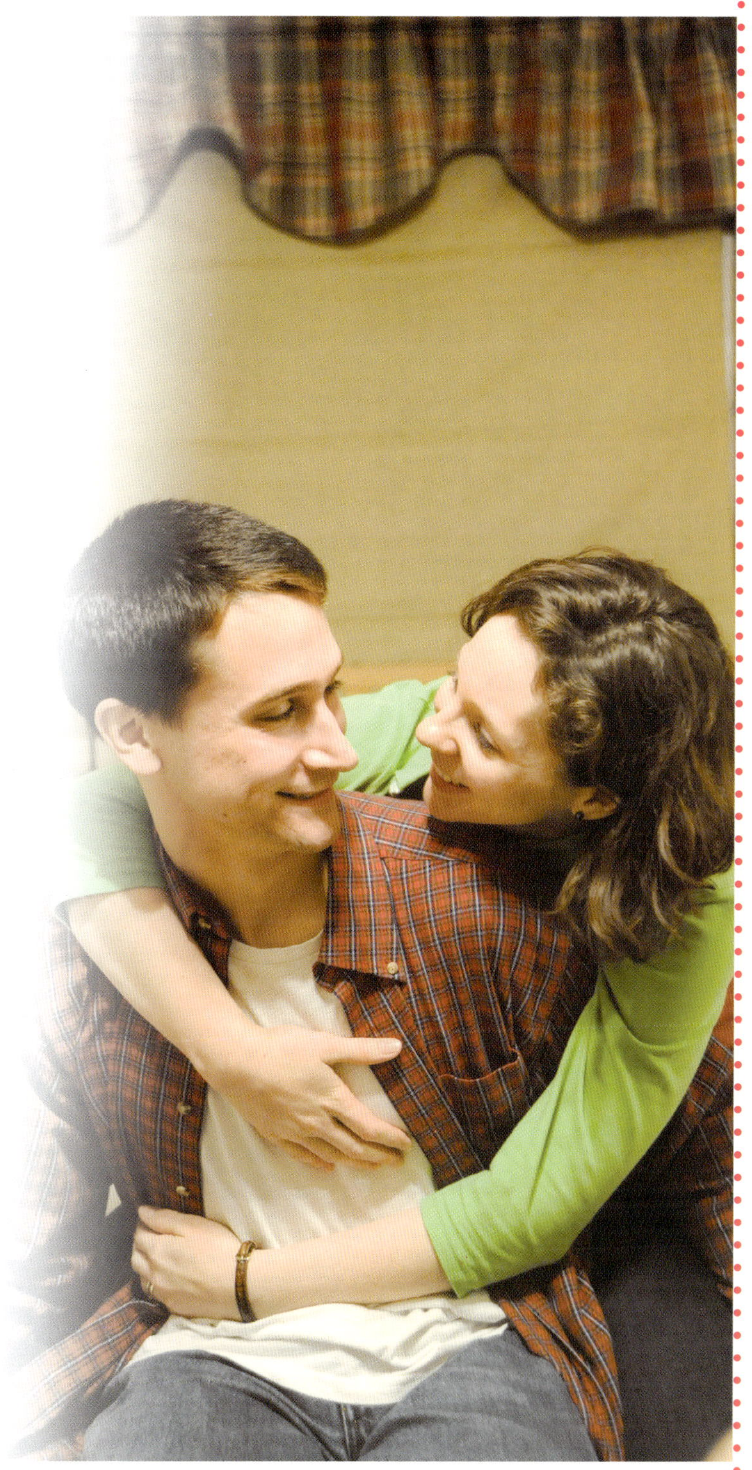

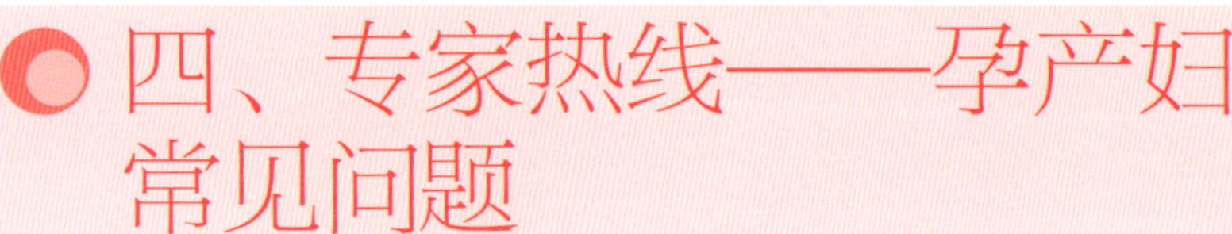

四、专家热线——孕产妇常见问题

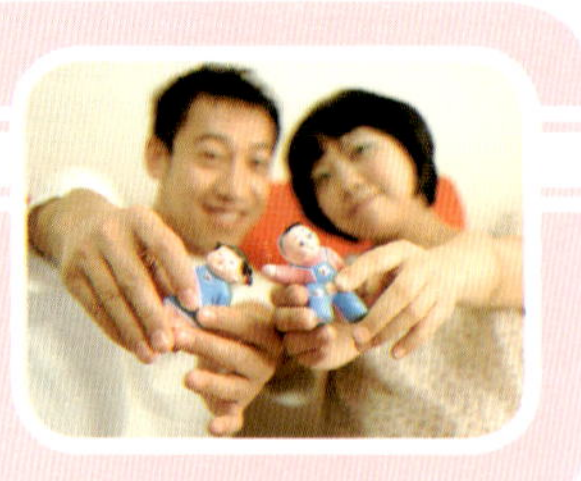

1. 妇女取出宫内节育器后多久才可以怀孕

宫内节育器是许多妇女采用的长效避孕措施。宫内节育器种类繁多，但都不外乎是通过机械、化学或生物等途径改变子宫腔的内环境，干扰孕卵着床来达到避孕的目的。目前常用的节育器使用年限为5～10年，妇女希望妊娠时可随时将节育器取出。

宫内节育器并不影响妇女的卵巢功能，每月仍有正常的排卵，因此宫内节育器能防止子宫内的妊娠，却不能防止异位妊娠。一旦取出节育器，子宫腔的微环境即可恢复正常，随时都可以怀孕；然而因

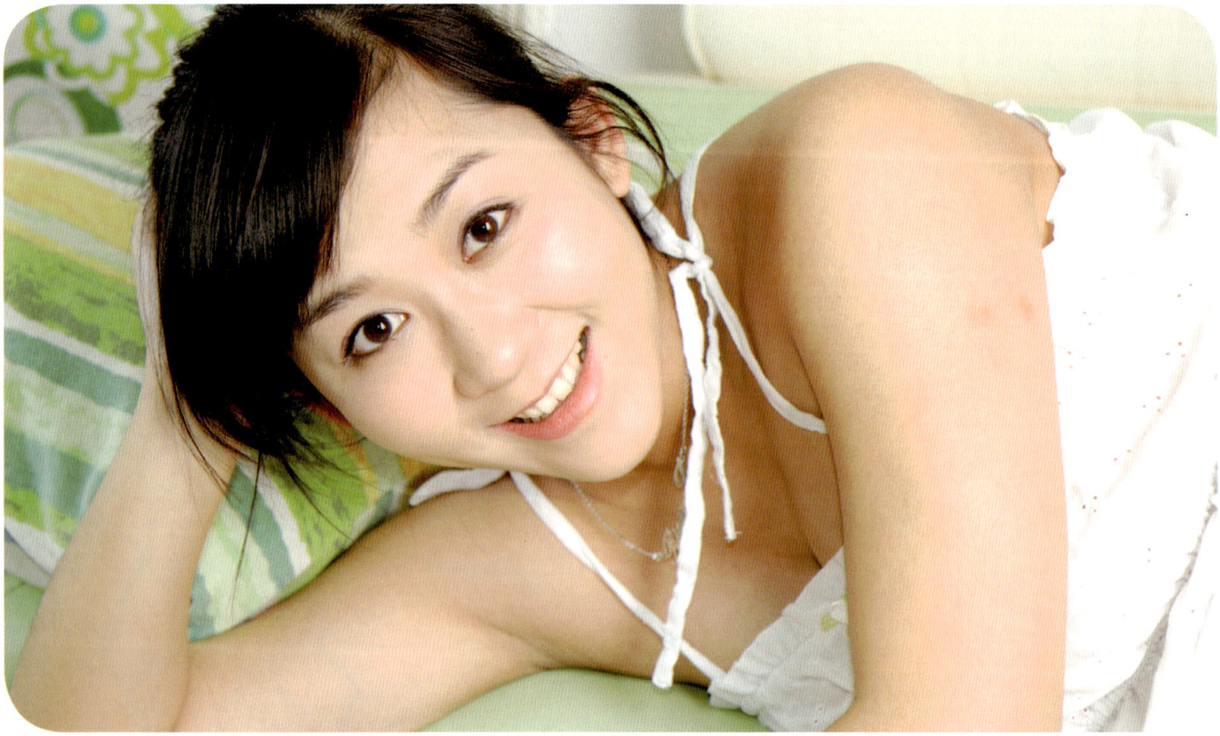

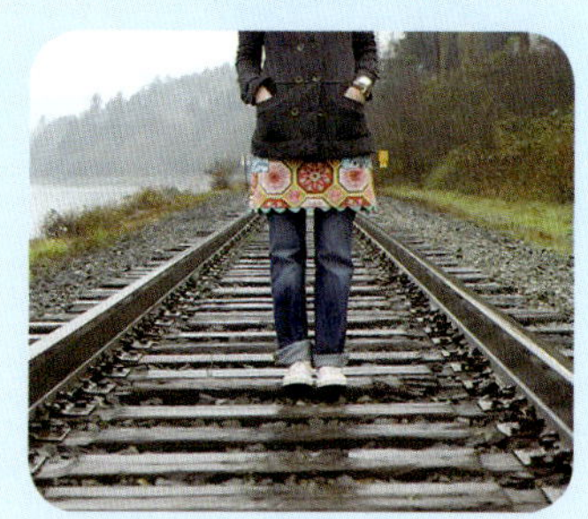

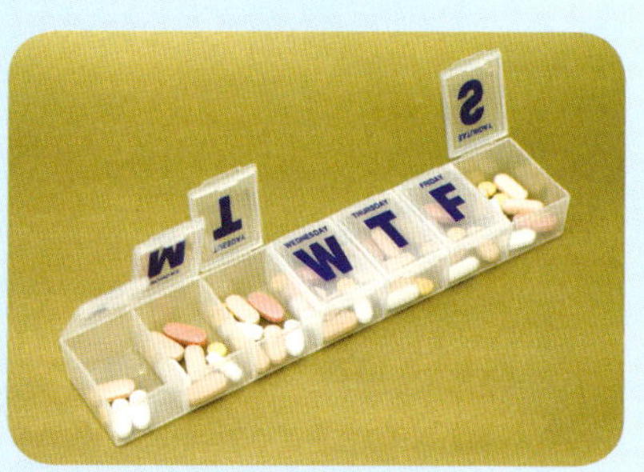

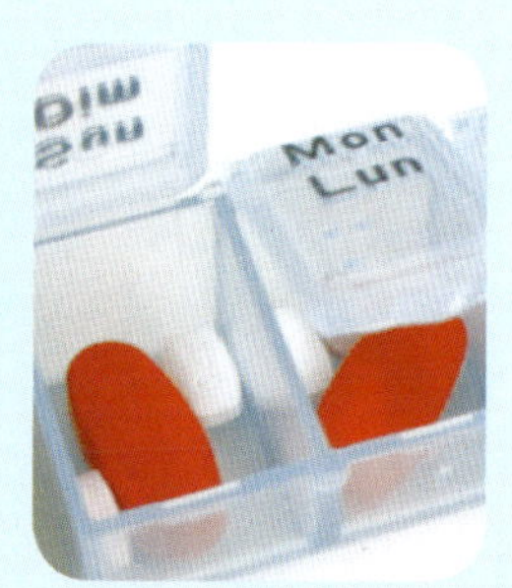

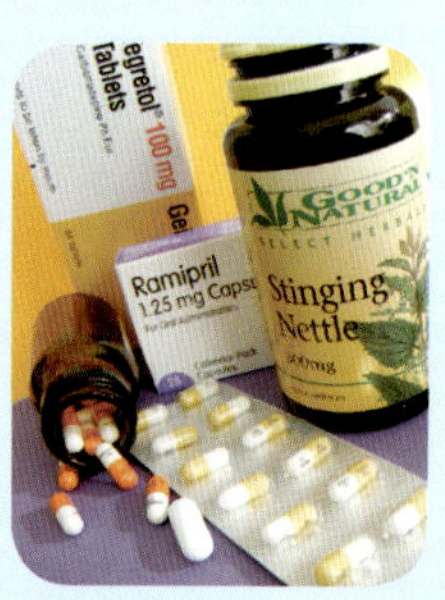

不规则出血或感染而取出节育器者，子宫腔内环境的恢复往往需要较长的时间，最好经治疗后，待月经恢复正常再怀孕。

曼月乐环是一种含有激素的节育器，每日恒定释放左炔诺孕酮20微克，通过高浓度孕激素对子宫内膜局部的影响而发挥避孕作用，但对全身及卵巢功能几乎没有影响。放置此类节育器后，部分妇女会发生闭经，但对健康却没有危害。取出节育器后，子宫内膜局部的孕激素水平降低，在卵巢周期的作用下，月经往往在短期内复潮。月经来潮即表明节育器对子宫内膜局部影响的结束。月经复潮后，凡有妊娠意愿者随时可以怀孕。

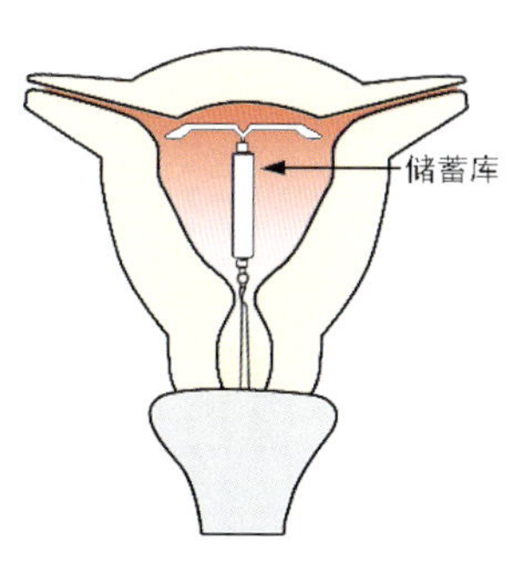

2. 妇女停止使用口服避孕药多久才可以怀孕

短效口服避孕药是妇女常用的避孕措施之一。其除有避孕作用外，还有多方面的治疗作用。使用避孕药的妇女停药多久可以怀孕，这一问题也随着避孕药物的发展有所变化。早期使用的避孕药根据当时的研究结果，曾建议妇女在停药半年后再怀孕。目前市售的口服避孕药采用高效及高选择性的孕激素，剂量明显低于以往的避孕药。根据国外的研究结果表明，停药来过一次月经后，妇女根据自己的意愿随时怀孕。

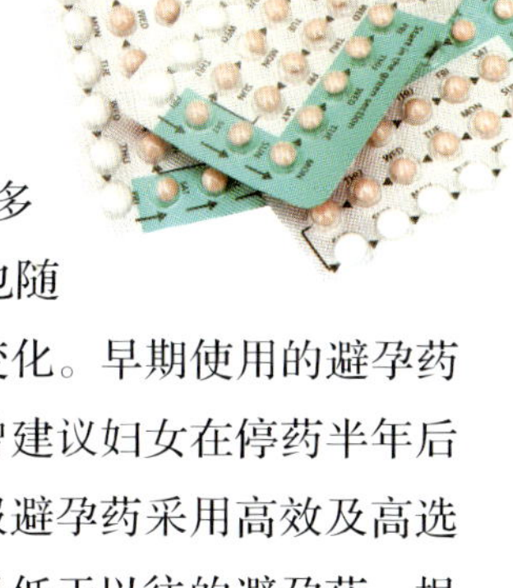

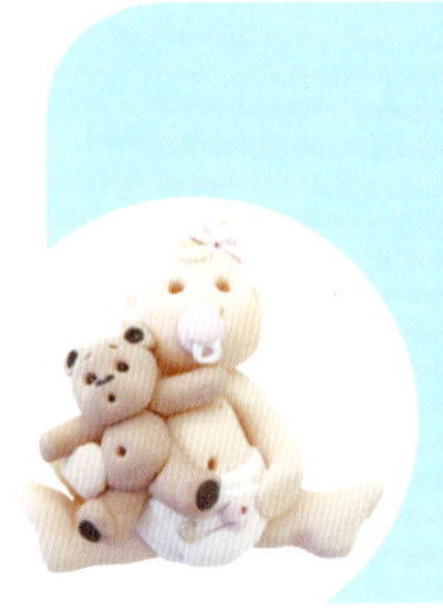

第二章　女人，见证伟大的幸“孕”时光——十月怀胎

很多准爸爸和准妈妈感受到胎动的时候都会无比激动，用你们真心的笔耕与医师科学的叮咛完整记录这十个月的甜蜜，是我们共同为责任二字谱写的悦耳乐章。

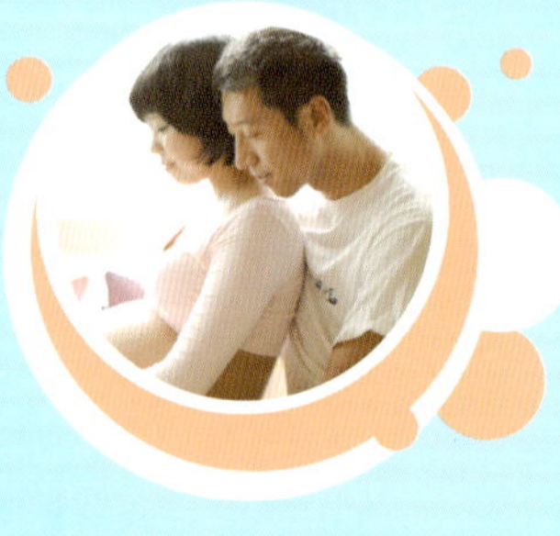

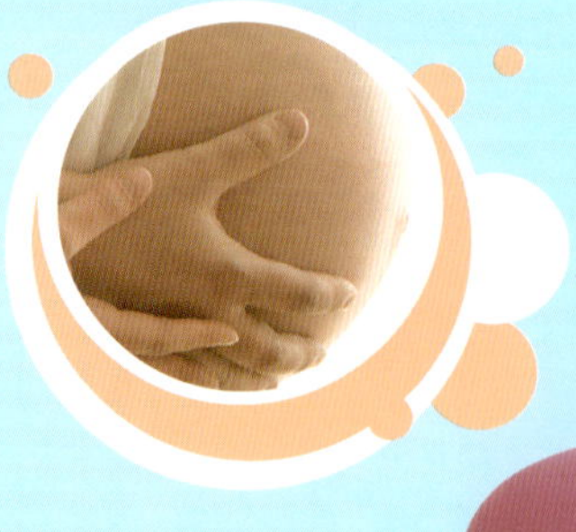

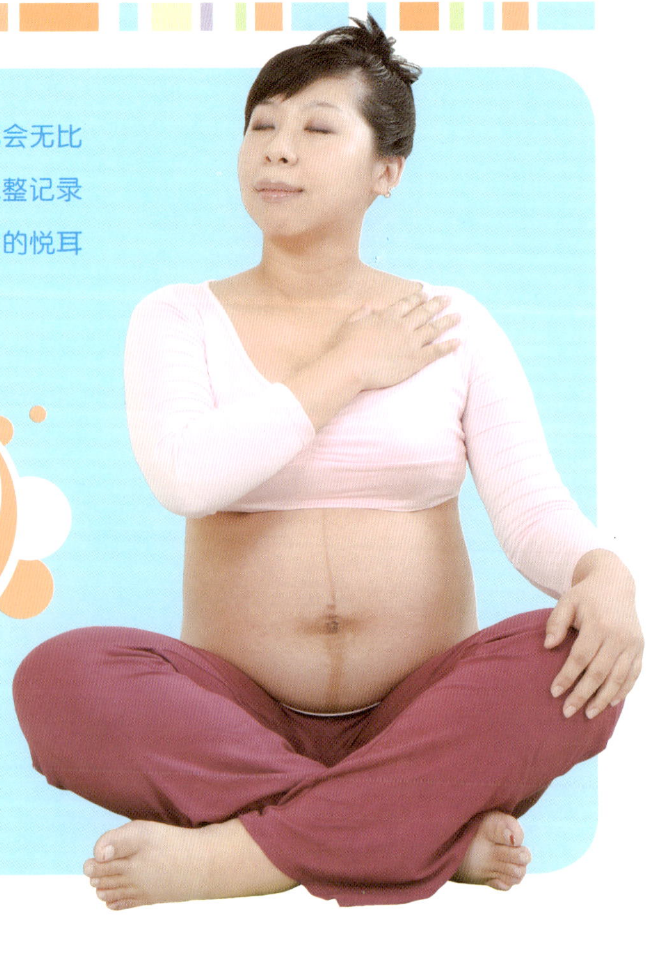

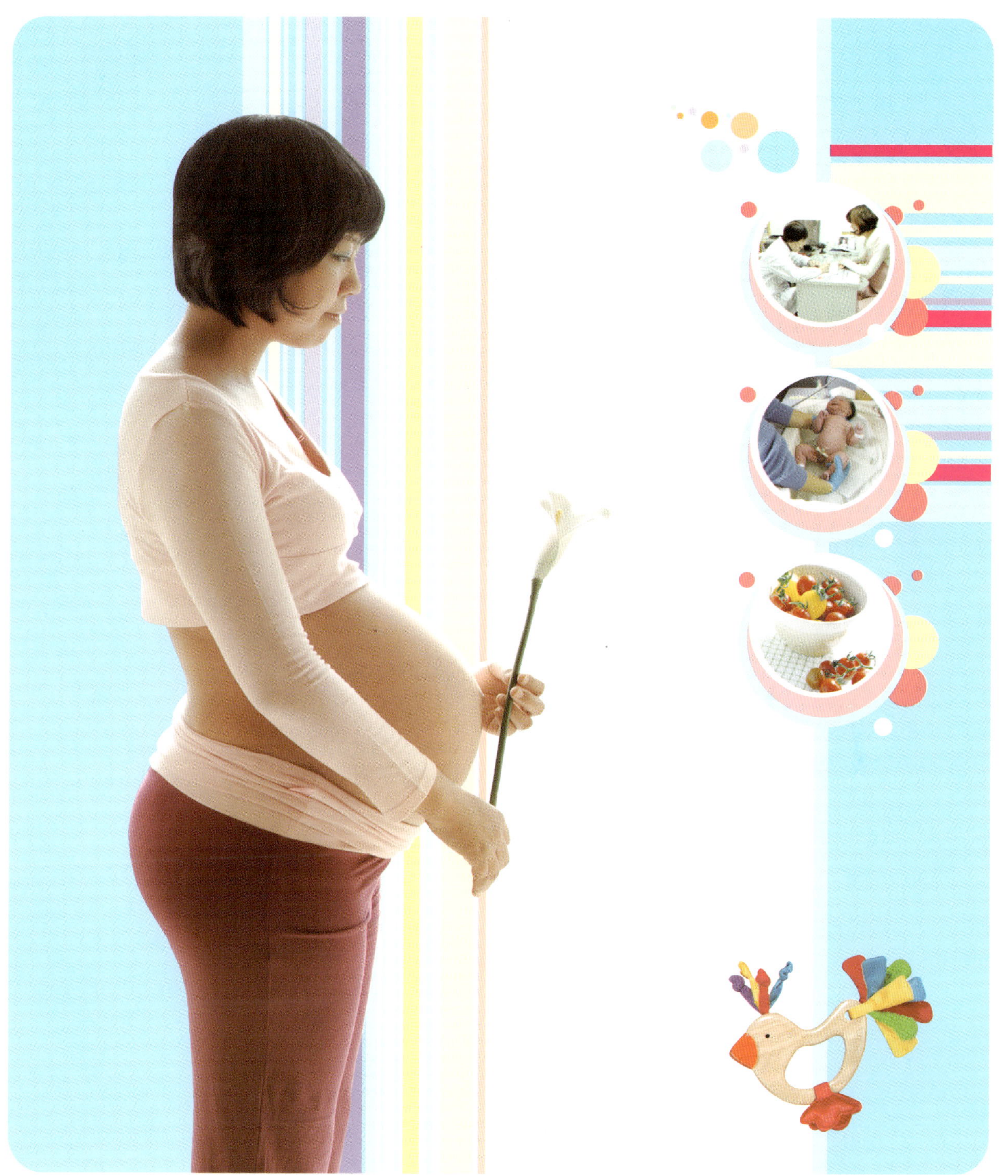

一、经历怀孕

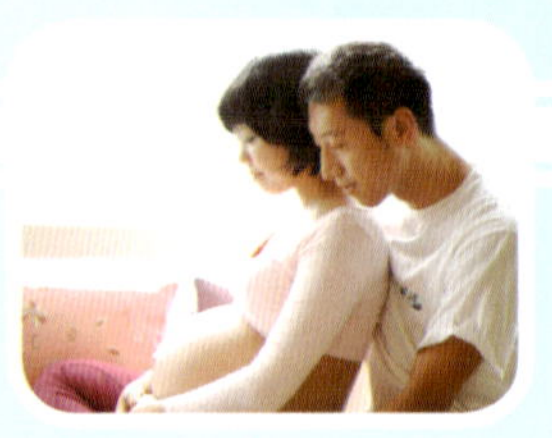

1. 基础体温的变化

基础体温呈双相型的妇女，停经后高温相仍持续不下降者，表示体内持续有孕激素的作用，因此早期妊娠的可能性大；如高温相持续超过3周，则基本可断定为早孕。这主要是妊娠后黄体不萎缩，一直分泌孕激素所致。观察基础体温的表现，是判断妊娠的简易方法，但应排除其他可致体温升高的因素，如感冒、全身感染性疾病或使用孕激素类药物等。为了确诊，常需加上其他早期诊断妊娠的方法，如尿妊娠

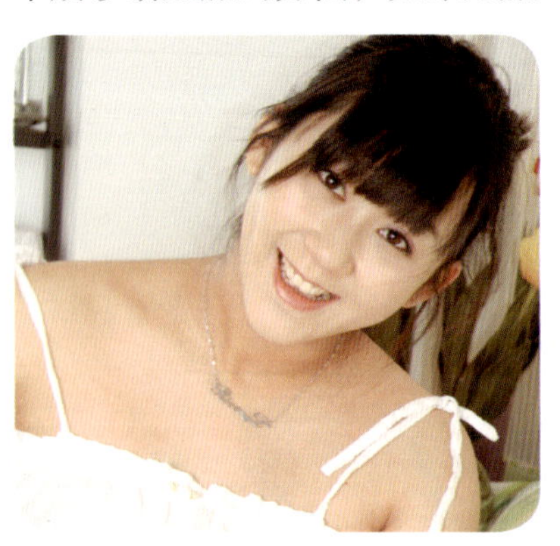

小诺：

怎样知道怀孕了？

医师：

妊娠后，体内将发生一系列的变化，有些变化出现较早，一般情况下，自身是能感觉到的，例如下述的现象。

停经

停经是怀孕首先的征象。如果您正处育龄期，且平时月经规则，又未采用可靠的避孕措施，一旦月经逾期即应考虑妊娠的可能。

早孕反应

停经40天左右，如果您有食欲不振、恶心、呕吐的症状，或者喜吃酸辣食物，讨厌油腻，并感到头晕、乏力、嗜睡等，也说明有怀孕的可能。

乳房改变

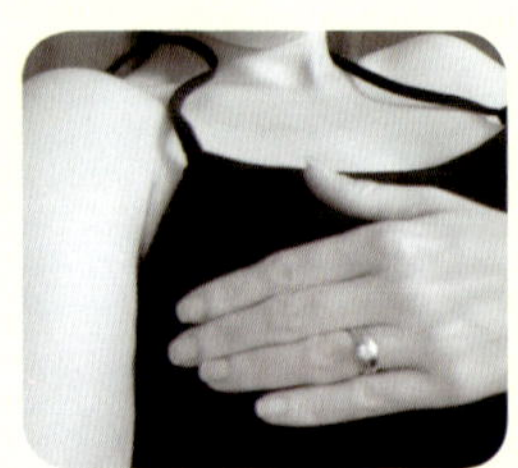

怀孕8周左右，乳房由于受雌激素及孕激素刺激逐渐增大，自觉发胀或刺痛，乳头及乳晕颜色加深。

尿频

妊娠2～3个月，逐渐增大的子宫在盆腔内压迫膀胱，可引起尿频。

总之，如果您出现以上征象，就要想到可能是怀孕了，应到医院检查以确诊。

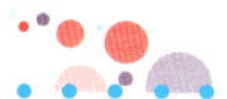

小贴士

确定正常妊娠需就诊

生育年龄的妇女平时月经规则，一旦停经，首先应考虑是否怀孕；若再出现恶心、呕吐、食欲不振、头晕、乏力等早孕反应，则妊娠的可能性就很大了。需要指出，在早期异位妊娠（子宫外孕）与正常妊娠有时不易鉴别。另外，应当排除由于全身疾病，如结核病、贫血、内分泌失调等原因引起的闭经，有些全身疾病也能出现类似早孕反应的症状。故凡有闭经及恶心、呕吐、食欲不振的妇女，均应及时就诊，以确定是否为正常妊娠。在医院就诊时，应告之医生，自己可能是怀孕，以避免用药不当或X线检查。

试验或血绒毛促性腺激素测定及B超检查等。

2. 计算预产期

怀孕的妇女，自然想知道自己该什么时候生小孩，好为将出生的宝宝早作安排，这就需要学会推算预产期。从怀孕（即受精）到分娩大约经过265天，但是每个妇女常无法准确地判定出是哪一天怀孕的。为方便计算，医学上规定从末次月经来潮的第一天开始计算，则整个妊娠期就多了2周，为280天左右，即10个妊娠月（每个妊娠月为28天）。常用计算预产期的方法以下有3种：

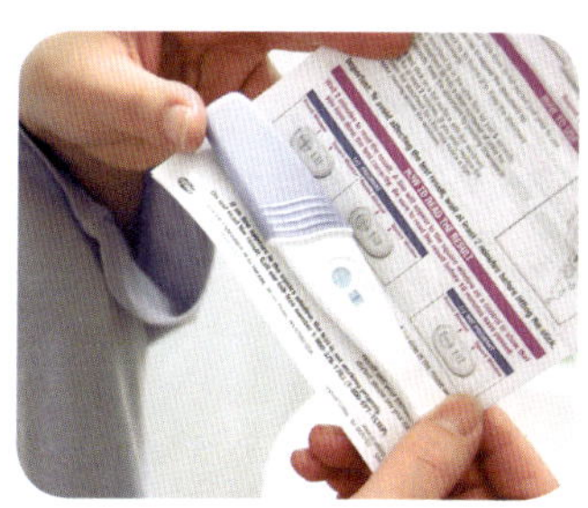

从末次月经计算预产期

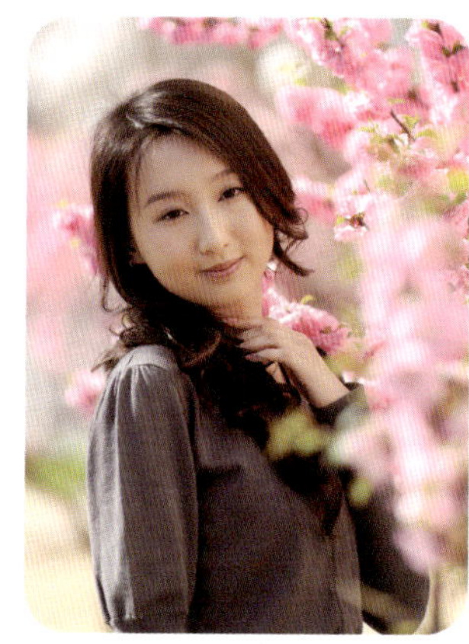

末次月经的月份减3或加9（如不够减时），日数加7。例如，末次月经为2007年4月10日，预产期应为2008年1月17日。又如，末次月经为2008年2月10日，预产期应为2009年11月17日；若按农历计算，月份计算同前，只是日数加15天。此种计算方法仅适用于月经周期规律者。

从胎动时间推算预产期

如记不清末次月经日期，或哺乳期月经尚未来潮而受孕者，可以根据胎动日粗略推算。一般胎动开始日期在末次月经第一天后的18～20周，再加上20周就能推算出大约的预产期。

B超检查推算预产期

如有条件做B超，通过测量胎头双顶间径、头臀长度及股骨长度等进行测算，即可较准确地测出胎龄，并以此推算预产期。

专家提醒：

以上测算的预产期与实际分娩日期常有差距，可见预产期是一个大约的分娩日期。凡是在预产期前3周或后2周以内分娩者都属于足月分娩。

3. 妊娠期胎儿的生长发育过程

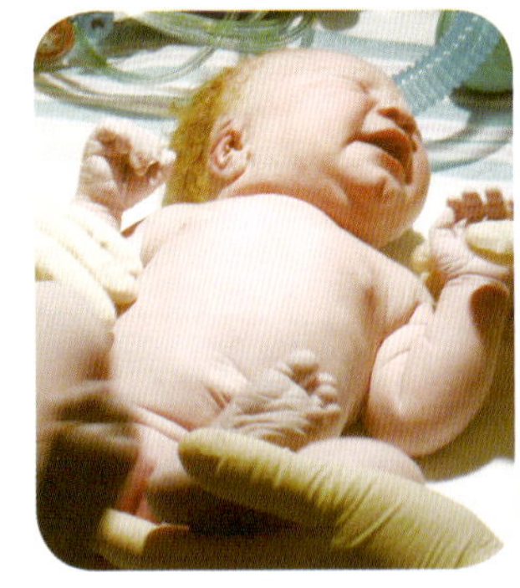

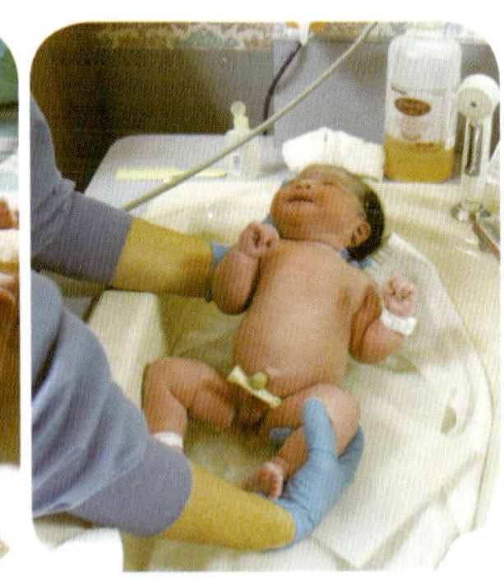

胎儿的发育过程可分3个阶段

受精后2周内（即停经4周）称为胚卵期。此时受精卵发生迅速的细胞分裂，形成胚泡。

孕8周内称为胚胎。此时胚体初具人形，各器官也都在这个阶段分化、形成，如心脏已形成且有搏动，肝、肾也开始形成，故又称为胚胎器官形成期。

孕9周以后称为胎儿，各脏器继续发育成熟直至出生。

胎儿发育的大概情况

妊娠4个月末（即孕16周末），胎儿身长约16厘米，体重约120克，外生殖器已可区分男、女，从母亲腹部可以听到胎心音，母亲自己也可能感到胎动。

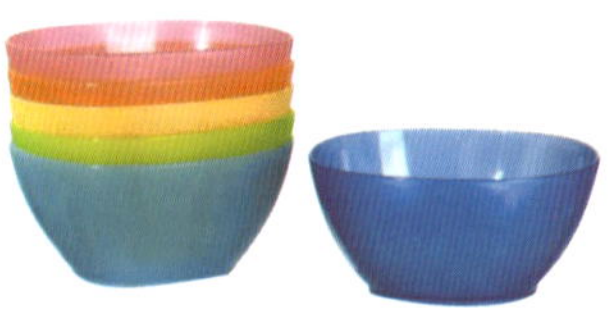

胎儿发育到7个孕月末（即孕28周末），胎儿身长约35厘米，体重约1300克，头部有毛发，眼皮可张开，可有呼吸。如果此时出生，婴儿生活能力极弱，需要很好地护理才能存活。

胎儿发育到9个孕月末（即孕36周末），胎儿身长约45厘米，体重约2700克，皮下脂肪发育良好，指（趾）甲已达指（趾）尖，出生后能啼哭及吸吮，生活能力较强，此时出生可以存活。

孕40周的胎儿，身长约52厘米，体重大多在3000克左右，皮下脂肪丰满，头发长2～3厘米，出生后能大声啼哭，四肢运动活泼，吸吮力强，表现出很强的生活能力。

小贴士

精子和卵子在输卵管里结合为受精卵，经过5天左右从输卵管移行到子宫腔，植入子宫蜕膜后发育成胎儿。胎儿在子宫内发育生长时间，从受精那天起，算是265天左右，但通常从末次月经第一天算起，约为280天，以28天为1个妊娠月，恰巧是10个月或者40周。

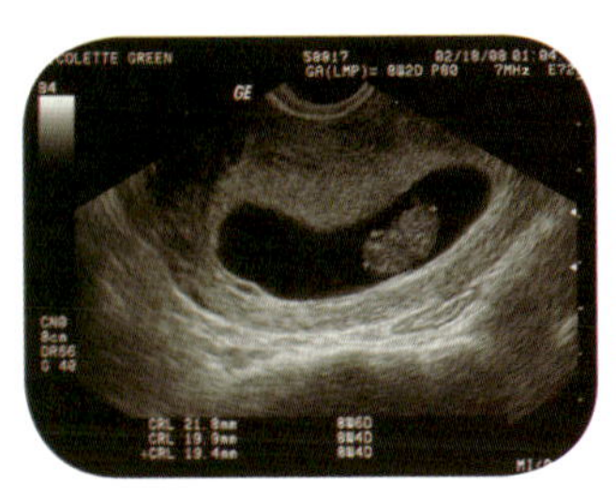

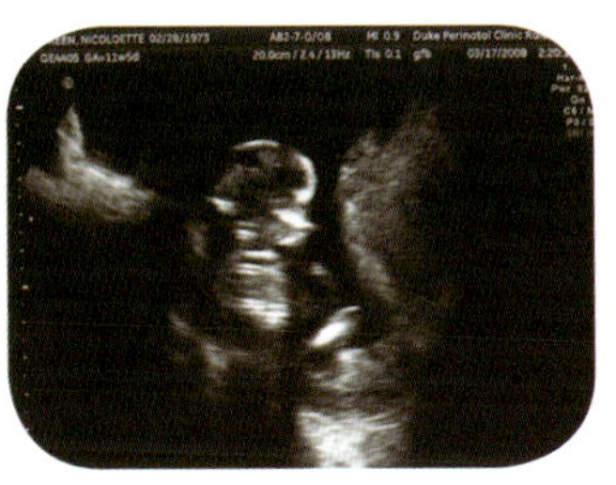

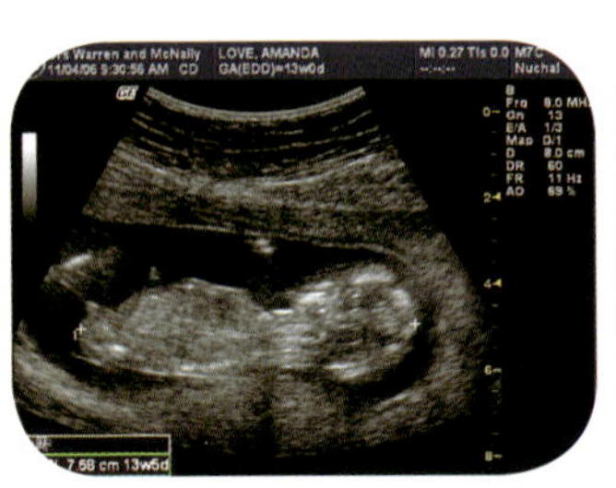

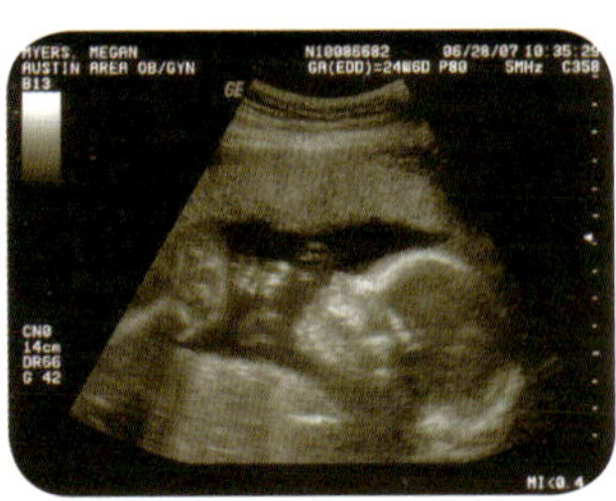

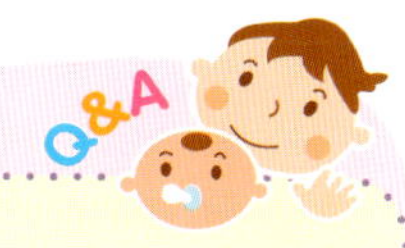

Q 小爱：

为什么孕早期胎儿的发育特别重要？

A 医师：

因为早孕3个月内是胎儿发育的决定性阶段。胚胎各个器官都在这个时期内形成及发育，如受外来有害因素的影响，包括药物、辐射、感染等，最容易引起胎儿畸形。根据人类胚胎发育时间的研究，引起主要器官畸形的最危险时期为：脑在卵细胞受精后15～27天，眼在24～29天，心脏在20～29天，四肢在24～36天，生殖器在28～62天。所以，在早孕3个月内，特别是孕2及孕3个月内，孕妇应该多注意加强防护，以避免发生胎儿畸形。

4. 妊娠期母体内的变化

妊娠期由于胎儿的生长发育，母体内发生许多变化，最为显著的有以下几方面：

生殖系统方面

以子宫变化最为明显，其重量由未孕时的50克，增加到足月妊娠时的1000克左右。宫腔容量比未孕时增大约1000倍。子宫底在怀孕3个月后，从腹部即可触知，并随着怀孕月份的增加而上升，至妊娠9个月时，宫底可达胸骨剑突下。

心血管方面

心脏因增大的子宫上推横膈而向上、向左移位。孕妇全身血容量比怀孕前增加约35%，心搏出量也增加，加重了心脏负担。由于血液稀释，即使是正常妊娠，血红蛋白也有所下降，故孕妇易患贫血症。妊娠子宫增大后，压迫腹腔及盆腔大血管，使血液回流受阻，易致下肢和外阴静脉曲张和痔疮的形成。

呼吸系统方面

母亲对氧的需要量及二氧化碳的排出量增加，使肺的负担加重；妊娠后期增大的子宫使膈肌活动受限，故孕妇呼吸比较急促。

泌尿系统方面

孕妇由于代谢旺盛及替胎儿排泄废物，尿中排出尿素、肌酐、尿酸等增加。又因妊娠期体内

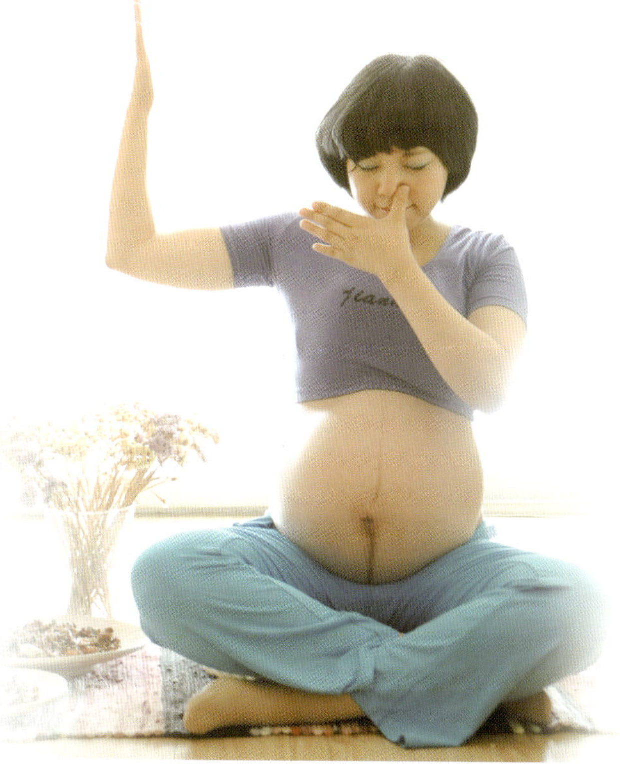

激素的变化，使平滑肌迟缓，致肾盂、输尿管扩张，输尿管蠕动减弱，尿流缓慢，且因右侧输尿管易受右旋的妊娠子宫压迫，故孕妇易发生肾盂肾炎，并以右侧为多见。

消化系统方面

早期妊娠常出现恶心、呕吐等早孕反应，多在妊娠3个月后好转。妊娠晚期因受增大子宫的压迫，再加以胃肠蠕动减弱，孕妇常有食欲不振、腹胀及便秘等症状。

其他

乳房会出现相应变化，同时有皮肤色素沉着，有些孕妇面部出现蝴蝶斑，产后也不一定能完全消失。孕妇可因骨盆关节或椎骨关节等松弛，而发生腰骶或肢体疼痛等。

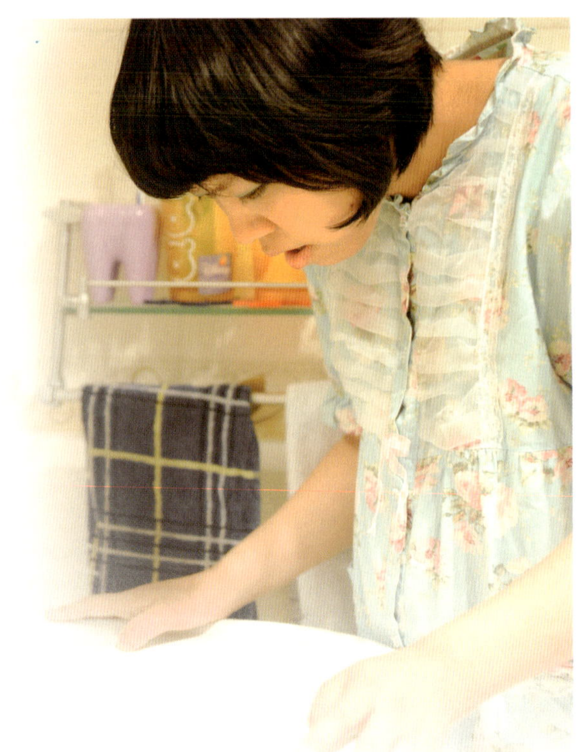

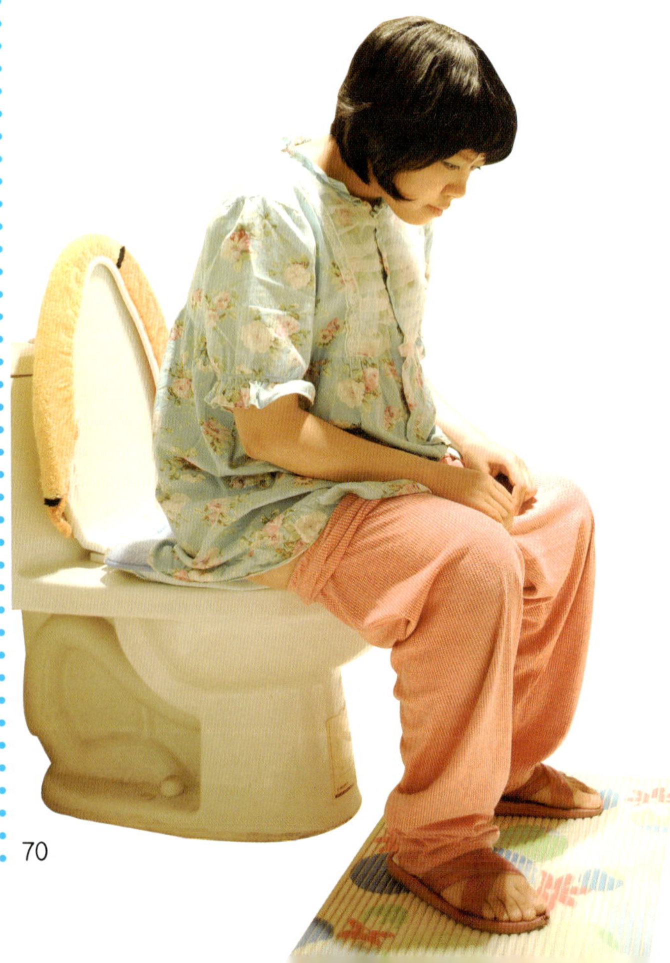

专家提醒：

以上各种变化都属于生理现象，对健康无害。但孕期如未给予足够重视，可以诱发一些并发症。

5. 早孕反应

停经6周左右的怀孕妇女，尽管没有病，也常会出现恶心、胃口差、消化不良或呕吐，吐出胃内容物或黄绿色苦味液体。此时，孕妇会对一些气味特别敏感，如烧饭气味、油腻味等都可引起恶心。有时饮食的嗜好也会突然改变，出现挑食、偏食、嗜酸辣，或想吃一些过去不喜欢吃的

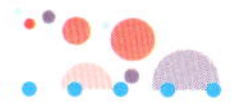

东西。还可能出现头晕、头痛、失眠、乏力、畏寒、烦躁、忧虑或便秘等。有些孕妇感到舌干或有流口水等情况。这些都是妊娠早期特有的症状，称为“早孕反应”。

6. 妊娠早期孕妇的乳房变化

妊娠早期，孕妇的乳房即开始发生变化。妊娠8周起，乳房就逐渐增大，使孕妇感觉乳房发胀或刺痛，这是由于乳腺的腺泡和腺管增生、脂肪沉积、组织充血的结果。乳头亦增大、变黑、易勃起，其周围呈现出一个宽而黑的乳晕区，乳晕上可见到若干分散且隆起的皮脂腺。这些变化是妊娠的一个特征，是受到雌激素和孕激素刺激而发生的改变，也是为产后泌乳作好充分准备的生理变化。

7. 胎动初感

早孕9周时，B超检查便可观察到胎儿肢体的运动，但由于运动的强度及幅度微小，尚不足以引起孕妇的注意。随着胎儿的生长发育，当其运动强度及幅度增加到一定程度时，方可为孕妇察觉。

胎动本身虽是客观存在，但感觉却因人而

小贴士

早孕反应多持续4～6周后逐渐缓解。少数孕妇的妊娠反应可以持续更长的时间，甚至到妊娠5～6个月才好转。当然，还有少数孕妇没有任何反应，也属正常。

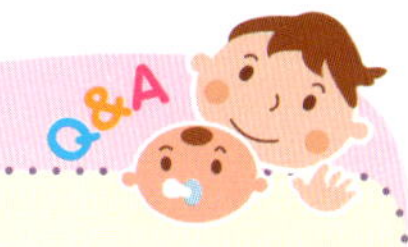

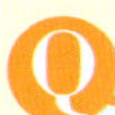

桃子：

早孕反应要治疗吗？

医师：

早孕反应不是病，它的发生原因目前还不清楚。一般认为与体内激素的变化有关。

早孕反应持续的时间、症状，反应的程度则因人而异。部分孕妇无明显反应，多数孕妇（约80%）有轻度反应。出现早孕反应时，您可以放松身心，注意休息，不愿做家务活就暂时放下，吃一些自己喜爱的食品。此时不用担心胎儿的营养问题，因为孕早期胎儿很小，其所需的营养有限。您还可参加一些自己喜爱的娱乐活动。早孕反应主要是生活调理，一般不需治疗，经过数周可自行缓解。

仅有少数孕妇早孕反应严重，不能进食，频繁呕吐，甚至吐出胆汁或咖啡色物，并出现皮肤干燥，眼窝下陷及体重明显减轻等，称为“妊娠剧吐”。它对孕妇及胎儿会造成不良后果，应及时就医，进行治疗。

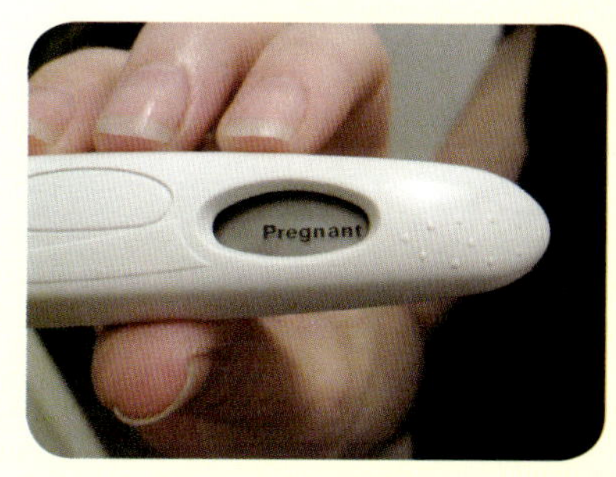

异。比较细心的孕妇，可在孕4个月时便体察到轻微的胎动，大多数在孕4个半月左右察觉，仅个别孕妇在孕5个月时方感到胎动，经产妇由于已有经验，往往察觉得早。月经规律的妇女，当孕5个月还未察觉胎动时，应及时就医，以确定胎儿情况。

专家提醒：

胎动是胎儿存活的征象，正确地体察胎动是一项简便的自我监护措施。胎动是胎儿的随意运动，无固定规律，应与肠蠕动及腹部大血管的跳动加以区分。

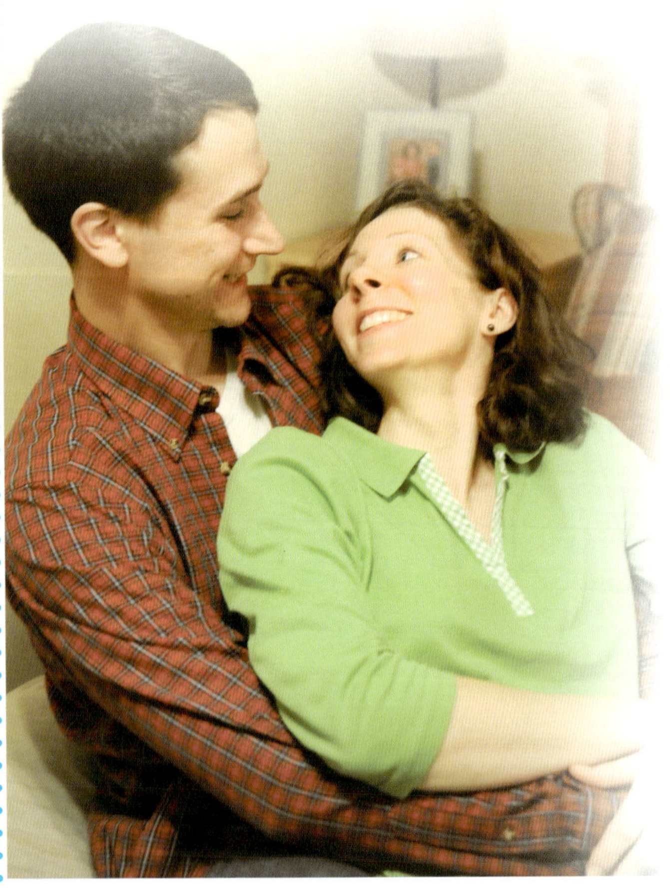

8. 腹部增大

随着孕期的进展，胎儿及其附属物（胎盘、羊水）日渐增长。至足月时胎儿重达3～4千克，胎盘、羊水各重约500克，再加上子宫肌肉的增生及肥大，故妊娠后子宫会按月增大。

早孕3个月内（自末次月经第一天算），子宫底尚未超出小骨盆腔，通过妇科检查方能查出增大的子宫。3个月后，子宫底逐渐超出小骨盆腔，孕妇平卧时可在下腹正中扪及子宫底的上缘，此时腹部外形尚无明显的变化。妊娠5个月后，子宫底升至肚脐水平或以上时则表现出腹部增大，怀双胎时更明显。

依孕妇身材高矮、骨盆的倾斜度及腹壁紧张度的差异，腹部形态各有不同，部分孕妇腹部均匀性增大，腰部增粗；另一部分孕妇腹部向前突出，皆属正常。腹部前突并伴有明显下垂者，称为悬垂腹，若发生于初产妇时，要警惕胎头与骨盆入口不相称。

专家提醒：

由于腹部增大是渐进性的，孕妇均能适应。但若在短期内迅速增大，则可引起胸闷、气促、心悸及不能平卧等压迫症状，属异常情况，应及时就医，查明原因。

9. 妊娠后子宫的变化

怀孕后，胎儿在子宫内生长发育。随着妊娠的进展，子宫逐渐增大。妊娠足月时，子宫腔的容量比未孕时增大1000倍左右。

子宫主要由平滑肌组成。妊娠后子宫肌纤

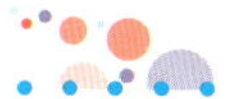

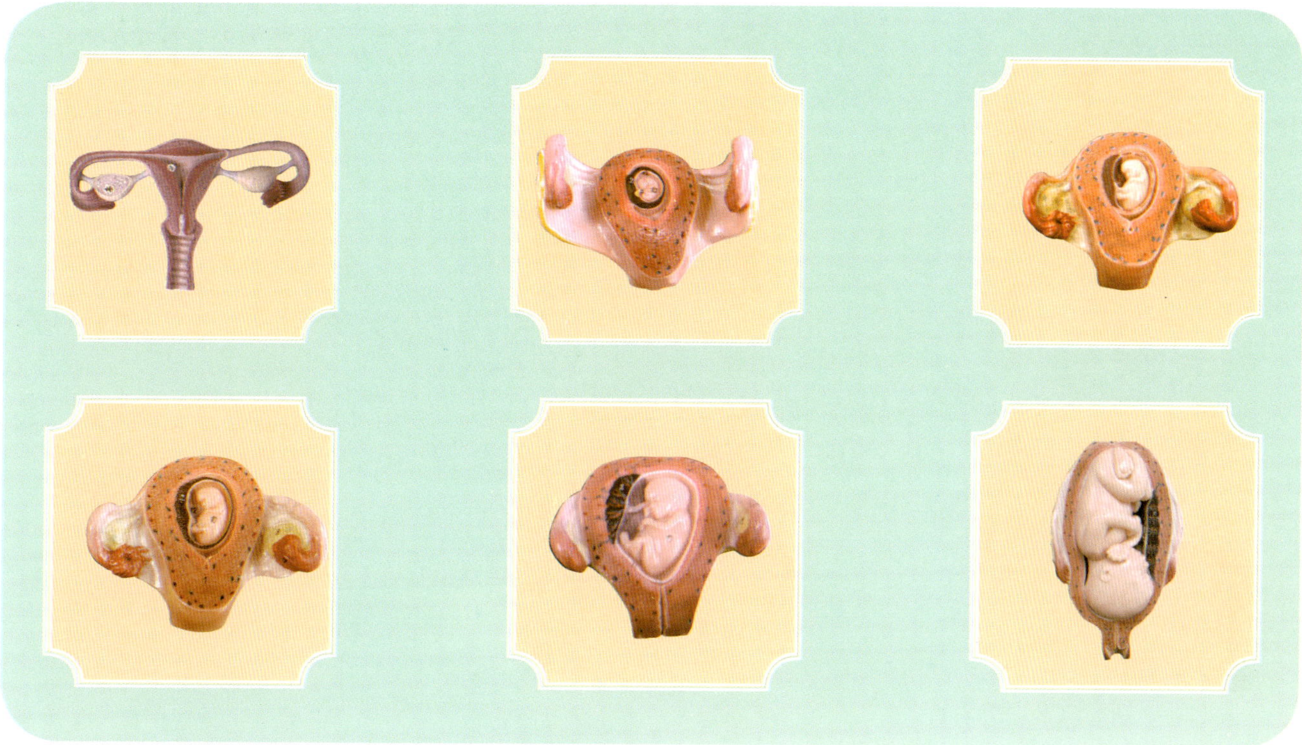

维增生、肥大；妊娠后半期，则主要是子宫肌纤维本身的伸展、加长、变宽。因此，未孕时子宫重量仅50克，到足月妊娠时子宫重量可达1000克左右。子宫肌纤维之间有丰富的弹力纤维，使妊娠子宫变软而富有弹性。子宫血管增粗，血运丰富；胎盘绒毛伸入子宫蜕膜的血窦中，从而保证胎儿能自母血中吸取营养物质，并将其代谢废物排出。

子宫于妊娠12～14周开始有不规则收缩，随着妊娠时间的增加，子宫敏感性增高，收缩逐渐频繁，孕妇自己也能在腹部摸到子宫一阵阵的发硬，这种收缩是不规则的，没有明显不适的感觉，不影响休息，也不会引起子宫颈口扩张。而临产时的规律性子宫收缩，能引起宫颈口扩张，

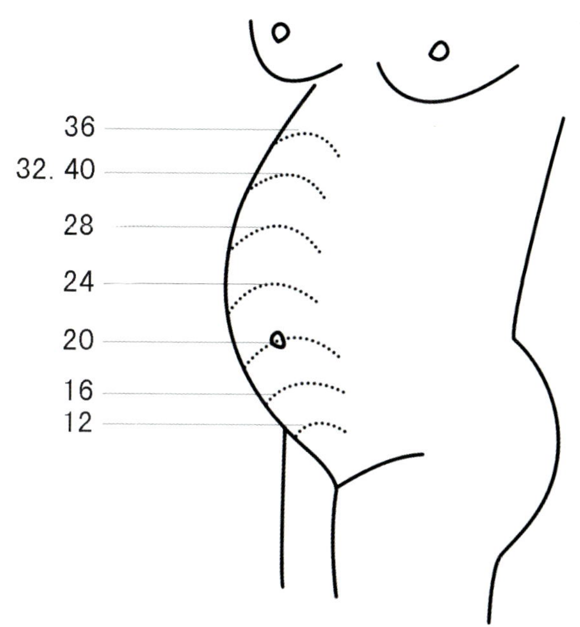

并使产妇感到不舒服，这才是临产征兆。

子宫下段即子宫峡部，是子宫体与宫颈交界处。子宫峡部在非孕期仅长1厘米；妊娠后，峡部逐渐被拉长，形成子宫下段。足月时子宫下段可长达7～10厘米。

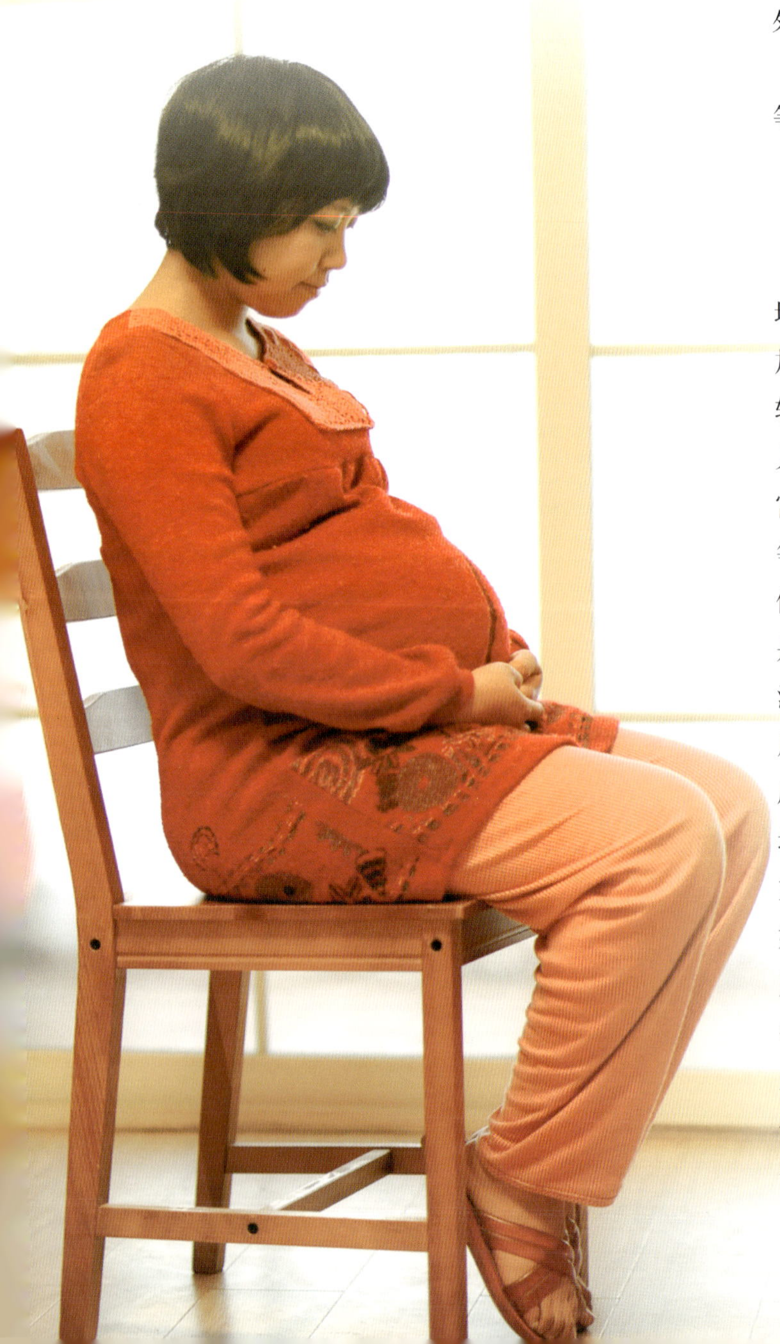

子宫颈在妊娠期因充血而变软，并呈紫色。宫颈管腺体分泌增多，并积聚在子宫颈管内形成黏液栓，可以避免阴道内的细菌上行。妊娠末期，子宫颈渐缩短，颈口变松，表明宫颈逐步成熟。临产时，因子宫体收缩牵拉宫颈口向上、向外并扩张，宫颈口逐渐扩大以便足月胎头通过。

以上的变化是在大脑皮质控制及内分泌激素等调节下进行的。

10. 妊娠妇女的体重变化

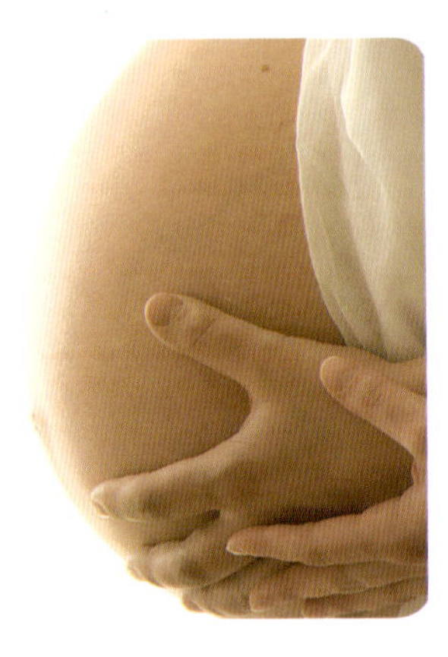

随着妊娠日期的增加，孕妇体重也会增加，体重增加的多少有较大的个体差异。除胎儿、胎盘、羊水、子宫、乳腺及母亲血容量等增加外，母亲的脂肪储备亦有所增加，这是为分娩及哺乳储备能源。孕妇在整个妊娠期的体重平均增加12.5千克，原来体重偏低者可适当多增加些，若原来超重或肥胖者应增加少一些。孕20周前增加1／3，尔后增加2／3。孕妇在产前检查时，每次都要测量体重，观察其变化，以便于早期发现问题。一般妊娠晚期时，孕妇体重增加比早期明显，若有水肿则体重增加迅速。妊娠晚期需每周测体重，如果每周体重的增加超过500克，即使孕妇并无明显的水肿表现，实际组织间已有水分潴留，称之为隐性水肿，应给予重视并进行处理；一周体重增加2千克或以上者为病态，需住院诊治。

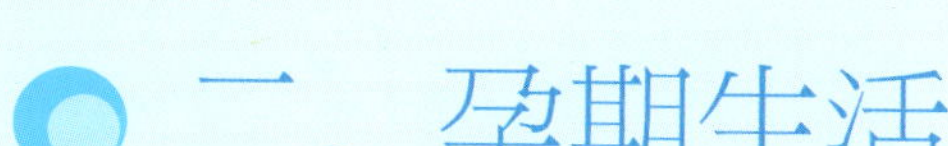

二、孕期生活

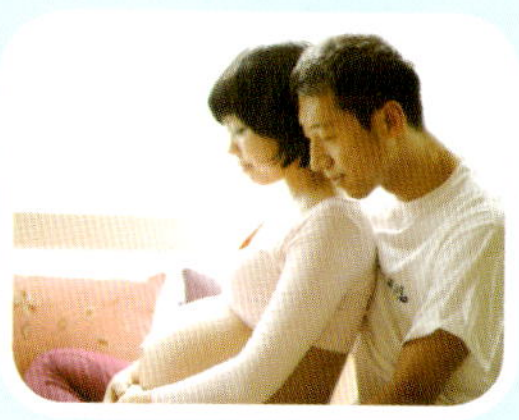

1. 睡眠

睡眠时间

睡眠能使身体得到完全的休息，是消除疲劳的主要方法，这是生理需要。工作、休息应有规律性，白天从事各种工作，晚上应停止工作去睡觉，让体力、脑力得到恢复。如果睡眠不足，疲劳过度，会使身体抵抗力下降，从而不能抵御外来的细菌或病毒的感染发生各种疾病。睡眠时间的长短有个体差异，有的人仅睡5～6小时即感到体力恢复，有的则需要更长的时间，正常成人一般需要8小时。

孕妇因身体各方面的变化容易感到疲劳，故睡眠时间应比平时多1小时，最低不能少于8小时。怀孕7～8个月后，每天中午最好有1小时的午休时间，但不要睡得太久，以免影响晚上的睡眠。

睡眠时应采取的体位

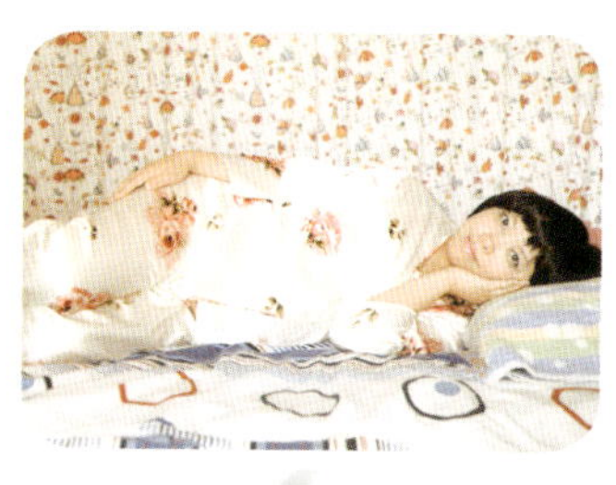

妊娠早期子宫增大不明显，体位对胎儿的影响不大。此时孕妇一般多喜平卧，膝下垫枕，全身肌肉易于松弛。

妊娠5个月后，子宫日益增大，对体位则有一定要求，一般侧卧位比仰卧位好。仰卧时，

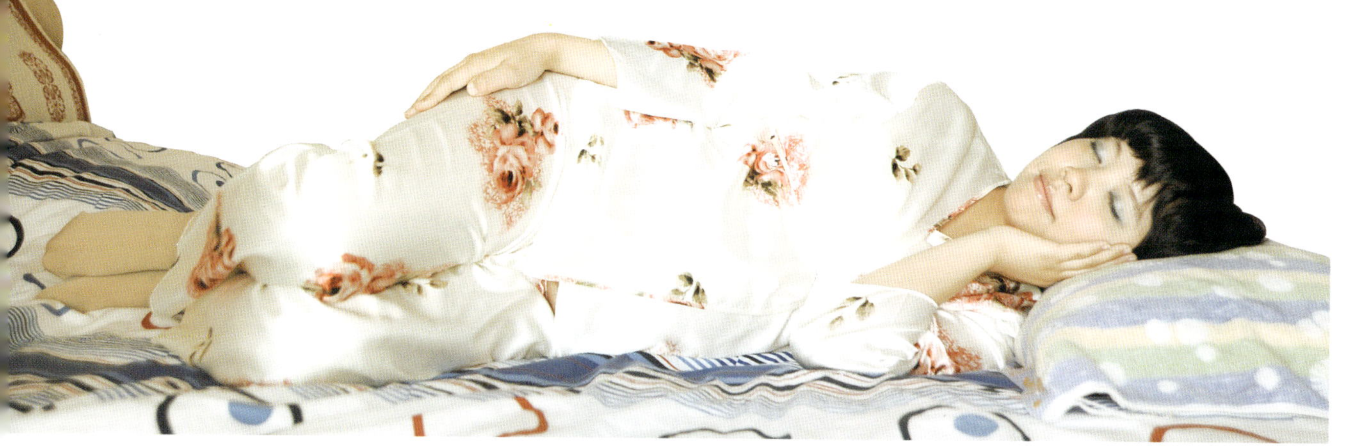

子宫压迫位于脊柱前方的血管，下腔静脉管壁较薄，以致阻碍下肢、盆腔脏器及肾脏的血液回流入心脏，从而降低了心脏排血量。孕妇会有头晕、出汗等虚脱症状，称为仰卧综合征。此时子宫、胎盘的血液灌注也相应减少，若腹主动脉受到压迫，则直接降低了子宫、胎盘血流量，长期胎盘灌注不足，胎儿缺乏氧气及养料，可导致胎儿生长受限。急性而严重的胎盘灌注不足，可造成胎儿窘迫，甚至危及生命。另外，当下腔静脉受压时，下肢及盆腔内静脉的压力增加，可致下肢静脉曲张及痔疮的发生。因此提倡孕妇取侧卧位，以避免上述各种不良症状。

在正常情况下，妊娠子宫多向右侧旋转，使子宫动脉受到扭曲，左侧卧位可使之得到一定程度的纠正，从而保证子宫血流畅通及良好胎盘血液灌注。因此，左侧卧位又比右侧卧位为好。

小贴士

人们卧床休息，不论采取什么体位，只要自己感到舒服就行。孕妇则不然，不能只顾自己，还要考虑到哪种体位对胎儿更为有利。胎儿通过胎盘与母体进行气体及物质交换，获取氧气、营养，排出二氧化碳及代谢废物。胎盘血液灌注的充足与否，对胎儿的发育与生长至关重要。孕妇的体位直接影响胎盘的血液灌注，故对孕妇的睡眠体位应予以足够重视。

专家支招

睡觉时，孕妇侧卧可用棉被支撑悬空的腰部，两腿稍弯曲，或上面的腿伸向前方。孕妇有下肢水肿或静脉曲张，应将腿部适当垫高。

2. 孕妇的着装

孕妇体形的变化主要表现为腹部日见增大，乳房逐渐丰满，胸围亦增大。孕妇的衣着应以宽大舒适为原则，式样简单，易穿也易脱，防暑、保暖，清洁卫生。不宜穿紧身衣裤或紧束腰带，以免限制胎儿生长，影响胎儿的发育。裤带及袜口不可过紧，以免影响下肢血液循环。

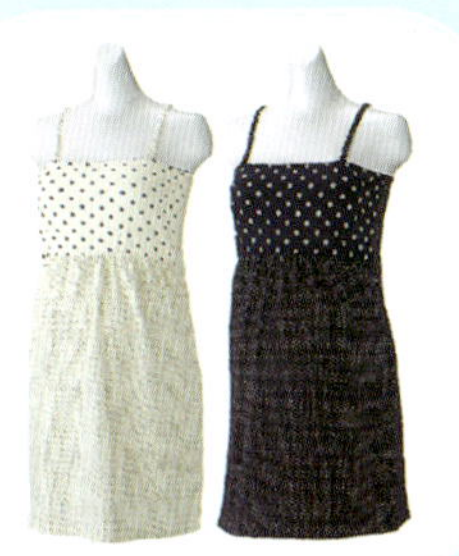

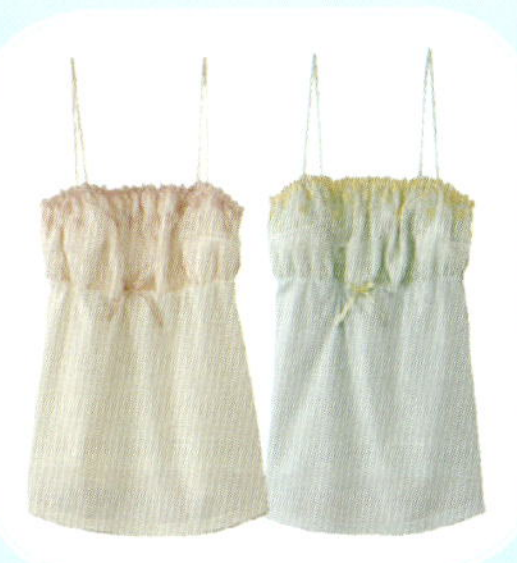

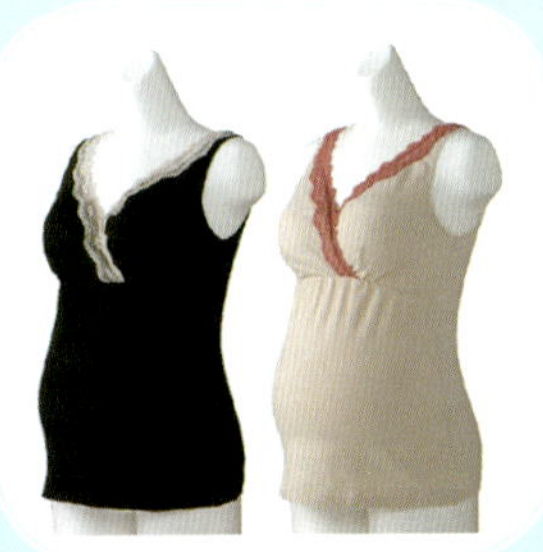

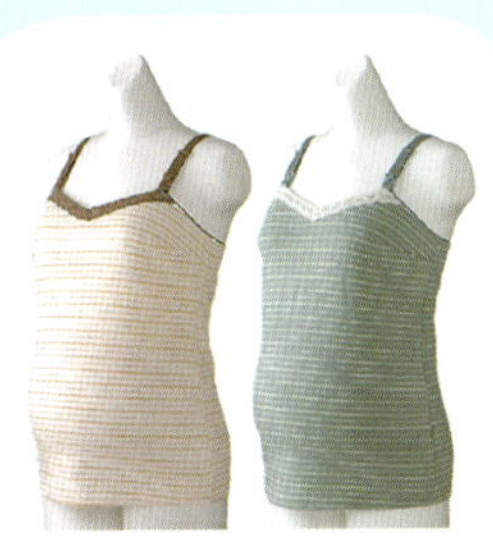

由于孕妇体形的改变，服装设计可根据个人的爱好，选择能较好显示胸部线条，并使增大的腹部显得不太突出的衣服，一般认为“A”字形，上小、下大的连衣裙比较好；也可选上下身能分开的套装，穿脱比较方便。

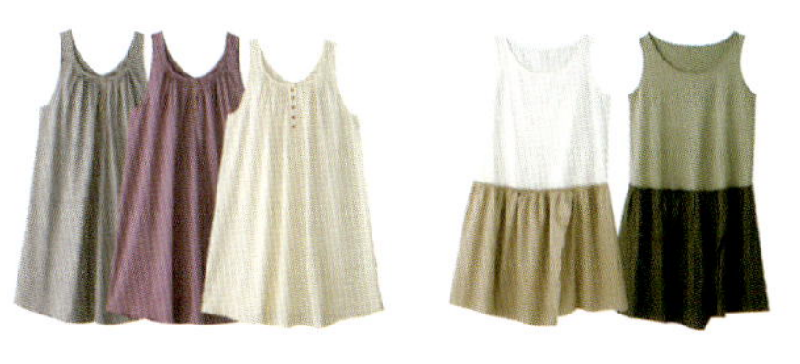

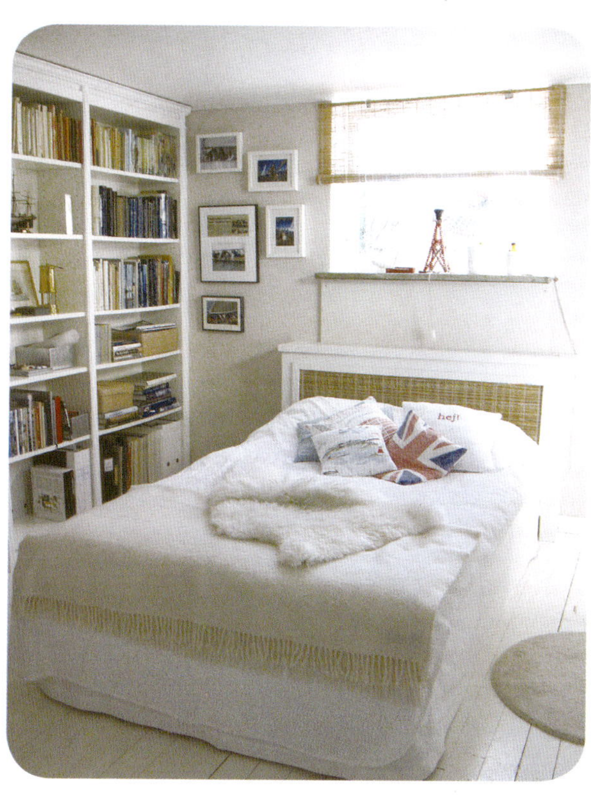

3. 孕妇居住环境的注意事项

孕妇的居住环境应注意以下几个方面：

整洁、通风的房间：不要求豪华漂亮，但要求有较好的通风条件，室内应整齐清洁，舒适安静。

保持适宜的温度：冬季最好在18℃～22℃；夏季宜保持在26℃～30℃。温度太高，人们常会感到精神不振、头昏脑涨、心情烦躁；温度太低，人们又会缩手缩脚、感觉全身不适。

调节温度的方法：夏天室温高，可开窗通

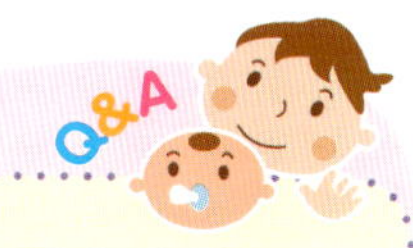

Q 玲玲：

穿鞋应注意什么？

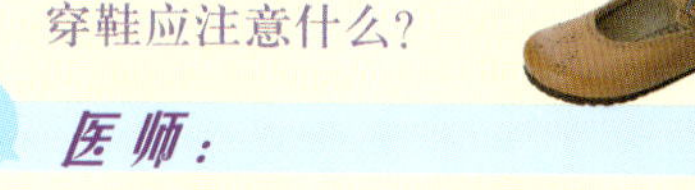

A 医师：

穿鞋应首先从安全方面考虑。怀孕后您的子宫会逐渐增大，身体重心前移，腰椎也随之前凸，往往肩要向后仰，才能保持身体的平衡，所以最好穿平跟鞋，牢固宽大的鞋后跟有助于支撑身体重量。

鞋的尺码要合适，不穿容易滑脱的鞋，不穿高跟鞋；鞋底最好有防滑纹，以免滑倒。

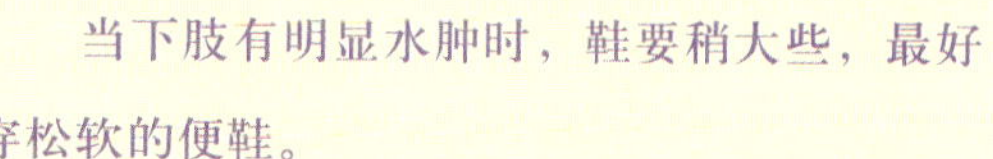

当下肢有明显水肿时，鞋要稍大些，最好穿松软的便鞋。

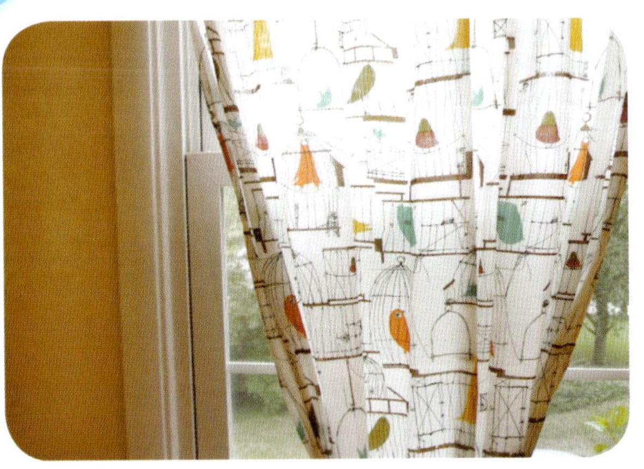

风，亦可使用电风扇或空调。要避免温度过低或对着电风扇直吹，以免着凉感冒。冬天采用暖气、空调或烧煤取暖。烧煤取暖者应注意防止发生一氧化碳中毒。一氧化碳中毒造成的缺氧对母、儿有害。即使在冬天，也不要忘记定时开窗、通风。

适宜的湿度：室温在25℃，适宜的空气湿度是40%～50%。室温偏低，空气湿度的要求也相应低；反之要高些。根据室温的变化，宜将空气湿度控制在30%～60%之间。空气湿度过低，人们会感觉口干舌燥、喉痛，甚至流鼻血等。

调节湿度的方法：如果室内比较干燥，可以在暖气上放水槽、室内摆水盆或地上洒水，或使用加湿器等。

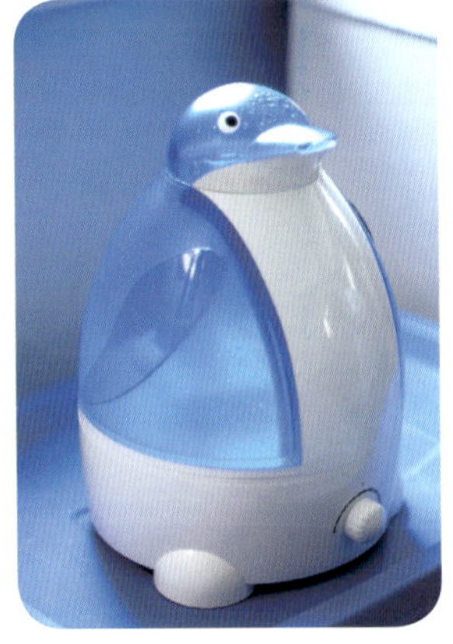

若室内湿度过高，衣服、被褥发潮，甚至发霉，人们会感到身体不适，肢体、关节酸痛等。调节的办法是移去室内潮湿的物品及沸腾的开水，打开门窗通风，以散发潮气。

4. 孕妇应避免的家务劳动

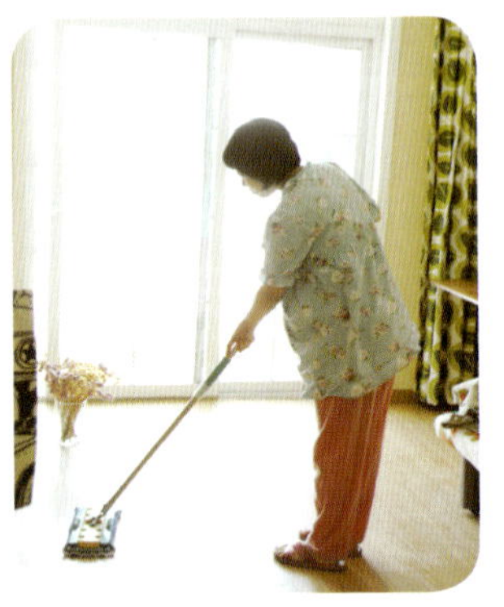

孕妇做家务活也是一种运动，只要不感觉累，可以像正常人一样做家务。随着妊娠的进展，孕妇会感到行动越来越不方便。因此，做家务活要适度，有些活动应当避免。

避免登高、搬抬重物及长时间弯腰的动作。

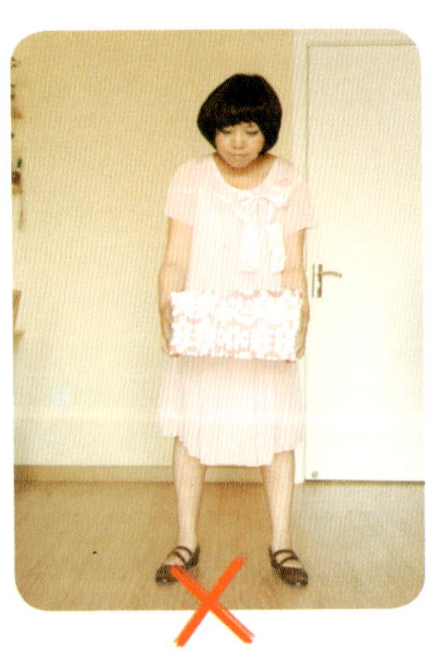

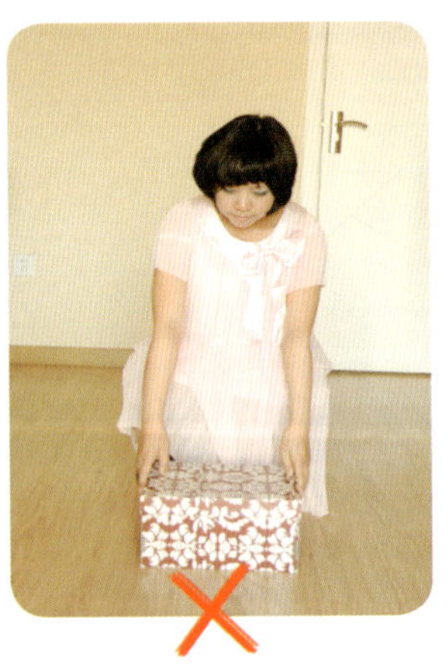

小贴士

孕妇近路出行时，以步行为宜。避免乘坐拥挤的公共汽车，以免腹部被人挤撞。不去人群密集的场所，防止受到呼吸道疾病的传染。远路出行需要乘公交车时，尽量避开上、下班的高峰时间。

洗衣服不宜使用冷水，特别在天凉时，避免受凉感冒；一次不要洗过多衣服，以免因过度劳累引起流产或早产。

避免长时间站立，以免引起下肢水肿。

5. 夏季，孕妇在生活上的注意事项

勤洗澡

保持身体的清洁。最好每天用温水淋浴、冲洗或擦身。

勤换衣

特别是内衣要常换洗，保持身体清爽、干燥。内衣要选择通气性、吸湿性好的纯棉织品。衣服最好是宽松、不贴身的，可以保持凉爽。

卧室通风好

若用空调，要防止室温过低；也不要对着电风扇直接吹，以防着凉感冒。夜里应关闭空调，开窗通风。

注意饮食调理

夏天常有食欲减退现象，加重早孕反应，故饮食宜清淡、可口或少食多餐。应多饮清凉饮料，不食变质食物，以防发生胃肠道疾病。

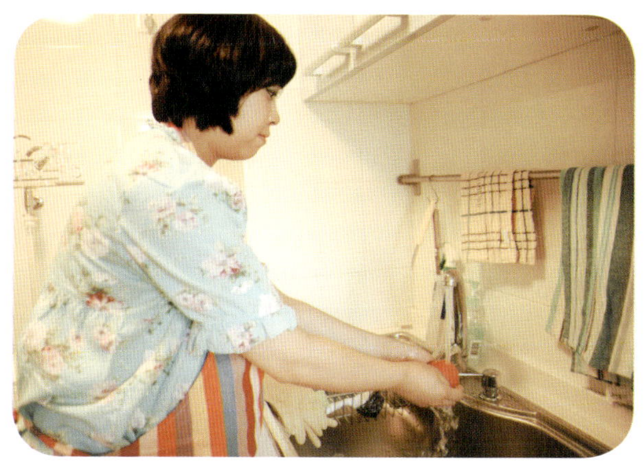

夏天尽量减少外出，避免阳光直射

必须出门时应戴遮阳帽或撑遮阳伞。

专家提醒：

夏季天热出汗多，有利于身体散发热量从而保持正常体温。孕妇身体的代谢旺盛，皮肤的汗腺分泌增多，热天出汗更多，高温下出汗受阻容易发生中暑。因此，孕妇安排好夏季的生活尤为重要。

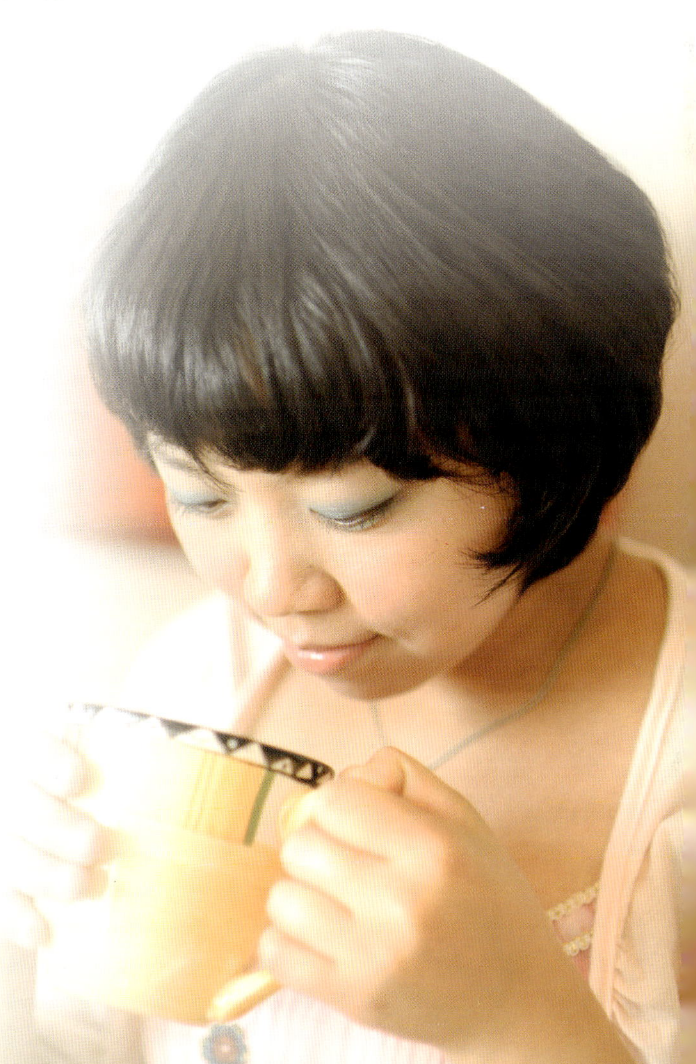

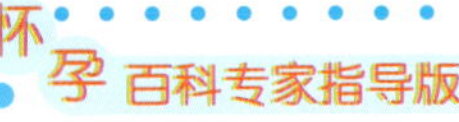

6. 空调的使用

随着人们生活水平的提高，各种家电已悄然走进千家万户，空调也成为许多家庭的夏季防暑设施。在炎热的夏季或气温偏高的地区，当环境温度达到35℃，即接近人体体温时，身体的余热难以散发，令人感觉不适。

孕妇体内的新陈代谢旺盛，平时就怕热，再遇酷暑则更难熬。分娩后，体内多余的水分需随汗液、尿液散发或排出。高温下，汗出受阻，体温调节可出现障碍，甚至发生中暑。如使用空调适当降低室内温度，创造凉爽、舒适的环境，对孕产妇均有利。需要注意以下几点：

室温宜维持在26℃～30℃，不应过低，避免室内外温差过大，因产妇出汗多，容易发生感冒或肌肉酸痛。温度应控制在自己感觉舒适的程度。

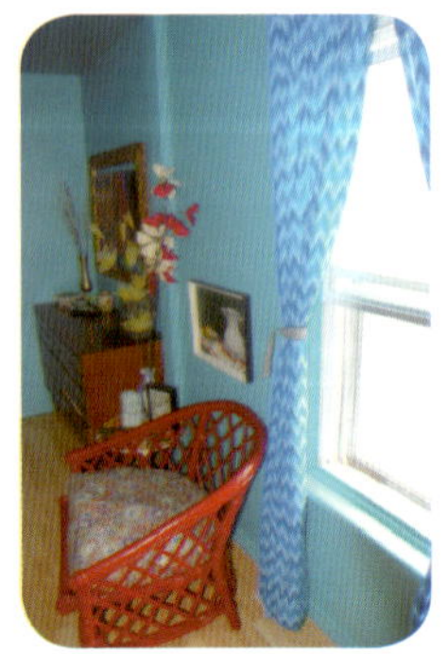

夜间最好关闭空调。睡眠时，机体代谢率降低，对周围温度感觉不敏感，容易着凉。

空调启动后，门窗密闭换气不好，最好在清晨及晚间停用空调，开窗通风。

7. 冬季，孕妇在生活上的注意事项

严寒的冬季，室内外的温差大、空气干燥及室内通风不良等，使人们易患流感或感冒等呼吸道疾病。孕妇更要特别注意预防感冒，避免接待太多客人，避免去人群密集的场所，特别是流感流行的地区，以免被传染。

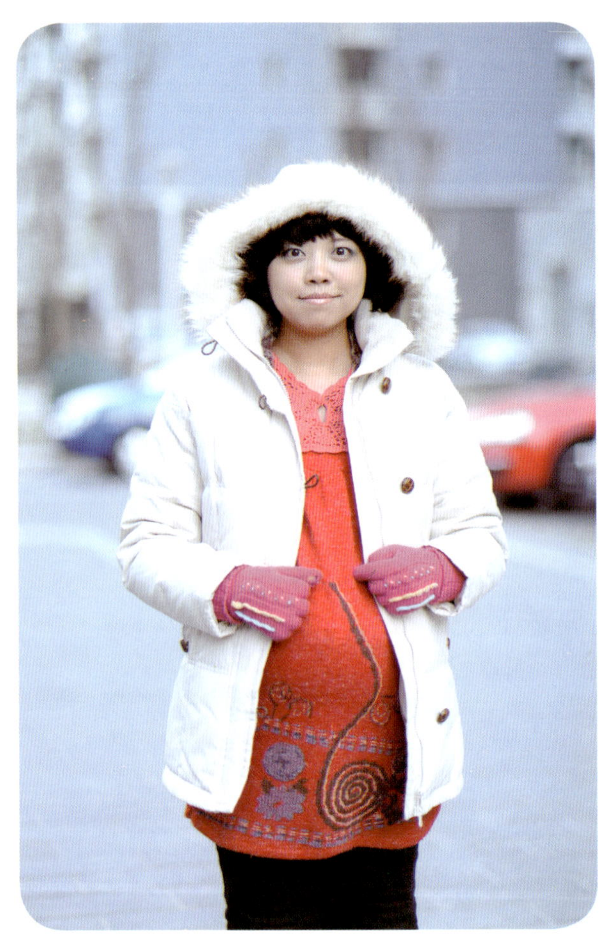

冬季为了保暖，人们常将门窗紧闭，不注意通风、换气，以致室内空气污浊，氧气不足。孕妇在这样的环境会感到全身不适，还会对胎儿的发育产生不良的影响。因此，在冬季也要注意室内通风。

散步是最适宜孕妇的运动。冬季，万不可因天气寒冷就不外出，应该选择在阳光充足，相对温暖又无风的下午，去室外活动肌肉及筋骨，这样不但可以促进血液循环，同时还可以呼吸到新鲜的空气。

雪后路滑，孕妇尽量不要外出。需要上班应穿防滑鞋，以免路滑摔倒，有人相伴同行最好。

8. 洗澡时的注意事项

洗澡的方式最好是采用淋浴，不用盆浴。妊娠后，特别是在怀孕8个月以后，洗盆浴会将细菌带入阴道，分娩后容易发生产褥感染；若使用公共澡盆，由于不易将澡盆洗净、消毒，更易发生传染病，如滴虫性阴道炎或外阴、阴道念珠菌病等。淋浴时不要弯腰，尤其适合妊娠晚期弯腰困难的孕妇。若没有洗淋浴的条件时，可以擦澡，或用脸盆、水桶盛水冲浴。

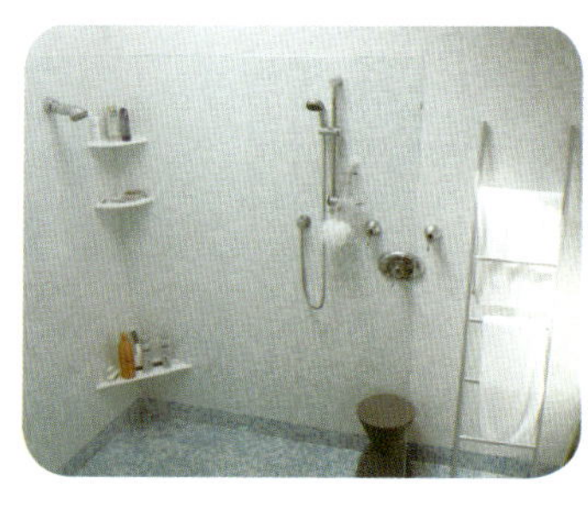

孕妇在洗澡时，要注意扶着墙边站稳，以防滑跌。特别在妊娠晚期，由于行动不方便或并发高血压、水肿等，最好请别人帮助擦澡。洗澡水不宜太热，洗澡时间不宜过长，以免全身血管扩张，引起脑部缺血，发生晕厥或因胎盘灌流不足，引起胎儿缺氧。

小贴士

孕妇的汗腺和皮脂腺分泌旺盛，头部的油性分泌物增多，同时阴道的分泌物增多。因此，孕妇应当经常洗头、洗澡和更换衣服。洗头后，能保持头发清洁、光亮、柔软；洗澡可以促进血液循环和皮肤的排泄作用。每天应当清洗外阴部，保持局部清洁，以免发生感染。

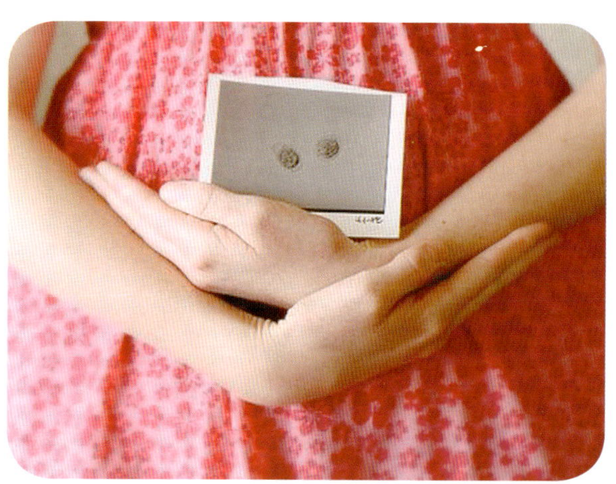

9. 应回避的工作及环境

妊娠期，凡是对孕妇身体不利的工作和环境都应该回避。

- 过重的体力劳动，如搬运工作。
- 需频繁上下楼梯的工作。
- 接触刺激性物质或某些有毒化学物品的工作。
- 受到放射线辐射的工作。
- 震动或冲击波及腹部的工作，如公共汽车的售票员工作。
- 不能得到适当休息的流水作业的工作。
- 长时间站立的工作，如售货员、乘务员、招待员等。
- 高温环境的工作或环境温度过低，如冷库工作。
- 高度紧张的工作，如某些机器作业工作。
- 单独工作，万一发生问题无人帮助。

以上情况均对孕妇身体不利，应暂时回避。为了孕妇及胎宝宝的健康，在孕期应调换其他能够胜任而无害的工作。

10. 看电视

有的电视机是通过显像管来重现图像信息的。当显像管工作时，的确会产生一些射线，但是所产生的这些射线穿透力很弱，容易被物体吸收。凡通过了电视机安全检测标准（依据国际电工委员会IEC 65号公告），其电离辐射率均不超过0.5毫伦。我国广播电视产品检测站曾对许多进口及国产的电视机进行了检测，发现这些产品的电离辐射率远远低于0.5毫伦，表明人体不会受到射线的明显危害。对孕妇来说，仍然可以看电视。

专家提醒：

孕妇看电视要有良好的收视习惯：不要离电视机太近；室内要有适当照明；坐的姿势要正确；不要长时间连续收看；避免看刺激性强的电视节目，以免引起疲劳和精神紧张，从而影响休息、睡眠及身体健康。

11. 旅游、出差

孕妇最好不要外出旅游或出差，因为路途中可能遇到许多对妊娠不利的因素，如发生传染

专家支招

孕妇在妊娠的头三个月及末两个月尽量不要外出，必要的出差或旅游可以安排在妊娠中期。此时，妊娠反应已过，孕妇的生活基本恢复正常，心情也相对稳定，腹部还不算太大，行动也比较灵活。即使这时出行，孕妇仍应注意防止过劳，乘船、坐车应事先订好座位，远行要有卧铺。最好结伴而行，万一发生意外情况，有人能协助处理。

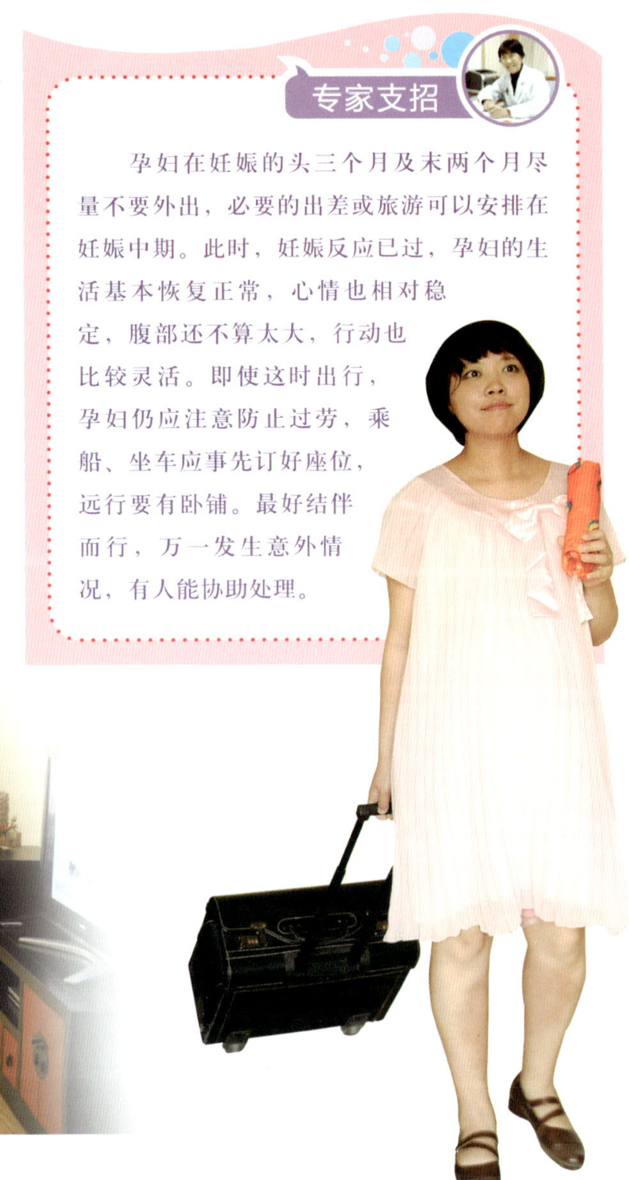

病，旅途中的劳累及心情紧张，再加上道路不平而受颠簸，或行车太快突遇急刹车，或因人多拥挤没有座位等，都很容易引起流产或早产。

12. 体育运动

孕妇应该有适当的体育运动。通过运动能促进机体的新陈代谢及血液循环，增强心、肺及消化道功能，锻炼肌肉的力量，从而使孕妇能保持健康的身体及充沛的精力。孕妇多在户外活动还能呼吸新鲜空气，获得充足的阳光，从而避免维生素D的缺乏。

需注意运动量要适当，孕妇运动后不会感到过度疲劳与紧张。各种球类、田径运动、跳水、骑马及滑雪等，不仅运动量过大，而且还可能受伤，孕妇不宜参加。带有比赛性质的活动易造成精神紧张，孕期也不适宜参加。

专家提醒：

上述情况是指正常孕妇，有流产、早产征象，孕史不良或其他并发症者，不在此列。

专家支招

平时骑自行车上下班者，怀孕后仍可照常。骑车本身也是一种运动，只是要注意留有充裕的时间，车速不要太快，避免在颠簸的路面上行驶，上下车时注意勿撞击腹部，坐垫放低些则更安全。还可根据个人爱好，选择散步、打拳、游泳及跳舞等。

在早孕反应消失后，孕妇便可以开始运动，运动量可以逐渐增加，并应持之以恒。每次活动时间不要太长，以20分钟左右为宜。如果感到疲劳，随时可以停止，不必勉强。妊娠晚期，身体的负担较重，活动不便，散步是最为适宜的运动。

13. 站立、坐和行走的姿势

坐的姿势

坐下时，应先稍靠前边，然后将臀部移于坐椅的后方，背部直靠椅背，股和膝关节成直角，大腿平放，这样不容易发生腰背痛。

站立的姿势

将两腿平行，两脚稍微分开，这样站立重心落在两脚中间，不易疲劳。若站立时间较长，两脚可分开一前一后地站立，隔数分钟可以变换前、后位置，使重心落在伸出的前腿上，这样可以减少疲劳感。

行走的姿势

不弯腰、驼背或过分挺胸，注意背部挺直、抬头、紧收臀部，保持全身平衡，

小贴士

妊娠早期，孕妇身体没有明显的变化。随着妊娠的进展，腹部逐渐向前突出，身体重心位置发生变化，再加上骨盆韧带出现生理性松弛，容易形成腰椎前凸，给背部肌肉增加了负担，且易引起疲劳及腰痛。孕妇若在站立、坐、行走时保持正确的姿势，便可以减少上述的不适感。

稳步行走，不要用脚尖走路。上、下楼时，可以借助扶手行走。

14. 孕期性生活

性交对阴道及子宫颈的机械性刺激，通过神经反射和体液的调节，导致子宫内源性前列腺素释放。另外，流入阴道中的精液也含有大量的前列腺素，该激素能诱发强烈的子宫收缩。

早孕3个月内，胎盘尚未形成，强烈的子宫收缩可导致孕卵自子宫壁部分或全部剥离而发生流产。此时，孕妇常由于妊娠反应身体健康情况欠佳，往往对性生活不感兴趣。

在妊娠末 2 个月，强烈的子宫收缩可引起早产、胎膜早破，还可能将细菌带入阴道，成为产后感染的祸根。因此，妊娠早期及晚期不宜有性生活。

妊娠中期，孕妇的精神及身体已适应孕期的变化，精力比较充沛，是相对稳定的阶段，性生活一般不至引起不良后果。但是性生活要求做到：性交前双方清洗外阴，避免粗暴的动作，阴茎不要插入过深，以免造成损伤或引起子宫收缩，性交体位可以适当改变，避免压迫孕妇腹部。

专家提醒：

上述情况是针对一般孕妇而言。对有严重孕期并发症的孕妇，或有流产、早产征兆及习惯性流产史者，则应禁止性生活。

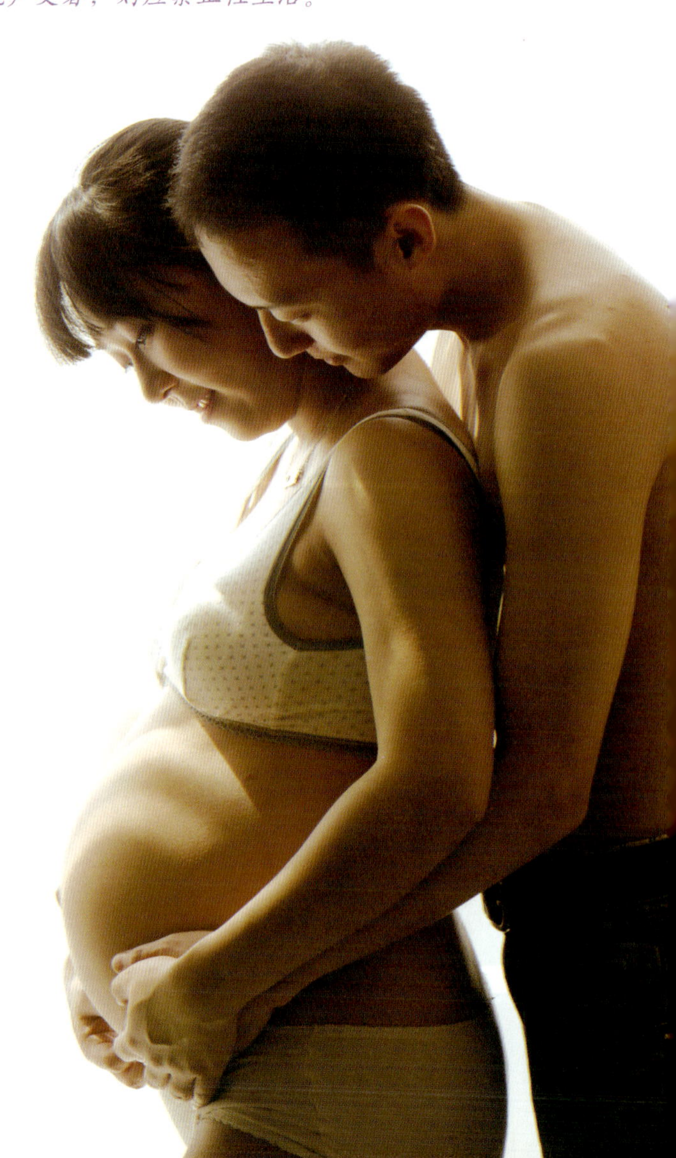

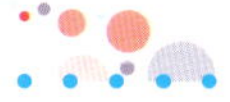

三、健康饮食

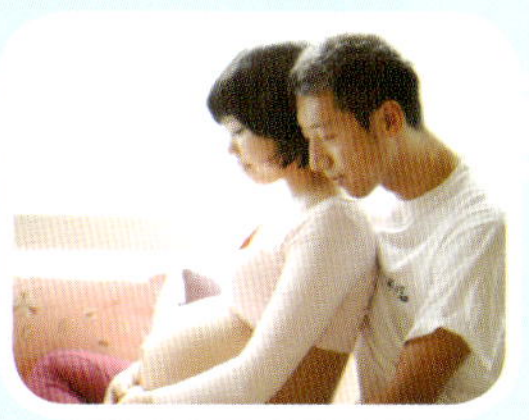

1. 孕妇需要加强营养的原因

孕妇的营养对母、儿的健康都很重要。胎儿及其附属物的发育需要营养。母体子宫的增大，分娩所需的产力及产后哺乳等的消耗，也都需要充足的营养供应与储备。一切营养都要从食物中摄取。

摄取营养要平衡，各种营养素既不能少，也不能过多，要防止热量过剩。妊娠早期，可以少食多餐，以清淡食物为主。妊娠中期后，食欲增加，只要选择食物得当，就能满足孕妇的营养需要。

专家提醒：

加强营养并非一定要吃大量的鸡、鸭、鱼、肉，也不是要过分地多吃、多喝。饮食过量，孕妇的体重增长太快，除肥胖外，还可能引起妊娠期糖尿病、血压升高等妊娠并发症。

小贴士

孕妇食物要多样化。米面混合，粗细并用，荤素搭配，菜果兼有，才能起到互补作用，以保证孕妇所需的全面平衡的营养。

2. 加强营养的具体方法

粗、细粮合理搭配

玉米、小米及土豆等所含的维生素和蛋白质比大米、白面要高，还含有微量元素，是胎儿发育的重要营养物质。

适量的新鲜蔬菜和瓜果

可以满足身体所需的多种维生素，是胎儿发育不可缺少的营养物质。

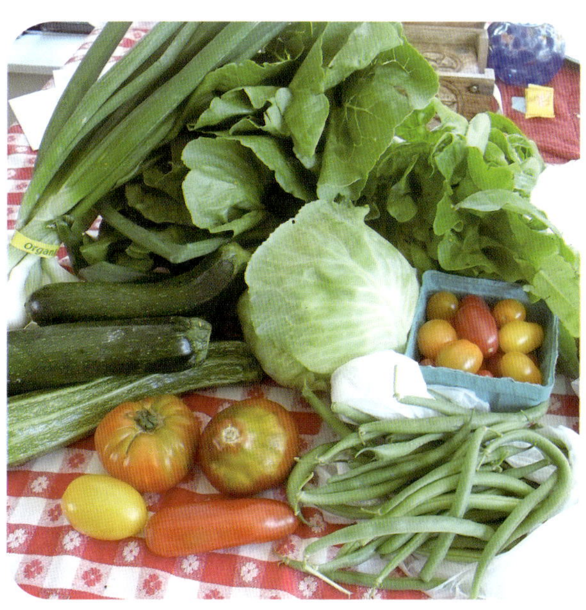

搭配豆类、花生和芝麻酱等

因豆类、花生和芝麻酱含有较丰富的蛋白质、脂肪、B族维生素和维生素C、铁、钙等，发芽豆富含维生素E，对胎儿的大脑发育有益。

适量的鱼、瘦肉、蛋、奶

鱼、瘦肉、蛋奶可以提供所需的蛋白质，特别是牛奶及鸡蛋，除含有各种必需氨基酸外，还含大量的钙和磷脂，可供胎儿骨骼生长及神经系统发育所需。

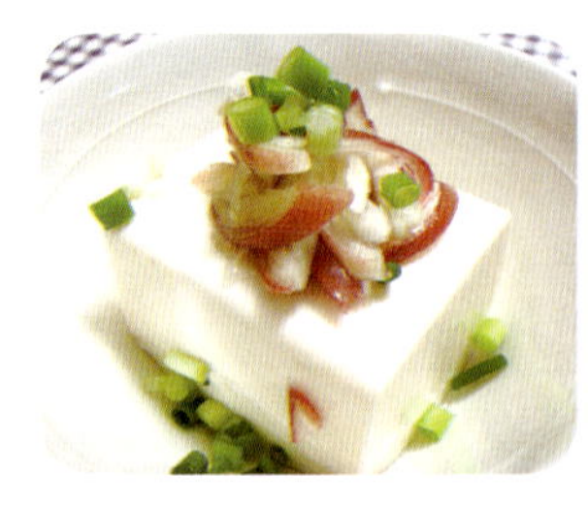
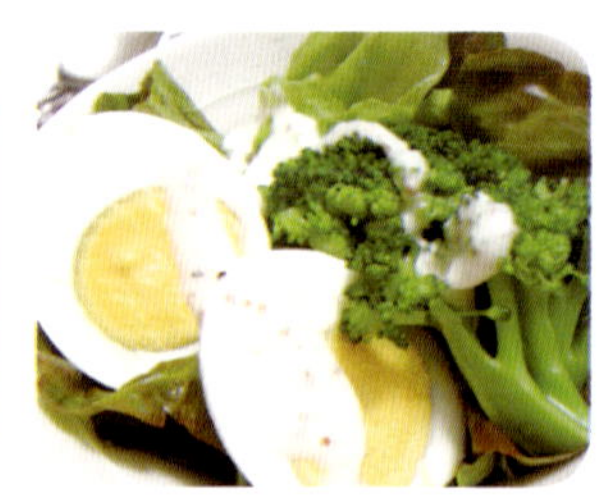
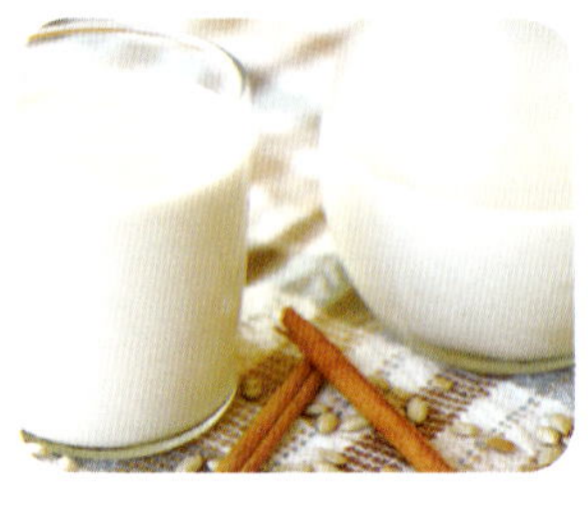
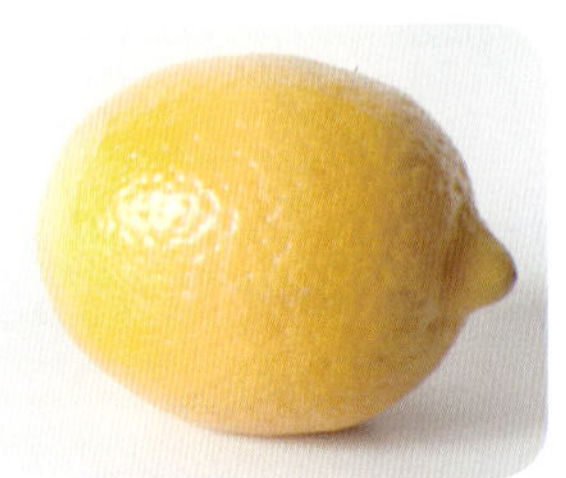

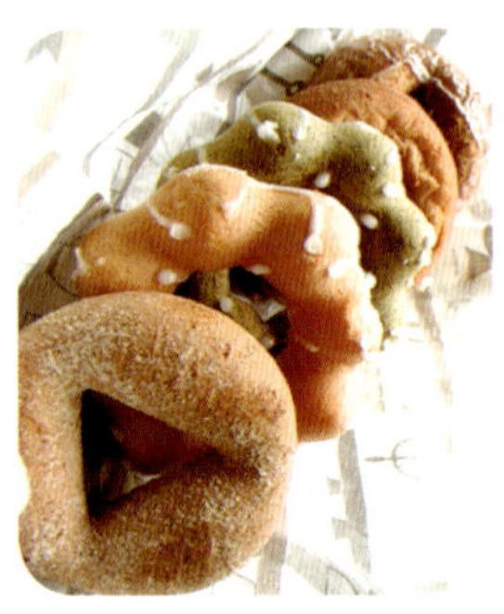
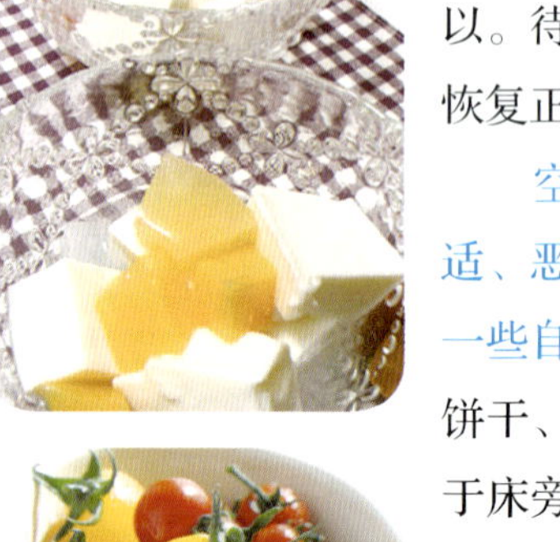
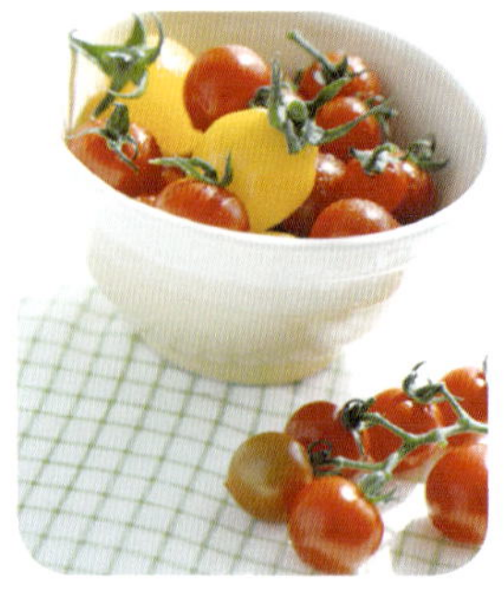

3. 早孕阶段女性的饮食

饮食不要求规律化，想吃就吃：每次进食量少一点，可以多吃几次；不必过分考虑食物的营养价值，只要能吃进去就可以。待早孕反应过后，再恢复正常的饮食规律。

空腹时，即感胃部不适、恶心者，应事先准备一些自己爱吃的食品：如饼干、点心或酸奶等，放于床旁，可供随时取用。这样有助于抑制恶心、呕吐。

设法增进孕妇食欲，根据其爱好进行调味：如喜食酸者，可准备些酸梅、柑橘或在菜肴中加醋；喜冷食者，可做些凉拌菜，如凉拌豆腐、黄瓜、西红柿，以及冰酸奶等。不断改善烹调方法，促进食欲。

避免刺激性气味：尽量远离炒菜、炖汤时产生油腻味。

避免便秘：因便秘可引起腹胀而加重早孕反

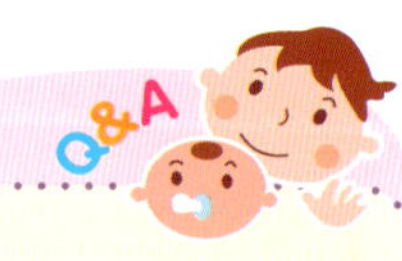

玲玲：

早孕反应时，饮食应注意什么？

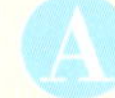
医师：

早孕反应的症状是各种各样的，每个孕妇的表现都不相同。但大部分孕妇会出现有胃部沉重感、食欲不振、恶心甚至呕吐现象。为了不使孕妇的健康及胎儿的成长受到较大影响，就得设法进食以取得营养。饮食上有几点应注意的事项。

应。建议多食蔬菜、水果及含纤维素的食品，并多饮水以预防便秘。对已有便秘者，可采用开塞露或乳果糖等通便。

补充水分：除进食水果、汤菜、牛奶外，还可饮淡茶水、酸梅汤、柠檬汁，甚至糖盐水以补充水分，避免由于摄入量少及频繁呕吐引起脱水。

4. 适合孕妇的食物

众所周知，孕妇需要充足的营养。一切营养素来源于食物。适合孕妇的食物主要有以下6种：

蛋白质

蛋白质是人类生命的源泉，是直接构成组织器官的基本物质，是参与生长发育的重要营养物质。妊娠期每天需要优质蛋白质（含人体必需氨基酸的蛋白质）75克左右（非妊娠期50～60克），方可满足孕妇的需要。优质蛋白质主要来源于动物性蛋白，如蛋、肉、奶类。植物蛋白质在人体内的吸收利用率不如动物蛋白质高。

脂肪

脂肪能供给较多的热量，孕妇每日所需脂肪为60克左右（非妊娠期30～50克）。脂肪太多会导致肥胖。动物性脂肪来源于猪油、肥肉等；植物脂肪来源为豆油、菜子油、花生油、橄榄油及核桃、芝麻等。

糖类

粮食、土豆、甘薯等均含糖，是产生热量的主要来源。母体及胎儿代谢增加，需要的热量也增加，平均每天吃主食（谷类）300克即可满足需要，活动量大者可以适当增加。

无机盐

特别要提出的是必须摄人足够的钙、铁及适量的钠等。孕妇需要的钙量明显增加，食物中以牛奶及鱼的含钙高，且容易吸收，最好每日喝牛奶250～500毫升，必要时服钙剂补充。孕妇对铁的需要量也增

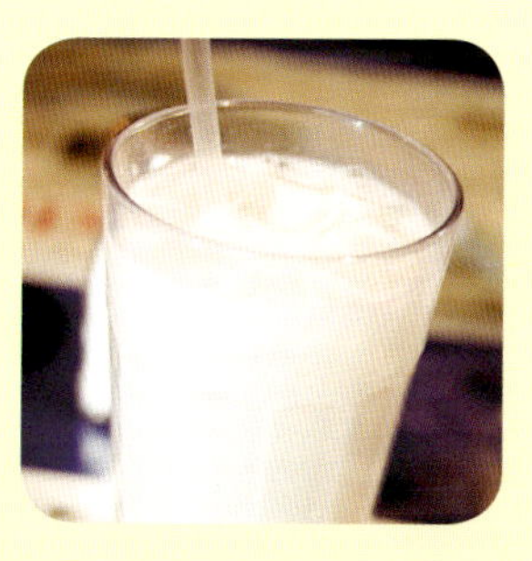
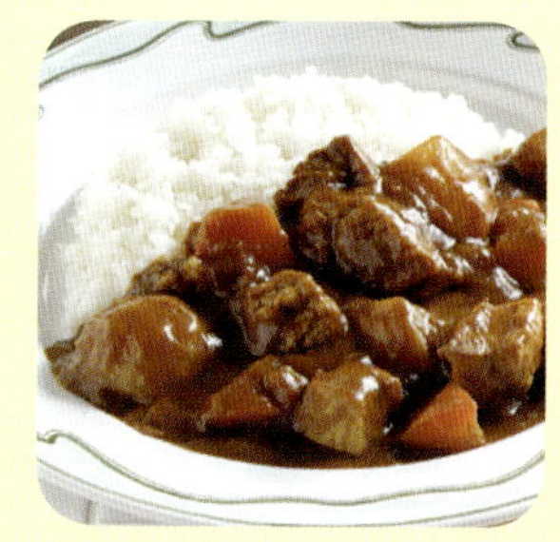
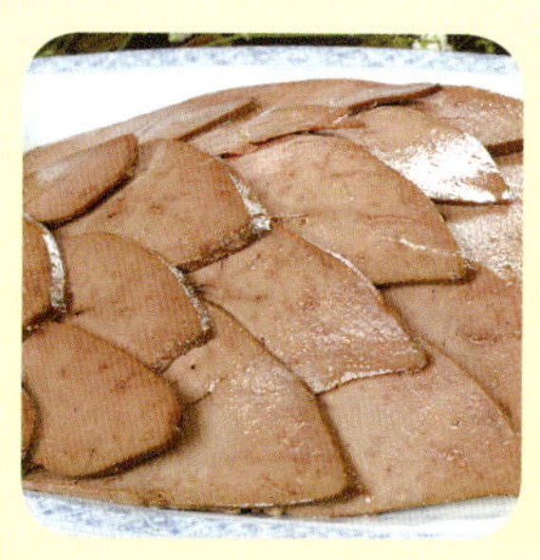
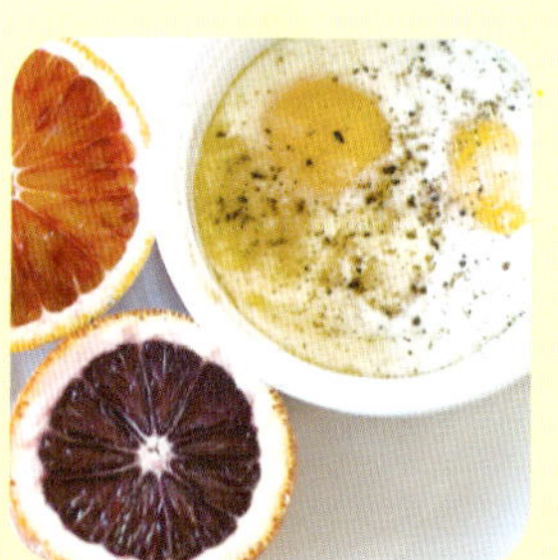
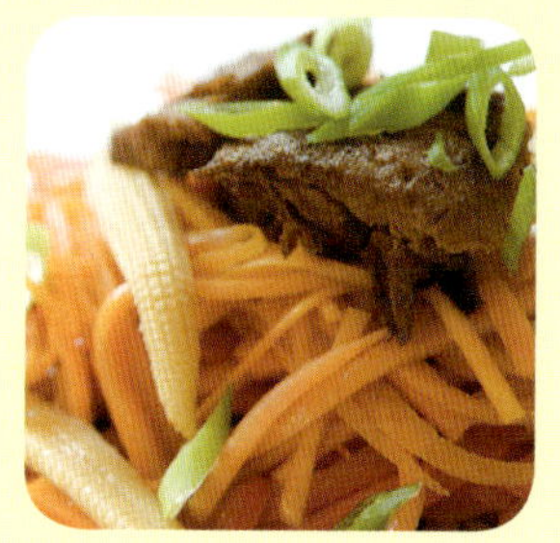
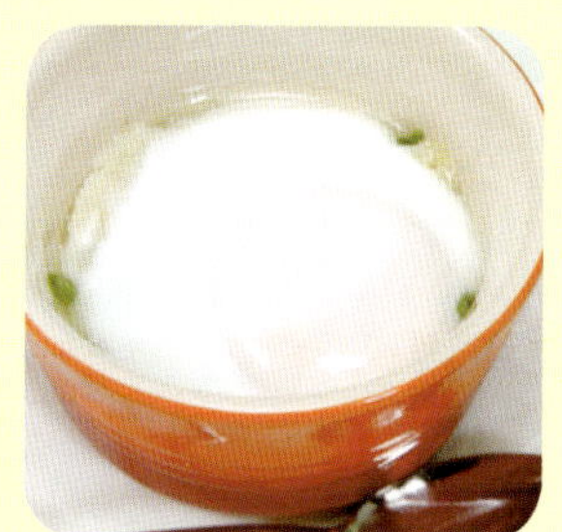
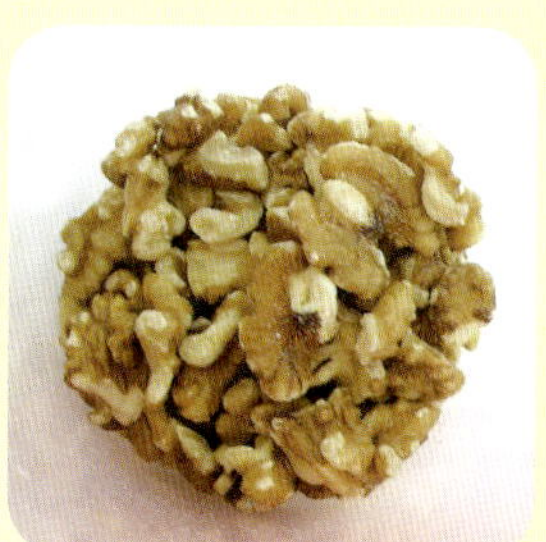
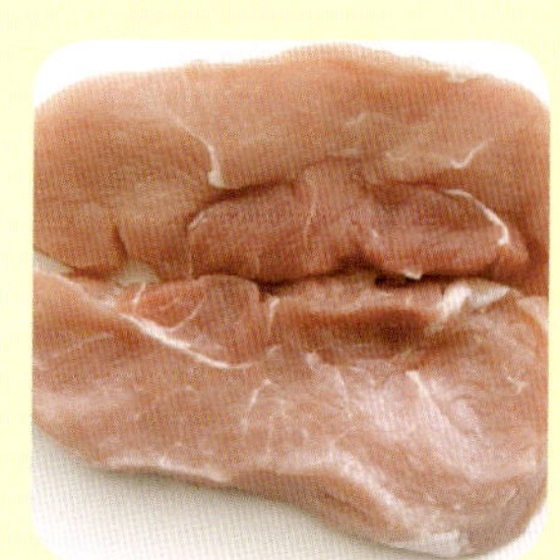

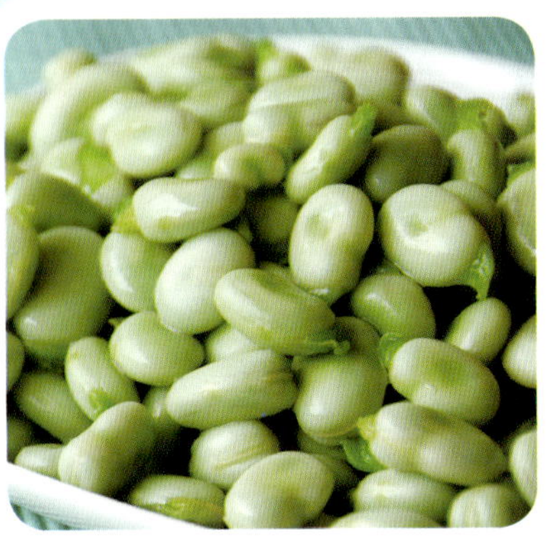

加，为预防贫血，应多食含铁丰富的猪肝、瘦肉、蛋黄、菠菜、胡萝卜等。钠与身体的新陈代谢，特别是水代谢关系密切，过多会引起水的潴留及水肿。孕妇宜采用低盐饮食。

维生素

缺少维生素会引起代谢紊乱。维生素存在于多种食物中，如蛋、肉、黄油、牛奶、豆类及各种新鲜的水果与蔬菜中。

微量元素

如碘、镁、锌、铜等微量元素，对孕妇及胎儿的健康也是不可缺少的。海产品中含碘多，动物性食物、谷类、豆类和蔬菜等含有镁、锌、铜等较多。

专家提醒：

为保证孕妇的营养，既需要多种多样的食物，又要注意膳食的合理及平衡。各种营养素的供应不要过多，也不能过少；营养素相互之间要有合适的比例，保持一定的平衡。

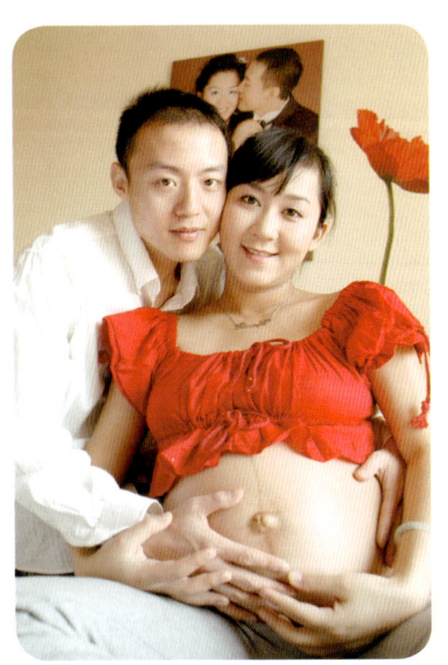

5. 肥胖对妊娠的影响

正常人的体重与身高、年龄、职业、运动及饮食等因素有关。以身高（厘米）−105=体重（千克）作为标准体重较为简便、实用。妇女正常体重可以波动在标准体重上、下10%，若超过标准体重20%即为肥胖，介于二者间为超重。多数肥胖的妇女是由于摄人热量过多，剩余的热量以脂肪形式储存于体内。肥胖的孕妇容易发生多种妊娠并发症，对分娩也不利；对此应予以重视。

6. 不适合孕妇的饮食

孕妇应注意避免以下饮食。

不吃不洁食物：以免引起胃

小资料

近年来有关妇女孕前身高、体重，以及孕期体重增加对妊娠结果影响的研究，还有关于孕妇体重增长过多与妊娠及分娩期的高危因素相关的分析结果表明，我国人民生活水平不断提高，超重或肥胖的人数也日渐增多。肥胖孕妇存在热量摄入与消耗间的失衡，体内脂肪组织明显增加，其妊娠期并发症，如巨大儿、妊娠期高血压疾病、妊娠期糖尿病、过期妊娠和产程延长的发生率明显增高。子宫收缩乏力引起产程延长，亦可能与体重过重、代谢失调、脂肪组织蓄积过多，致腹肌收缩力弱和盆腔内脂肪堆积影响胎儿先露部下降有关。孕前体重过重，孕期又显著增加者，在妊娠及分娩期容易发生各种高危情况。因此，对体重超重的孕妇，在围生期尤其要注意控制饮食，以减少妊娠及分娩期并发症的发生。

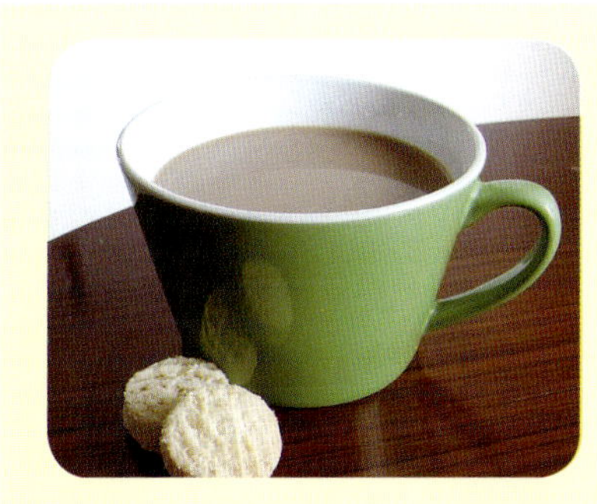

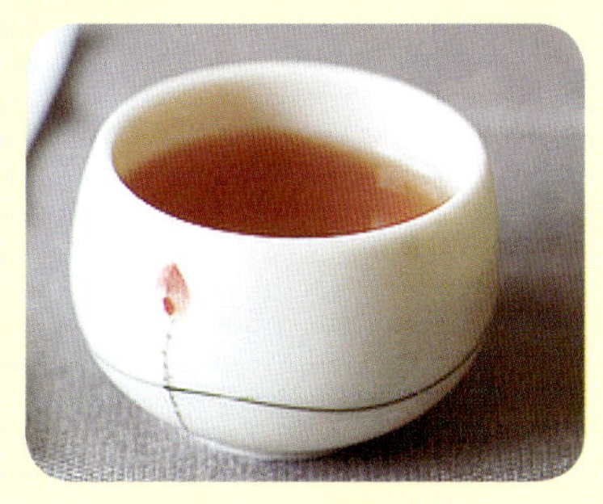

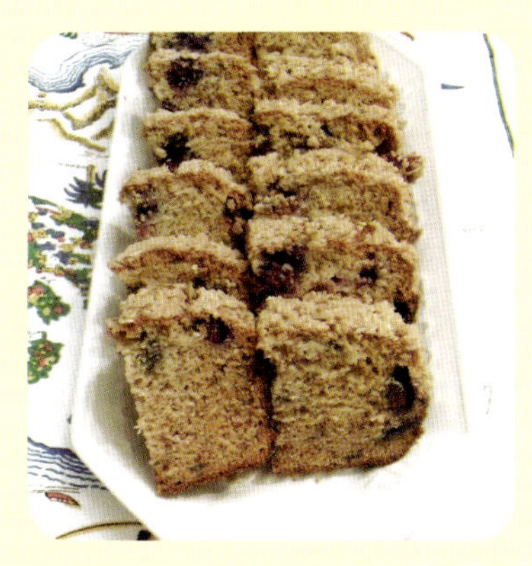

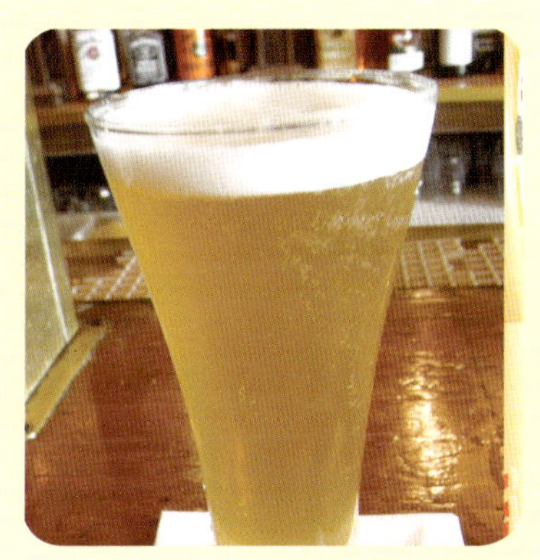

肠炎、痢疾，导致流产或早产。

不吃受到污染的食品：如污染真菌毒素，特别是发霉的粮、油食品所含的黄曲霉素毒性很强；不食含有亚硝胺的食物如腌菜、酸菜等。这些食物不仅有致癌作用，还可诱发胎儿畸形。

戒酒：以免因酒精中毒导致胎儿发育不良、畸形或智力低下。

避免饮用浓茶和浓咖啡：因其所含的咖啡因对胎儿可能造成不良后果（动物实验显示有致畸作用）。

饮食不要过咸：如咸菜、咸鱼可引起水肿，或加重妊娠期高血压疾病。

少食甜食，包括水果或油脂太多的食物：因可致肥胖或引发妊娠期糖尿病。

不用或少用有刺激性的调料：如胡椒、芥末粉、辣椒、咖喱粉等，以免使痔疮加重。

7. 偏食的害处

孕妇因偏食不能保持营养物质的平衡，会造成某些营养素缺乏。胎儿在子宫中生长发育所需的大量营养素，都要靠母亲供给；孕期母体所产生的一系列变化也需要更多的营养。

孕妇因偏食而发生营养不良时，易致妊娠期贫血、骨质软化症等。

母体不能为胎儿提供所需的养料，则易引起流产、早产、胎儿生长受限或胎死宫

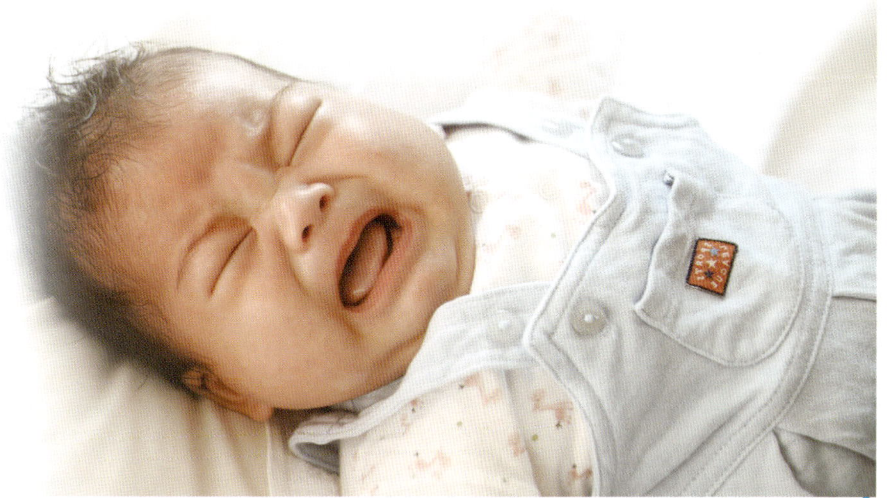

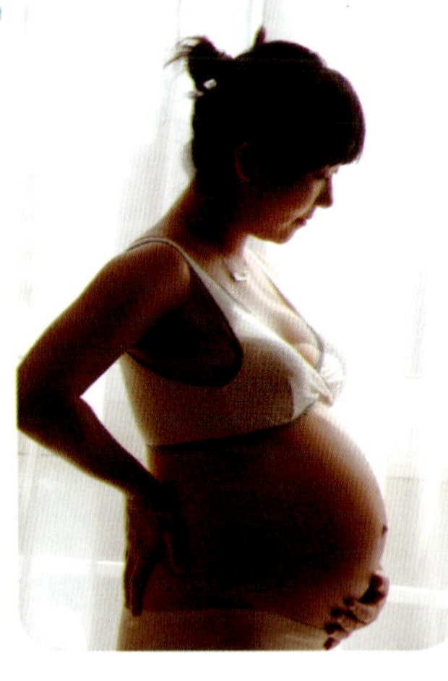

内。即使活产也常因先天不足，发育不良，身体瘦弱而多病，造成喂养困难。

更重要的是在胚胎大脑发育时，母亲因营养不足，不能提供胎儿生长发育所必需的优质蛋白质和磷脂等，胎儿的大脑就难以正常发育。这类婴儿在出生后，无论再如何补充营养，也无法挽回已造成的损害，长大后往往智力低下。

因此，孕妇应纠正偏食习惯，以保证足够的营养。

8. 增加钙的摄入量

胎儿骨组织的生成和发育及母体生理代谢，均需大量的钙，故孕妇对钙的需要量也会增加。

小贴士

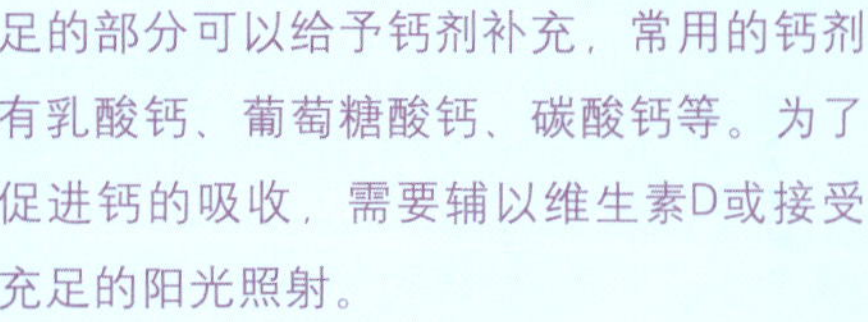

小鱼、海菜、牛奶和奶制品等食物含钙较多，且易于被人体吸收，可多食。不足的部分可以给予钙剂补充，常用的钙剂有乳酸钙、葡萄糖酸钙、碳酸钙等。为了促进钙的吸收，需要辅以维生素D或接受充足的阳光照射。

小贴士

含铁丰富的食物有动物的肝、肾、瘦肉，贝类，豆制品，以及菠菜、油菜、芹菜、胡萝卜及海带等，其次是鱼类及鸡蛋。

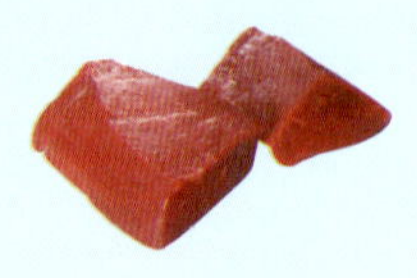

胎儿所需的钙从母体获得，即使母体缺钙时，胎儿仍然要从母体吸取一定量的钙。母体缺钙及维生素D，若未得到补充，严重时母体骨骼和牙齿就会脱钙，引起腰腿痛、手足抽搐及牙齿脱落等，甚至导致骨质软化症、骨盆变形等。胎儿缺钙易致胎儿骨骼发育不良，引起先天性佝偻病。因此，孕妇应多吃含钙丰富的食物。

9. 增加铁的摄入量

铁是人体不可缺少的成分，是主要的造血原料。腹中的胎儿为了制造自己的血液，需要铁，

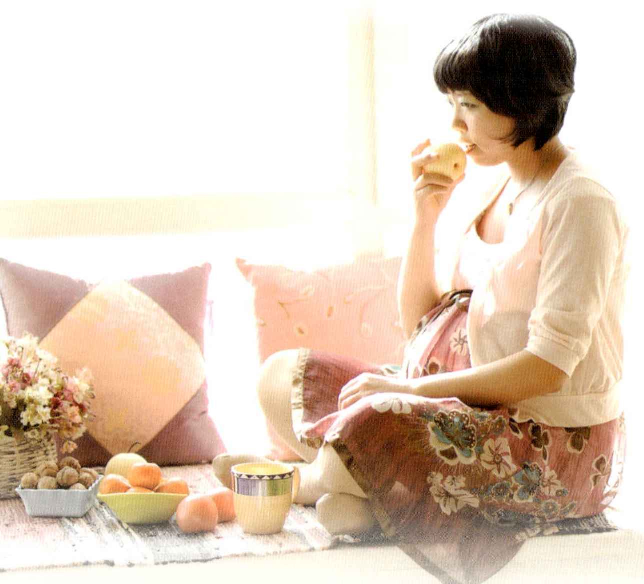

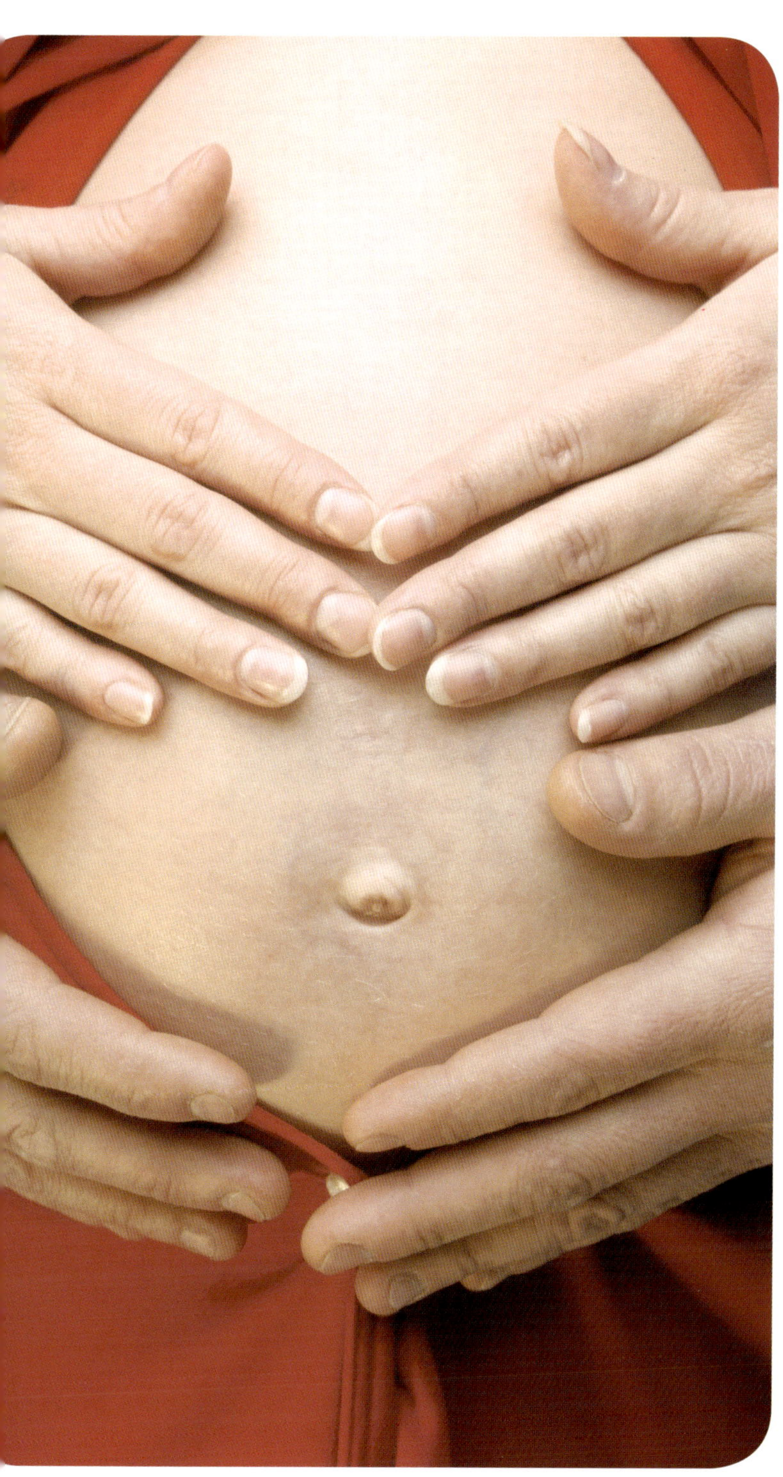

并只能从母体那里获取。孕妇除了供给胎儿造血的原料外，还要为自身造血储备所需的铁。因此，孕妇对铁的需求量增加。铁质主要从食物中获取，孕妇必须每天从食物中得到足够的铁。与未孕者相比，后者每天摄取12毫克铁即可；而孕妇在孕早期，每天就需要15毫克铁，孕晚期则每天需要20毫克，约为非孕妇女的2倍。食物中缺铁，就容易引起贫血。贫血的孕妇会感到头晕、心慌、气短、面色苍白，血红蛋白低。贫血可导致组织缺氧，严重者引起水肿、心脏扩大、心力衰竭等。孕妇发生缺铁性贫血时，对胎儿的供氧减少，如果得不到及时的纠正，就会影响胎儿的发育。胎儿脑部严重供氧不足，可影响大脑的发育及长大后的智力。

10. 咖啡与茶

喝茶、饮咖啡易形成习惯，我国大多数人不喜欢喝咖啡，但有喝茶的习惯。有的人整日不离茶杯，而且喜喝浓茶，妊娠后这种习惯也不易改变。在药物对胎儿致畸的动物实验研究中发现，咖啡因能引起小动物畸形。目前临床上尚未见到饮用咖啡或含咖啡因饮料对人类胎儿致畸的报道，但动物实验的结果值得我们注意。各种茶叶内均含有一定量的咖啡因，因此最好少喝浓茶，特别是睡前喝茶会引起失眠。喝一些淡茶或淡咖啡还是可以的，没有必要完全禁止饮用。

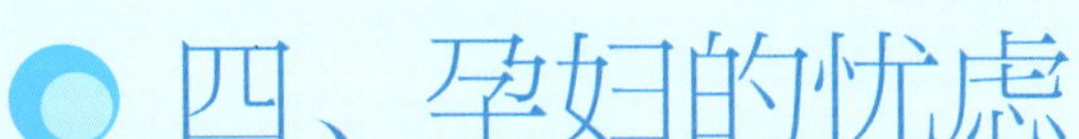

四、孕妇的忧虑

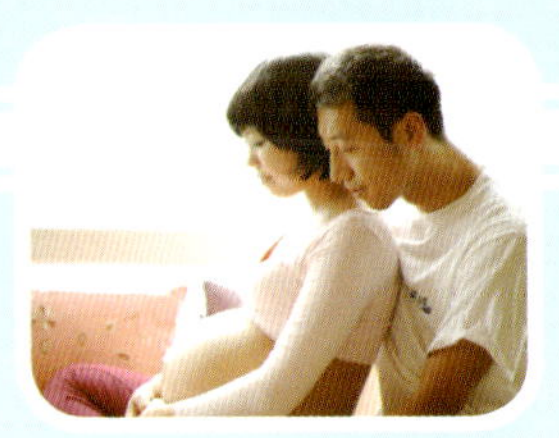

1. 白带增多

正常情况下，女性的白带是阴道渗液和子宫颈黏液的混合物，内含阴道杆菌及生殖道黏膜的脱落细胞，以阴道和宫颈上皮细胞为主，偶有输卵管上皮细胞及子宫内膜细胞，呈乳白色。邻近排卵期时，白带量多、质稀，如蛋清样。

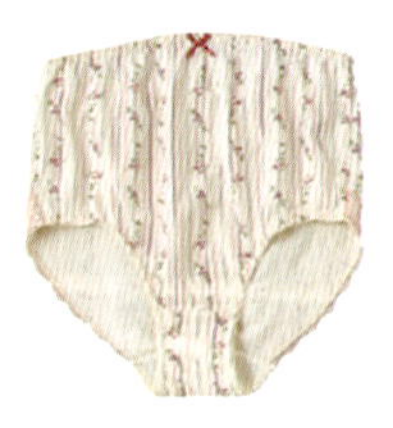

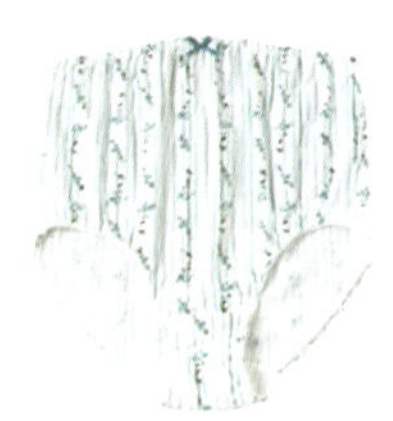

孕妇的子宫颈管易被稠厚的黏液栓堵塞。此时，白带主要是阴道的渗液及脱落细胞。妊娠期生殖器官发生充血及组织增生等变化，阴道皱襞增多、松软而富于弹性，表面积增大。此外，胎盘分泌的大量孕激素，阻断了雌激素对阴道上皮细胞的增生及角化作用，阴道上皮细胞停留于中层的阶段，阴道黏膜变薄，故渗液比非孕时明显增多。多量的渗液呈乳白色，此乃正常妊娠的生理变化，不需要治疗。由于白带增多，外阴部经常处于潮湿状态，对局部皮肤有一定刺激作用。宜常用温水清洗，保持外阴部清洁、干燥，并最好穿质软、透气的棉质内裤。

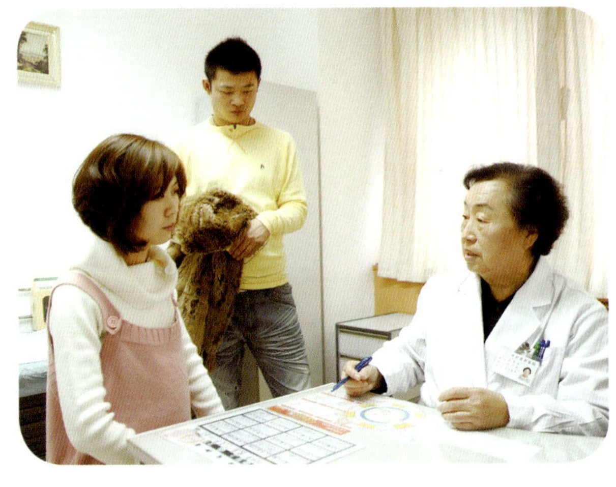

专家提醒：

如果白带量增多，而且质地异常，如白带呈豆渣样或凝乳块样、灰黄色、有异味，并伴有不同程度的外阴及阴道瘙痒，则属病理情况，应及时到妇产科就诊，查明原因，进行治疗。

2. 尿频

女性的子宫位于小骨盆腔的中央，其前方为膀胱，后方为直肠。子宫体可因膀胱和直肠充盈程度的不同而改变位置。正常膀胱贮存尿液达400毫升时，方可使人产生尿意，平均约4小时排尿一次，饮水量多则时间相应缩短。

妊娠后，由于胎儿的发育，子宫逐渐增大。3个月左右的妊娠子宫尚未升入大腹腔，在盆腔中占据了大部分的空间；妊娠8个月后，胎头与骨盆衔接，由于妊娠子宫或胎头向前压迫膀胱，膀胱的贮尿量比非孕时明显减少，因而排尿次数增多，每1～2小时排尿一次。此种尿频现象，不伴有尿急和尿痛，尿液检查也无异常发现，属于妊娠期的正常生理现象，不必担心，也不需要治疗。

专家提醒：

若排尿的次数增多，不是发生在上述妊娠阶段，或伴有尿急、尿痛，则是异常情况。最常见的原因是膀胱炎，应及时到医院就诊，查明原因，进行治疗，以防感染上行，引起急性肾盂肾炎。

3. 腹胀

子宫继续长大后，将胃推向上方，肠管则被推向上方及两侧。此外，胎盘分泌大量激素，其中孕激素及松弛素可使胃肠道平滑肌的张力降低，蠕动减弱，从而延缓了胃内容物的排空时间，故孕妇常有上腹部饱胀感。妊娠中、晚期的妇女应防止过饱，宜采用少食多餐以减轻饱胀感。

此时，肠蠕动也同样减弱，粪便在大肠中停留的时间延长，水分逐渐被吸收，粪便干结而便秘。便秘会进一步影响肠道功能，加重腹胀。

4. 便秘

孕期体内激素的变化有助于维持妊娠子宫的安定。但与此同时，胃肠道及泌尿系的平滑肌活动也相应迟缓。胃肠蠕动减弱是导致孕妇便秘的原因。

孕妇便秘是十分常见的，严重者3～4日或更长时间才大便一次。大便不通往往引起腹痛、腹胀及食欲不振，大便困难、久蹲用力又促使痔疮的发生及加重。

平时应养成每日定时排便的良好习惯。对

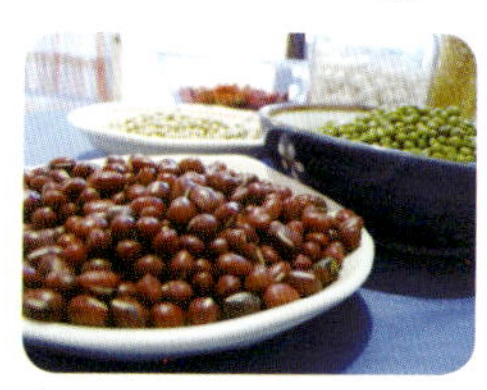

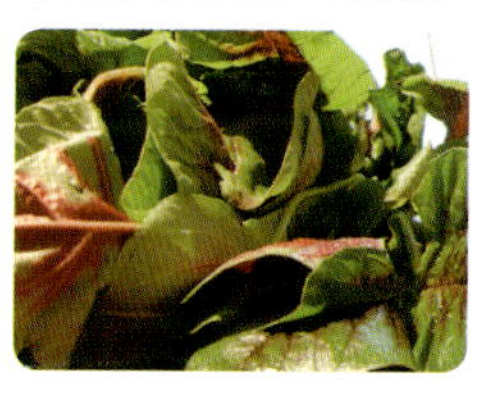

适合孕妇使用的安全、有效的通便方法有：

平时进食些粗粮及含纤维素多的蔬菜，并要多饮水。

当1～2日未解便时，可以使用开塞露（主要成分为甘油及水），每次使用1～2支，通过膨胀直肠及润滑粪便而促进排便。用时要注意将瓶口剪切光滑，以免插入时损伤肛管的黏膜。还可以使用乳果糖，清晨口服乳果糖1包（15毫升）或1支，24小时仍不能排便时，可加量至每日2包。乳果糖在结肠中被细菌分解为有机酸，降低了肠道的pH值，可通过保留水分而增加粪便体积，刺激肠蠕动而促进排便。

于便秘，人们通常采用进食香蕉、甘薯或饮蜂蜜水等方法以促使排便。然而在妊娠中、晚期，特别是有肥胖或伴糖代谢异常者，这些方法则不合适。孕妇也不宜使用泻药，因排便次数过多或腹泻，可以导致流产或早产。

小贴士

由于增大的妊娠子宫和便秘对下腔静脉及直肠的压迫，以及性激素对血管平滑肌的扩张作用，直肠静脉的回流受阻，造成局部静脉曲张而形成痔疮，故孕妇容易发生痔疮。原有痔疮者，其症状在孕期会加重。若能保持大便通畅，在一定程度上可使痔疮的症状减轻。

5. 小腿抽筋

半数以上的正常怀孕妇女在孕期中可发生小腿抽筋。小腿抽筋最早可发生在怀孕2个月，最迟发生在怀孕8个月，绝大多数发生在怀孕3～8个月之间。该症状是由于小腿后部腓肠肌痉挛性收缩而产生的剧烈疼痛，俗称小腿抽筋或腿肚子转筋。

专家支招

抽筋引起小腿肚剧烈疼痛时，只要将足趾用力扳向头侧或用力将足跟下蹬，使踝关节过度屈曲，腓肠肌拉长，症状便可迅速缓解。

正常情况下，血中钙离子浓度平均为2.38毫摩／升，其波动幅度较小，是维持肌肉、神经稳定性的重要因素。为了满足自身及胎儿的生长发育，孕妇对钙的需要量明显增加。由于膳食中钙及维生素D含量不足或缺乏日照，以及胎盘、子宫循环的建立，孕妇自怀孕3个月开始血容量增加，血液被稀释，导致血钙水平下降，从而增加肌肉及神经的兴奋性。因夜间血钙水平比日间要低，故小腿抽筋常常在夜间及寒冷季节发作。小腿抽筋属于轻度缺钙，严重时可引起手足搐搦。

专家提醒：

需要指出，当前孕妇缺钙现象是普遍存在的。由于个体对缺钙所能耐受的阈值有差异，部分缺钙的孕妇并无小腿抽筋的症状，若仅以小腿抽筋作为需要补钙的指标是不够准确的。临床上往往在妊娠4个月开始，给孕妇进行常规补充钙剂及维生素D；孕妇若能参加营养咨询，做到有针对性的补给最好。

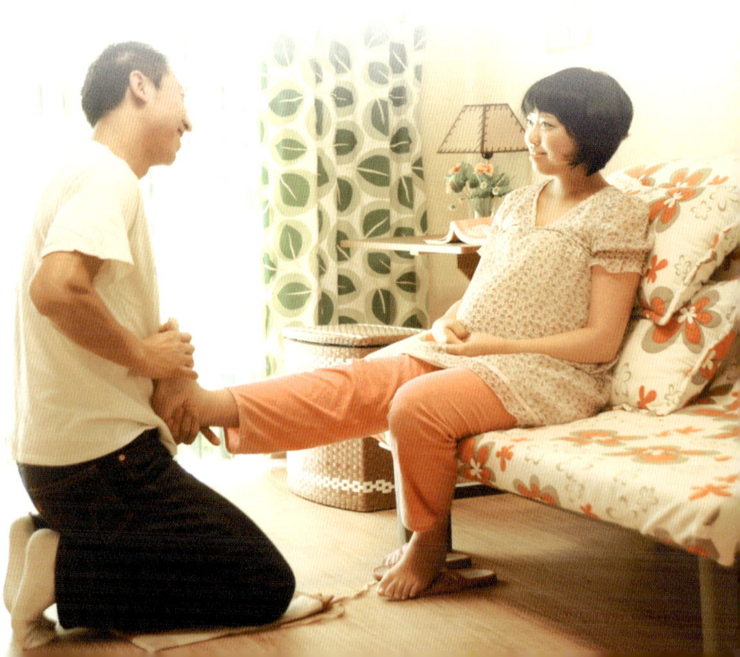

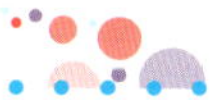

6. 晕厥

无明显诱因突然发生头晕、跌倒，即是晕厥。晕厥是孕早期常见的现象。发生的原因有：血管舒缩中枢不稳定，如久立、久坐时，血液淤滞于下肢及内脏，或在高温环境或沐浴的水温过高时，皮肤血管扩张，均可使回心血量减少，导致低血压及暂时性脑缺血。此外，还可见于妊娠反应伴发低血糖的情况。

如能避免久坐、久立及剧烈的下肢活动，防止突然的体位改变（如由蹲或坐位突然站立），不在高温环境中久留及避免沐浴时水温过高，实行少食多餐或正餐间加以辅助餐，则可保持血压及血糖水平的稳定，减少晕厥的发生。

头晕时，应就地蹲、坐或躺下，以免发生意外损伤。晕厥为一过性的，一旦发生不必惊慌失措。有条件时，可针对原因进行处理，如由于低血压引起者，可饮用咖啡或茶水；低血糖引起者可喝糖水。若发作频繁或伴有其他症状时，应查明原因。

7. 偏头痛

偏头痛在生育年龄妇女中很常见。孕妇发生偏头痛大多数有既往发作史，约15%在妊娠期首次发作。偏头痛的原因不明，约半数患者有家族史。典型表现为，缓缓发作的单侧或全头部钝痛

预防偏头痛应从消除诱因着手，包括避免进食酒类、味精及高酪胺食物（腌、腊食物）等；注意生活规律，按时就餐。

或跳痛，常伴恶心、呕吐及羞明；发作前或发作过程中还可出现神经、精神功能障碍；头痛往往持续一日，偶有持续时间更长者。

70%～80%的患者于早孕过后症状会缓解，少数不再发作，但也有症状加重者。偏头痛对妊娠的结果无不良影响，流产、死胎、妊娠期高血压疾病及胎儿畸形的发生率与正常的妊娠情况相近。

8. 鼻出血

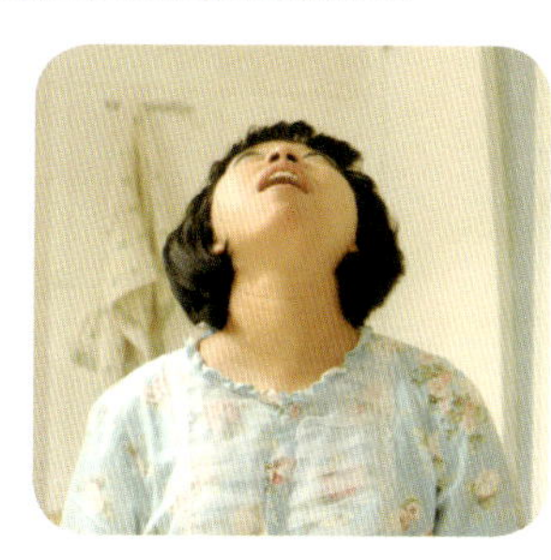

两鼻孔中间的隔板称为鼻中隔，将鼻腔分为左、右两部分。鼻中隔前下方黏膜的血管丰富，位置表浅，当气候干燥或局部外伤时，便容易破损而出血，是最常见的出血部位。

鼻出血是日常生活中较为常见的情况，孕妇更容易发生。这是因为妊娠后，体内激素水平的变化导致，鼻黏膜肿胀，血管扩张、充血之故。

专家提醒：

孕妇若反复、多次发生鼻出血，应予以重视，须到医院进行详细检查，确定是否存在局部或全身性疾病，以便针对病因彻底治疗。

一旦发生鼻出血，不要惊慌，先坐下来，将头部后仰，立即用手指将出血侧的鼻翼向鼻中隔方向紧压。双侧出血时，则用拇指及食指分别将两侧鼻翼压向鼻中隔。注意压紧鼻中隔前下方最常发生出血的部位。若有干净棉花塞入鼻孔后压迫更好，一般压迫5分钟以上多可止血，这是一种简便、易行的止血法。在额部敷以冷毛巾可以促进局部血管收缩，减少出血，加速止血。经压迫仍不能止血时，应及时到医院诊治。当头部微仰时，鼻内流出的血液可自后鼻孔流入咽部，应吐出。

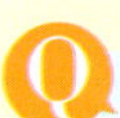
桃子：

刷牙引起出血的原因是什么？

医师：

齿龈是包绕牙齿基底部的粉红色牙肉。由于怀孕后，内分泌的变化，齿龈组织中的毛细血管扩张、弯曲、弹性减弱、血流淤滞及血管渗透性增加等，造成局部肿胀、脆软，牙齿之间的龈乳头更为明显，可呈紫红色的瘤状突起。刷牙时，即使动作很轻，也容易引起出血。当牙龈局部并存炎症或体内缺乏维生素C时，上述症状会更重。待分娩后可以自愈。

上述变化虽然与妊娠有直接关系，但多发生于口腔卫生不良或牙齿排列不齐的孕妇。为防止其发生及减轻症状。您平时应注意：保持口腔清洁，餐后用软毛牙刷顺牙缝刷牙，清除食物残渣，并避免伤及齿龈。选用质软又容易消化的食品，减轻齿龈负担。多吃新鲜的水果及蔬菜或补充维生素C，有助于降低毛细血管的渗透性及脆性。

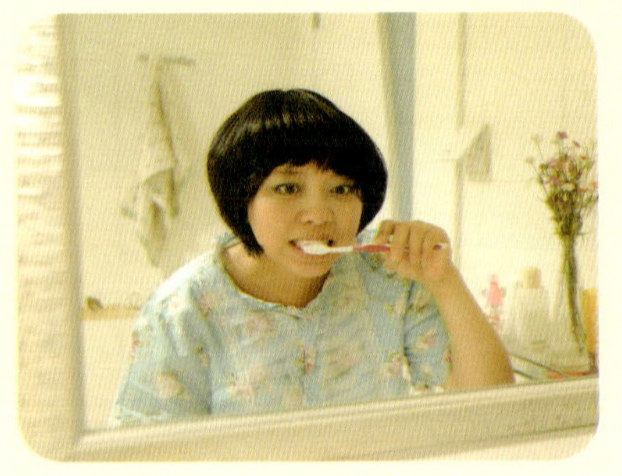

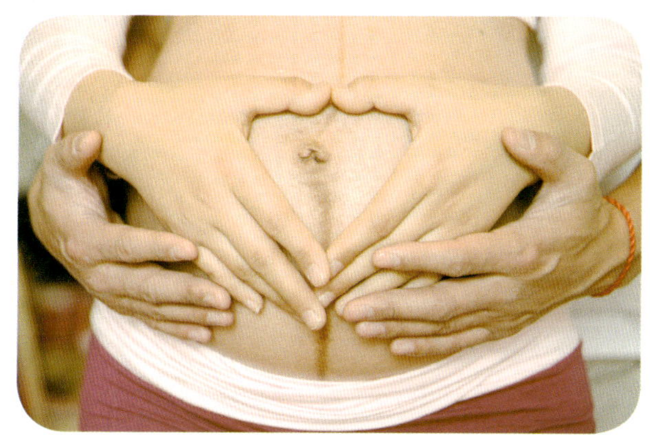

9. 妊娠斑与皮肤色素沉着

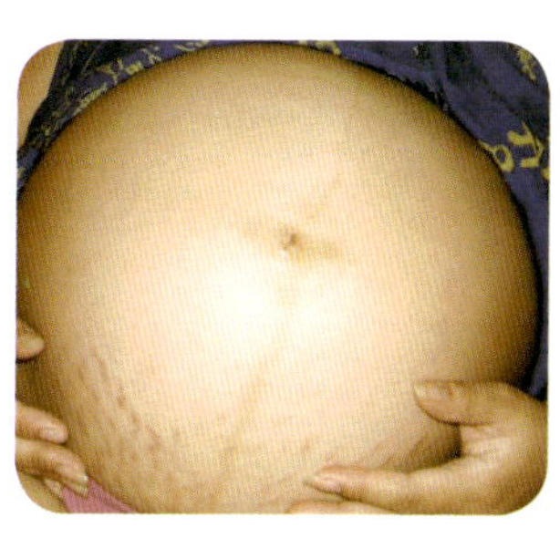

部分孕妇在妊娠4个月后，脸上出现茶褐色斑，分布于鼻梁、双颊，也可见于前额部，呈蝴蝶形分布，称为“妊娠斑”。此外，妊娠妇女的乳头、乳晕、腹正中线及阴部皮肤着色加深，深浅的程度因人而异，原有的黑痣颜色也多加深。这种色素沉着是由于孕期的内分泌改变，致使皮肤中的黑色素细胞功能增强之故，属于妊娠期的生理性变化，不必担心，也不需要治疗。

小 贴 士

日光照射可使面部妊娠斑加重。因此，孕妇在夏日外出时应戴遮阳帽，避免阳光直射面部。产后数月，皮肤色素颜色变浅，最终可消失，但面部的妊娠斑可能消退不全而遗留淡淡的茶色痕迹。

10. 妊娠纹

初次怀孕到6～7个月后，多数妇女在腹部两侧、乳房及大腿上部等处可能出现纵行、斜行或放射形的淡红色或紫色条纹，称为“妊娠纹”。条纹中间宽，两端窄，可以平行或融合，摸上去有轻度凹陷感。

由于孕期内分泌的改变，皮下的弹力纤维变弱、脆性增加，皮下毛细血管及静脉壁变薄、扩张。妊娠6个月后，子宫日益增大，乳房由于乳腺组织的发育及脂肪沉积也逐渐长大。上述两方面的改变，导致相应部位皮肤伸展、变薄，弹力纤维发生断裂，从而透显出皮下血管的颜色而形成妊娠纹。

小 贴 士

皮肤紫纹并非妊娠所特有，还可出现于使用肾上腺皮质激素治疗的患者，这是由于体内激素水平的迅速增高产生的全身变化及对皮肤的影响。

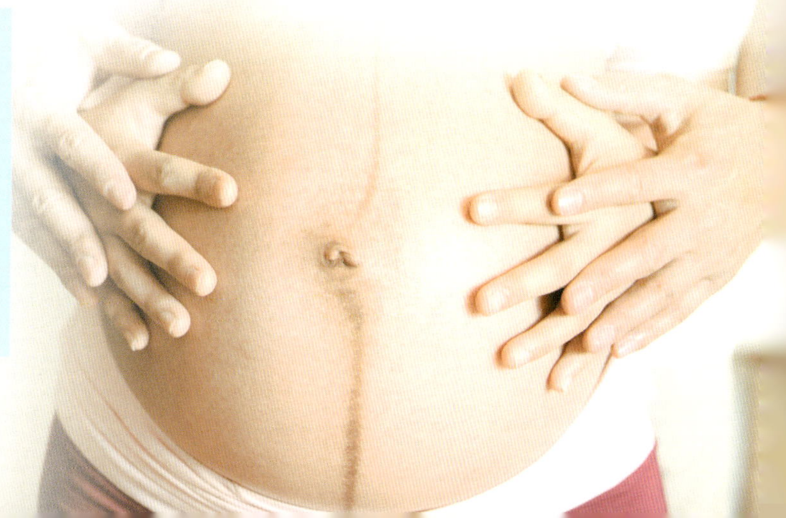

妊娠纹是孕期的一种生理性改变，局部可有轻度瘙痒感，不需治疗。产后纹理逐渐变窄，最终呈银白色，不能消失。

11. 静脉曲张

怀孕妇女的腿部或大阴唇部位有时出现迂曲索状或蜷曲成团的青筋，即下肢或外阴静脉曲张。

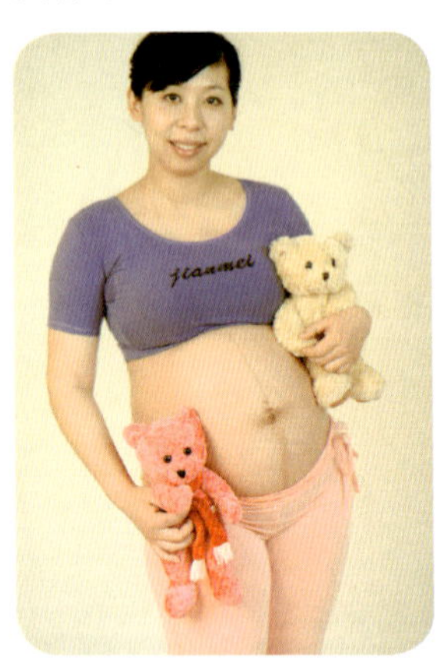

由于逐渐增大的妊娠子宫压迫下腔静脉，引起盆腔和下肢的血液淤滞，静脉压增高，再加上孕期内分泌的变化，静脉血管平滑肌张力减低等，从而导致外阴或下肢的静脉充盈、迂曲，突出皮面。静脉曲张的程度随妊娠进展而日益明显，在活动后加剧，卧床休息后减轻。局部可有瘙痒或钝痛感，外阴部病变可引起下坠感。

专家支招

凡有下肢静脉曲张的孕妇应避免长时间站立，重者于患肢处可以自下而上地缠上弹力绷带，避免二郎腿坐姿阻碍下肢静脉血回流，睡眠时宜侧卧并抬高下肢，以促进静脉血回流。外阴静脉曲张的患者睡时宜抬高臀部，局部可设法加压。

妊娠晚期或分娩时，外阴部曲张的静脉可能发生破裂出血。产后血栓性静脉炎也容易在静脉曲张的基础上发生，幸而此种疾病在我国不常见。

12. 手部麻木及疼痛

妊娠晚期，有少数孕妇感到单侧或双侧手部阵发性疼痛、麻木、有针刺或烧灼样感觉，夜间及过度伸、屈腕关节时症状加重。这往往是由于孕期中筋膜、肌腱及结缔组织的变化及组织水肿，使本来有限的腕管容积变得更小，从而压迫通过腕管的正中神经造成的，因而取名为“腕管

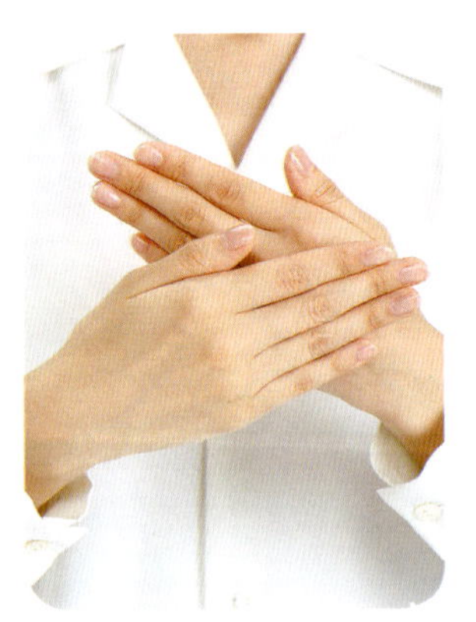

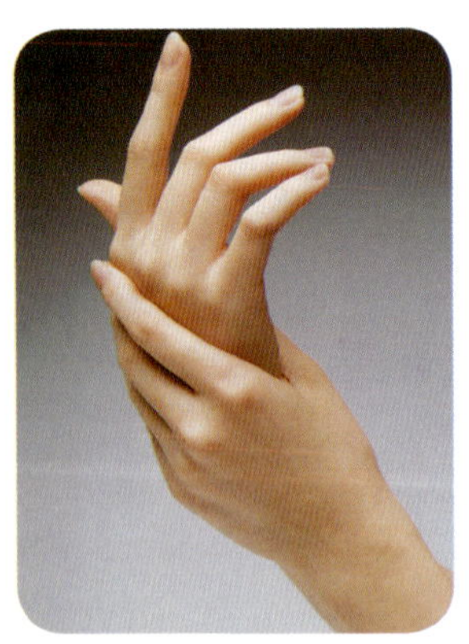

专家支招

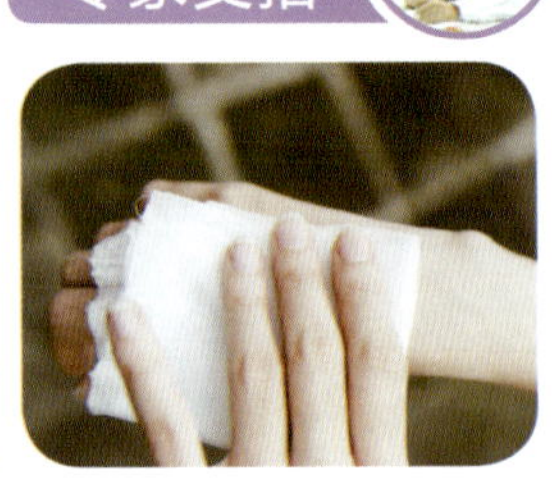

如抬高手臂，使手保持适中的位置，可以减轻症状，通常无须特殊治疗，分娩数周至数月后，症状可逐渐减轻并消失。

综合征”。手部疼痛、麻木等异常感觉主要累及拇指、食指、中指及无名指桡侧，影响手指的细微动作，通常无其他严重后果。再次妊娠时不一定发生同样现象。

13. 头晕、眼花

早孕妇女常可发生头晕，甚至晕厥，但多无不良后果；而中、晚期妊娠，若出现上述症状则不可等闲视之，它常是某些严重并发症的征兆。

贫血

当孕妇饮食中铁、维生素B_{12}及叶酸供应不足时，容易引起缺铁性或巨细胞性贫血。由于血红蛋白浓度下降，血液携氧能力降低，脑组织缺氧而产生头晕及眼前发黑，还常伴有乏力及皮肤、口唇、睑结膜和甲床色浅或苍白的现象。

妊娠期高血压疾病

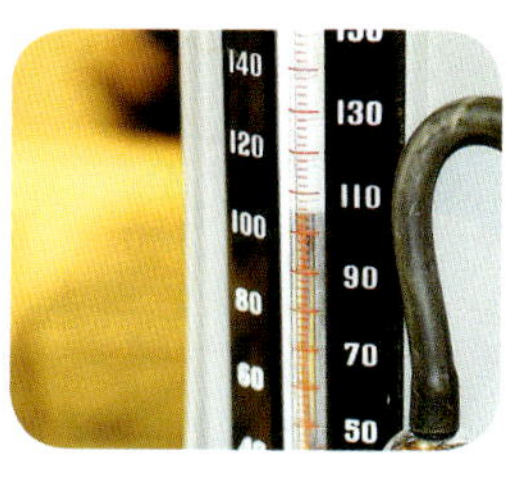

由于脑部及眼底小动脉痉挛性收缩，以致局部组织缺血、缺氧，甚至水肿，而引起头晕、眼花，眼前冒金星或有闪光亮点，这是妊娠期高血压疾病发展到严重阶段的预兆，通常伴有头痛、水肿等症状及血压升高和蛋白尿。

专家提醒：

妊娠中、晚期一旦出现头晕、眼花应及时就诊，查明原因，进行治疗，否则可发展成重度贫血或发生重度子痫前期，甚或子痫，对母、儿均有危害。

14. 小腿水肿

妊娠晚期，约有40％的妇女出现小腿水肿的情况。用手指重压足踝内侧或小腿胫骨前方便出现局部凹陷，午后明显，经常站立工作的孕妇更为突出。若水肿范围局限在膝盖以下，经过一夜睡眠可以消退，且不伴有血压升高或蛋白尿者，仍属于正常现象，不必治疗。

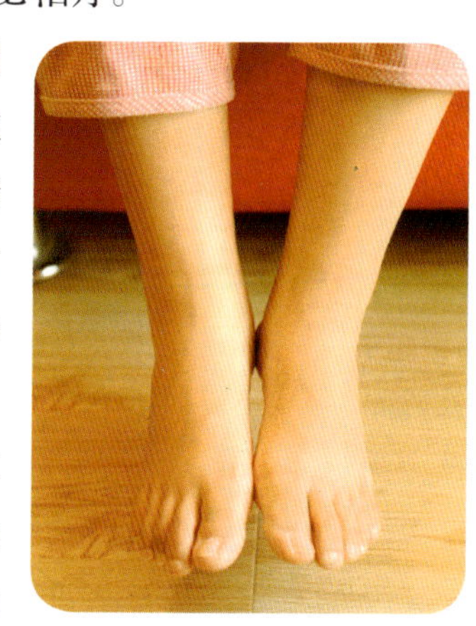

水肿是由于孕期内分泌的改变，以致体内有水分及钠盐潴留。另外，妊娠子宫压迫盆腔及下肢的静脉，阻碍血液回流，使静脉压增高，故水肿经常发生在下肢远端，以足部及小腿为主，站立工作的孕妇更明显。

当一夜睡眠后水肿仍不消失或水肿范围向上发展超过膝盖，甚至累及到全身则为异常，常是妊娠期高血压疾病向严重阶段发展的征兆，对此，必须予以重视并进行治疗。

专家支招

孕妇若能避免长时间站立，白天适当休息，睡眠时抬高下肢，就坐时垫高足部，不吃过咸的饭菜，则可减少水肿的发生与发展。

15. 心慌、气短

孕期中，母体内的各种变化及胎儿的生长发育，增加了孕妇各组织、器官的工作量。孕妇由于新陈代谢增快，需要更多的氧气，故需通过加深呼吸来增加肺的通气量，以获得足够的氧气及排出二氧化碳。在肺泡中交换的氧气经血循环被输送到全身的组织、器官及胎盘中。

孕期母体血容量比非孕期时平均增加1500毫升以上，血浆增加的比例远超过红细胞的增加，出现所谓的妊娠期生理性贫血，致使血液携氧能力下降；再加上增大的子宫上推，使心脏向上、向左移位，心脏处于不利的条件下工作。上述种种因素都加重了心脏的负荷，机体通过增加心率及心搏出量来完成超额的工作。一般情况下，尚不至于出现症状，但遇活动量稍有增多，氧气需要量增加，再进一步加重心、肺负担时，便容易出现心慌及气短现象，若心脏没有器质性病变则无大碍。

专家提醒：

妊娠中、晚期时，需要为孕妇安排适当的休息。白天如能有1小时的午间休息最好。此外，应避免剧烈的活动。

16. 腰背疼痛

妇女怀孕后，由于胎儿发育，子宫逐月增大。在妊娠中、晚期，腹部明显向前突出，身体的重心随之前移。为保持身体的平衡，孕妇经常需要双腿分开站立，上半身后仰，致使背肌处于紧张状态，当腰椎过度前凸时则更明显。此外，孕期内分泌的变化引起脊柱及骨盆各关节、韧带松弛，失去正常的稳定性等，均是造成腰背疼痛的原因。

对于肌肉疲劳引起的疼痛，若能纠正过度的代偿性姿势，开展适当的体育运动以加强脊柱的柔韧度，避免提重物、睡硬床垫及穿轻便的低跟鞋，便能得到不同程度的缓解。

专家提醒：

由于腰背疼痛是因肌肉过度疲劳所致，故平时体质瘦弱者更易发生这种情况。腰背疼痛于休息后可以减轻，若疼痛严重影响活动或疼痛向其他部位放射时，则应到医院检查有无其他疾病。

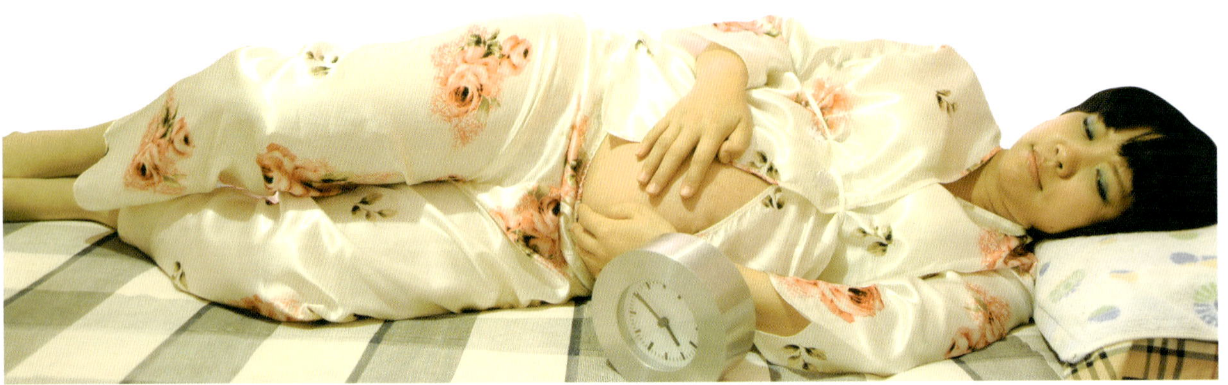

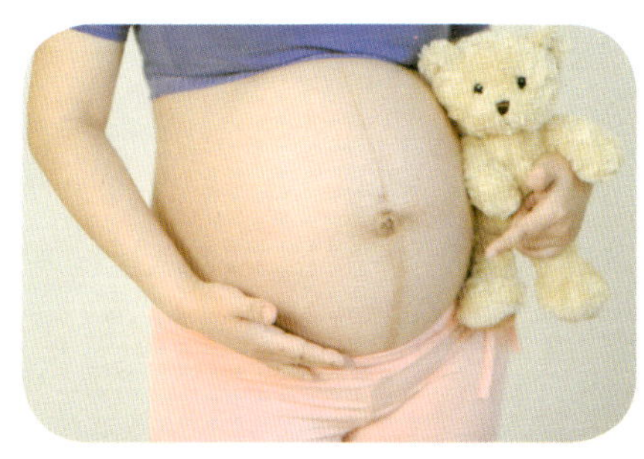

17. 坐骨神经痛

坐骨神经痛是指沿坐骨神经通路及其分布区域的神经性疼痛。

原因

妊娠期子宫增大，特别是妊娠晚期胎头下降入骨盆时，可对途经盆腔的坐骨神经产生机械性压迫而引起坐骨神经痛。坐骨神经痛多见于一侧，常发生在步行及活动后。

主要的临床表现

疼痛自臀部或髋部开始，向下沿大腿外侧、腘窝、小腿至足背外侧，呈放射性疼痛、持续性钝痛，或阵发性烧灼痛。严重时，下肢肌肉痉挛，活动受限，甚至走路呈跛形。临床症状常不典型，严重者为少数。

治疗

目前，尚无有效的治疗方法，口服或肌肉注射维生素B_{12}可能有一定的帮助，重症则需要休息。产后解除了压迫，疼痛便会自行消失。

18. 情绪不稳定

一般说来，妊娠对一个盼望做母亲的女性来说是一件喜事，因此大多数孕妇在妊娠期情绪是乐观的。但由于妊娠也会给妇女带来一些问题，以至部分孕妇会发生情绪不稳定现象。

如早孕反应使孕妇进食受到限制，严重的恶心、呕吐、不能进食，引起脱水及酸中毒而需要住院治疗；孕中期以后，逐渐增大的腹部给孕妇的行动带来不便；孕期出现的一些并发症或合并症关系到母、儿的安危时，则更会给孕妇带来沉重的精神负担及心理压力；此外，对今后生活安排的种种考虑也会使孕妇的情绪不稳，甚至引起烦躁、失眠等焦虑症状。

孕妇要积极地对待妊娠及分娩，遇到问题应主动地寻求解决的方法，尽量克制自己的情绪，以平和的心态及愉快的心情迎接宝宝的出世。

专家支招

要解决这些问题，应该坦诚地与医师进行沟通，学习孕期有关的医学知识，配合医师的治疗。生活问题应多与丈夫及家人沟通，才能得到合理安排，这一点也极为重要，不可忽视。

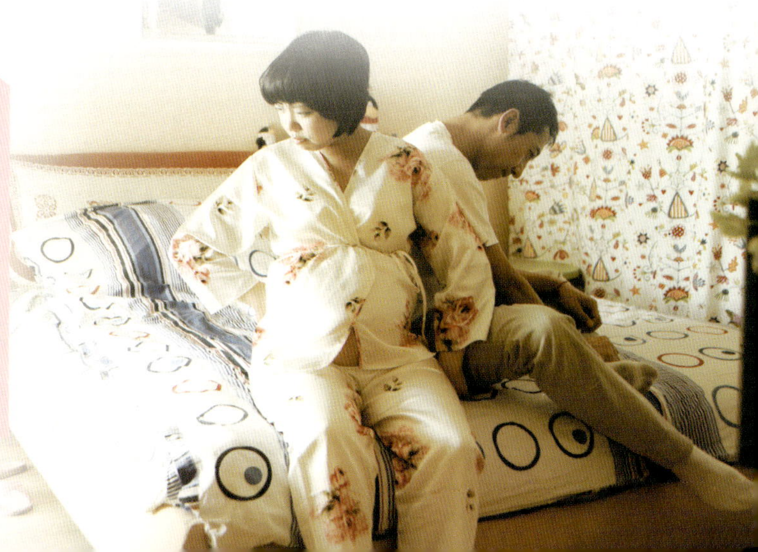

五、异常妊娠

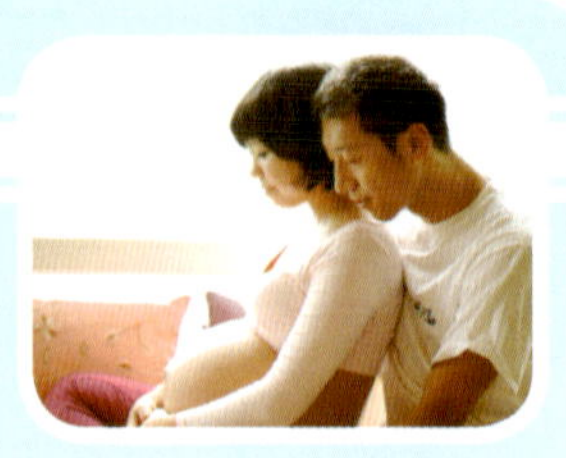

1. 流产

孕期不足28周，胎儿提前产出称为流产。发生在孕13周前，称为早期流产；发生在孕13周及以后，称为晚期流产。流产的胎儿通常不能存活。

引起流产的原因有：

属于胚胎方面的

孕卵发育异常是早期流产最常见的原因之一，主要由于精子或卵子的缺陷，或二者均有缺陷所致；也可能是孕卵在发育过程中，受到外界因素的干扰（如X线照射等）引起分裂异常所致。

属于母体方面的

如内分泌失调、子宫局部因素、母体的疾病及围生期感染等。

早期妊娠时，若卵巢黄体功能不全，其所产生的孕激素不足可致子宫蜕膜发育不良，从而影响孕卵着床及发育。甲状腺功能减低时，甲状腺素分泌不足，细胞的新陈代谢降低，从而影响胚胎发育。

子宫局部因素，如子宫畸形（双角子宫、纵隔子宫等），子宫肌瘤，尤其是黏膜下子宫肌瘤可影响胚胎生长的环境而致流产。此外，患有子宫颈内口关闭不全时，逐渐长大的胎儿及其附属物，对子宫颈口施加的压力与日俱增，以致原来关闭不全的子宫颈内口不堪重负，终将引起胎膜早破而发生晚期流产。

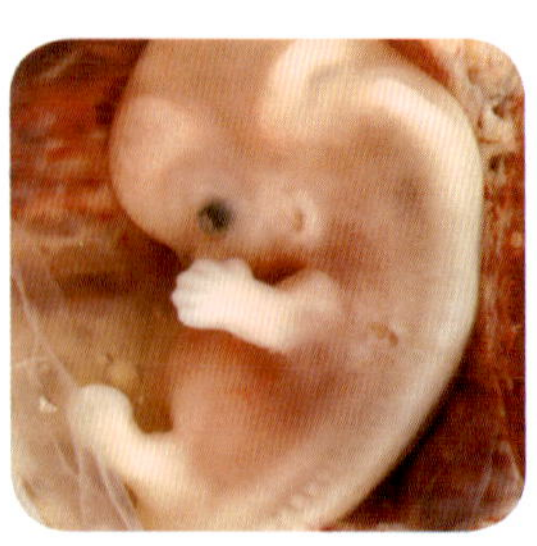

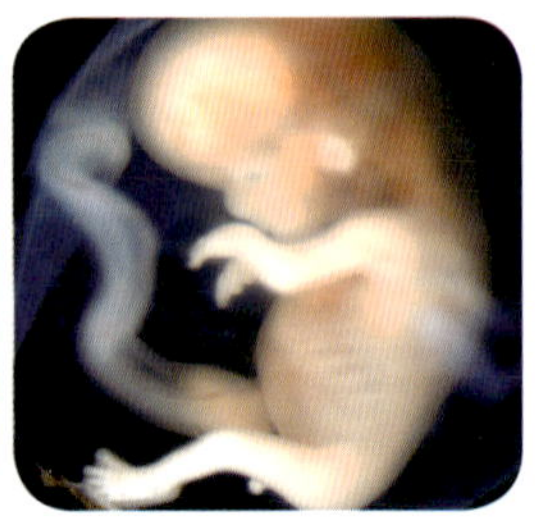

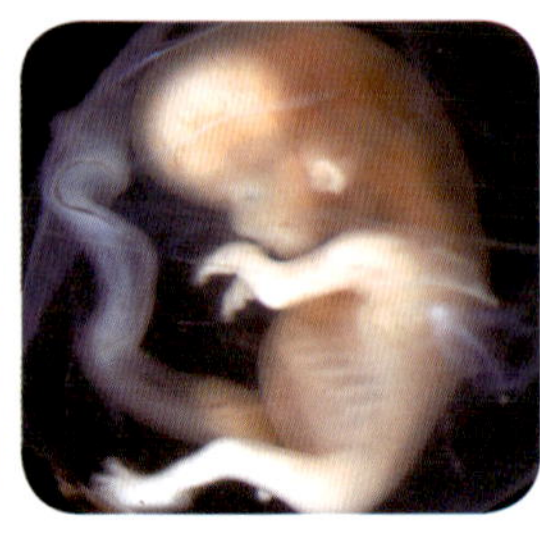

急性发热性疾病，如流感、肺炎等带来的细菌毒素或病毒可以通过胎盘进入胎儿体内引起胎儿中毒、感染而死亡，高热也可引起子宫收缩导致流产。母体的慢性疾病，如严重的心、肝、肾等疾病，或引起胎儿缺氧，或引起胎盘损害而发生晚期流产。

母、儿血型不合时，由于母体产生对抗胎儿的抗体，致使胎儿无法在子宫内继续生长而流产。

围生期的各种感染，如风疹病毒、巨细胞病毒、单纯疱疹病毒及弓形虫感染等也都可能造成流产。

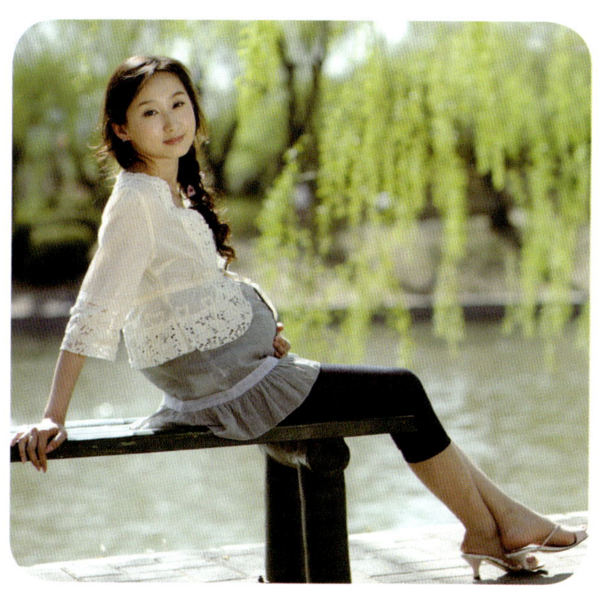

确诊为妊娠的妇女，如发生下腹痛或阴道出血，则应该考虑流产的可能；若发生在极早期妊娠时，还需排除异位妊娠的可能。许多早期流产的胚胎本身存在着染色体的异常，因此流产实际上是一种自然淘汰现象。出现流产征兆的孕妇，应及时去医院就诊。腹痛越重、阴道出血越多的孕妇，发生流产的可能性越大。若在怀孕的极早期，孕妇发生少量阴道出血，经休息或适当采用保胎药物，如黄体酮及镇静剂等治疗，症状消失后，还必须随诊胎儿的发育情况。需强调的是，不可以盲目地进行长期保胎，在保胎治疗7～10日后必须到妇科检查，做B超检查以确定胎儿发育情况，然后再决定进一步的处理。

专家提醒：

孕妇应注意孕期卫生，预防并及时治疗急性传染病。尽量避免接触有害物质。存在内分泌失调、生殖器官疾病或慢性内科疾病者，在孕前就应该进行医学咨询，根据病情确定能否妊娠，尽量争取在疾病治愈后或病情控制和稳定时再怀孕为好。

2. 异位妊娠

正常妊娠时，孕卵种植在子宫腔内，称为宫内孕；若孕卵种植在子宫腔以外的其他部位，则称为异位妊娠即子宫外孕。异位妊娠最多见于输卵管，少数亦可见于卵巢、宫颈等处。

当输卵管妊娠发生流产或破裂时，孕卵落入

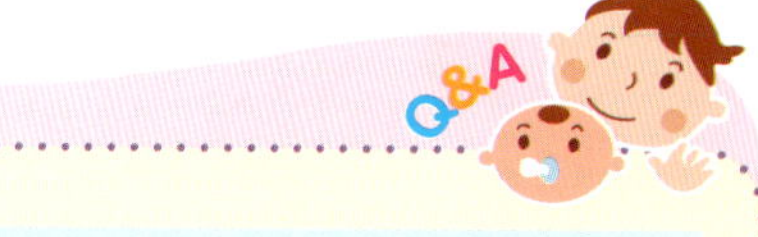

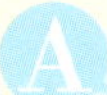

Q 小诺：

有哪些现象表明有异位妊娠的可能呢？

A 医师：

凡生育年龄的妇女一旦出现月经逾期，有时伴有厌食、恶心等早孕反应，则可能是已怀孕。若突然出现下腹剧痛，持续或反复发作，可伴有恶心、呕吐、肛门下坠等不适，甚者面色苍白、出冷汗、四肢发凉、出现休克时便要考虑异位妊娠。多数异位妊娠者可有不规则阴道出血，一般少于月经量，注意千万不要将此误认为月经不调或先兆流产。孕早期的异位妊娠可能有停经或无停经，伴有或无阴道出血，尿妊娠试验阳性及血绒毛促性腺激素水平升高与宫内妊娠或先兆流产难以鉴别。典型的异位妊娠有停经、腹痛、阴道出血三大症状。

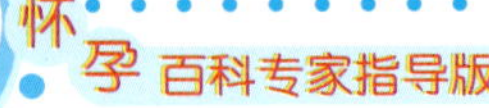

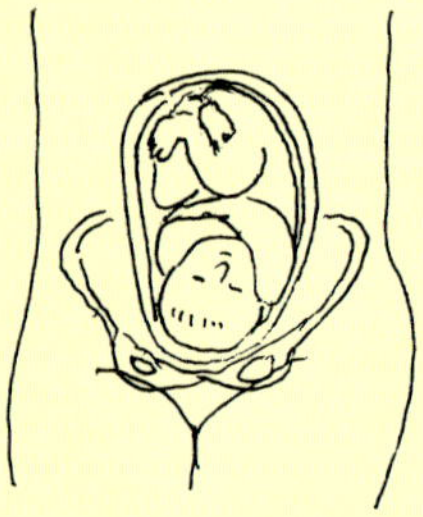

头位

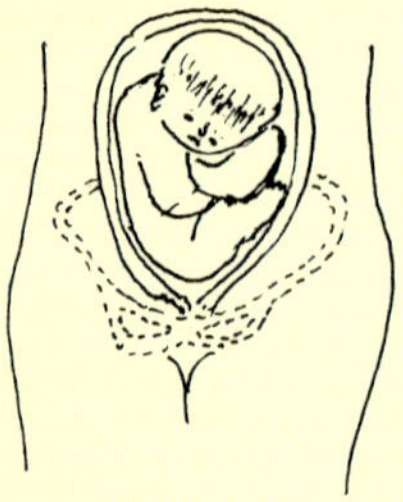

臀位

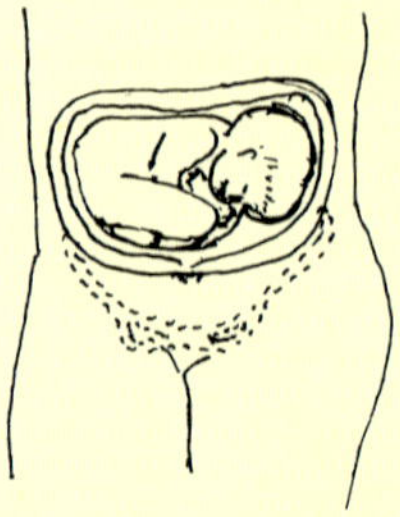

横位

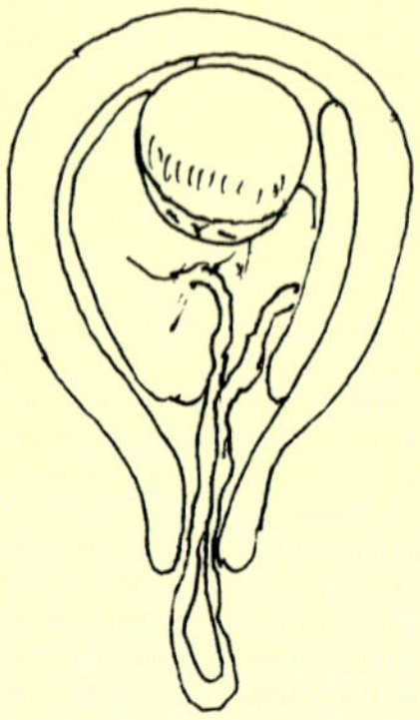

脐带脱垂

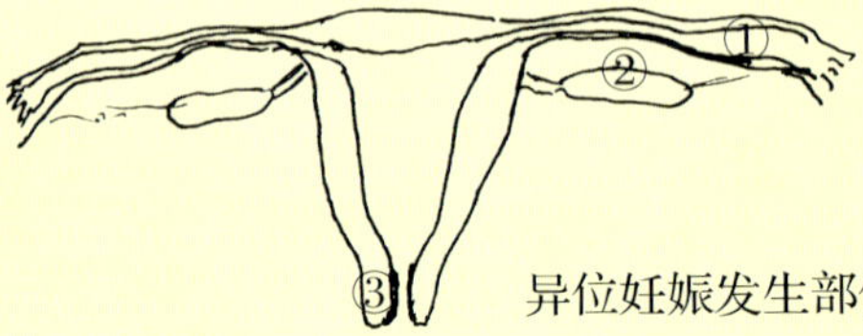

异位妊娠发生部位

① 输卵管妊娠（最常见）

② 卵巢妊娠

③ 宫颈妊娠

腹腔，偶可在大网膜、肠系膜、膀胱腹膜等处继续生长，形成腹腔妊娠。孕卵自输卵管管壁分离而被排入腹腔，为输卵管妊娠流产；若孕卵绒毛穿破输卵管管壁则为输卵管妊娠破裂。二者均可引起腹腔内出血，但后者更严重，由于大量的内出血导致休克，往往危及孕妇生命。

引起异位妊娠的常见原因是输卵管炎症或黏连，如慢性输卵管炎、输卵管结核等，积极防治上述疾病可起到一定的预防作用。另外，放置宫内节育器的妇女也可能发生异位妊娠，应提高警惕。

专家提醒：

异位妊娠是妇科的一种常见而危险的急腹症，必须对其保持高度的警惕。一旦有上述现象出现时，应立即去医院检查、确诊。医师根据检查所见即能及时地进行诊断及处理，从而减少或防止腹腔大量内出血。

3. 葡萄胎

妇女怀孕后，在子宫内生长的不是胎儿，而是无数成串的大小不等的透明水泡，大者像葡萄，小者像绿豆，由于其外形似成串的葡萄，因此医学上称之为葡萄胎。葡萄胎是由于早期胎盘绒毛中的血管消失，滋养细胞过度增生及其间质水肿形成。若同时有胎儿存在则为部分性葡萄胎。

有以下表现者应考虑患有葡萄胎的可能：

- 生育年龄妇女月经逾期，恶心、呕吐等早孕反应较一般为重。
- 阴道出血葡萄状物与子宫壁剥离，可引起阴道出血，持续不断，或间断反复发生，时多时少。有时在血块中可见到一些大小不等的水泡状物，如水泡状胎块多量排出时可引起阴道大量出血。
- 子宫与孕月不相符合，半数患者可发现腹部增大迅速，超过其妊娠月份，往往妊娠仅2～3个月，而腹部却像4～5个月大小，但无胎动，也听不到胎心；少数患者子宫也可与妊娠月份相符，甚至小于妊娠月份。
- 妊娠高血压疾病，怀孕早期，有些患者出现高血压、水肿、蛋白尿等现象。
- 因此凡有月经逾期，出现阴道出血或腹部增长迅速等现象都应去医院检查。医师根据妇科检查、绒毛促性腺激素测定及B超呈现的特异落雪状图像，即能做出是否为葡萄胎的诊断；当然，将阴道排出的水泡状物送病理检查也能得到确诊。

专家提醒：

由于葡萄胎是良性疾病，因此在确诊后不要过分紧张。确诊后，首先应尽快清除葡萄胎。一次清宫往往不能完全吸净，常需要再次清宫。刮出物必须送病理检查。术后，要严密随诊绒毛膜促性腺激素水平的变化，直至转为阴性后，还要复查1～2年。复查中，若发现绒毛膜促性腺激素的水平不按规律下降及转阴，或阴性后又转为阳性，或患者出现阴道出血、咯血等异常现象，则应警惕葡萄胎恶性变的可能，需做进一步的检查以确诊。

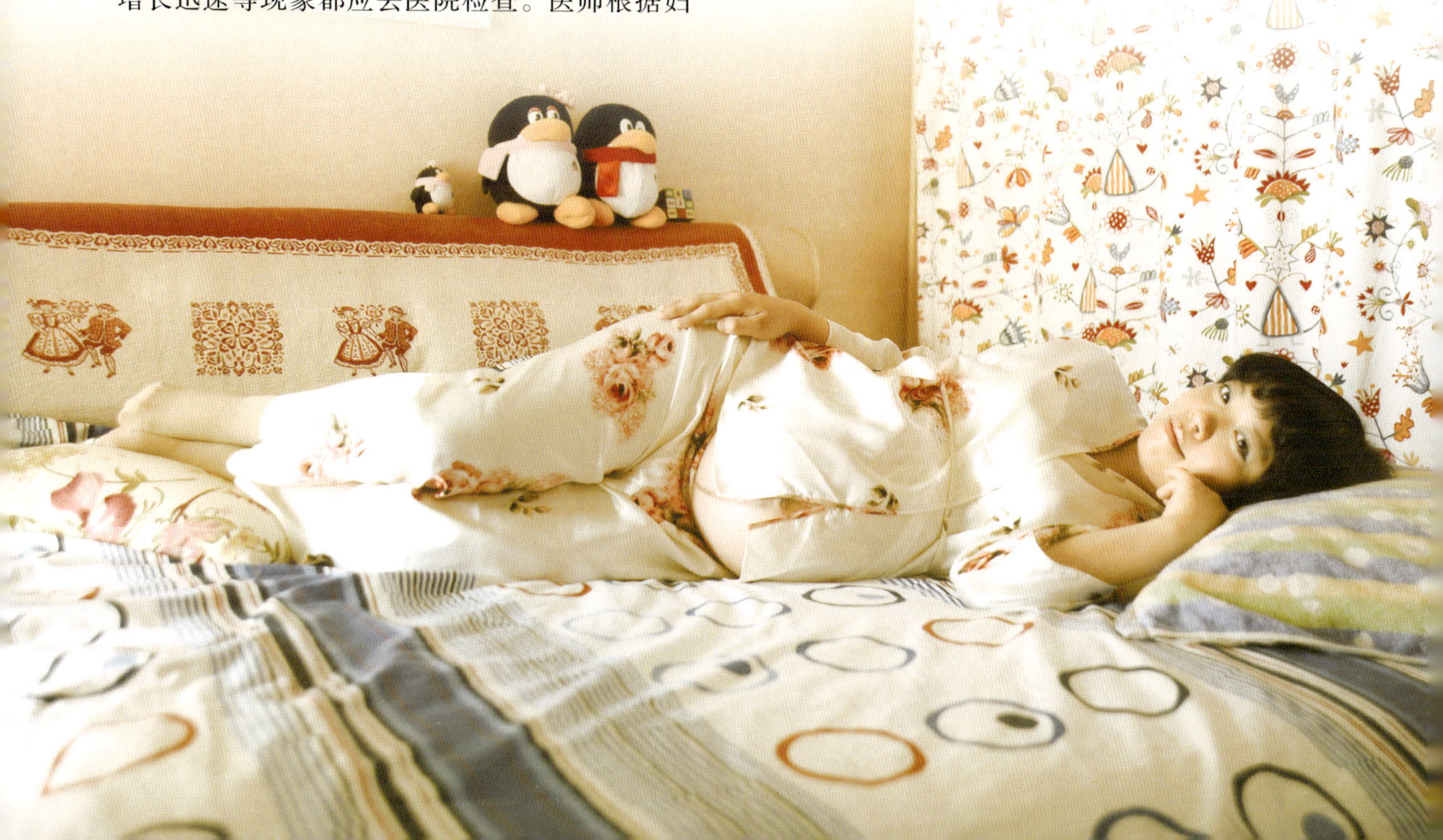

六、高危妊娠

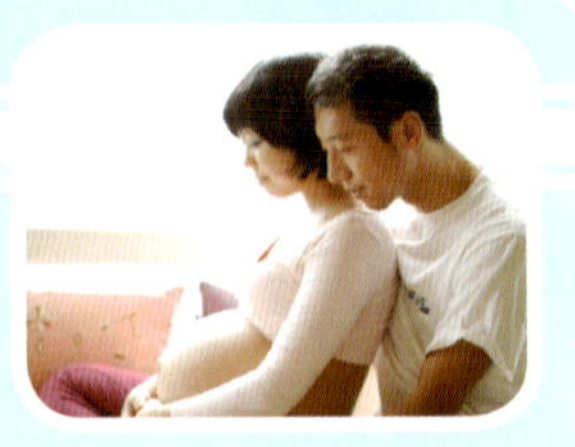

1. 高危妊娠

妊娠期存在一些对母、儿不利的因素，包括特殊体质因素、妊娠期并发症或内、外科合并症等，给妊娠及分娩带来一定风险，这种妊娠称为高危妊娠。高危妊娠通常包括年龄小于18岁或大于40岁，以及身材矮小，骨盆狭窄及子宫畸形等的孕妇。孕期并发症，如妊娠期高血压疾病、胎位异常、产前出血、羊水过多、多胎、胎儿过大或过小及母、儿血型不合等。妊娠合并症，如妊娠合并心脏病、肝炎、肾炎、糖尿病、甲状腺功能异常、血液病及性传播疾病等。此外，还包括不良孕、产史，如不孕症、反复或习惯性流产史、早产史、难产史、死胎或死产史，以及子宫肌瘤剔除史等。下面将介绍一些常见的高危妊娠情况。

专家提醒：

高危妊娠的孕妇必须在医院中分娩，这样才能保障母、儿的安全。属于高危的孕妇也不要过于紧张，应与医师密切配合，通过严密监测及适当的处理，往往可以安全地渡过妊娠及分娩期。

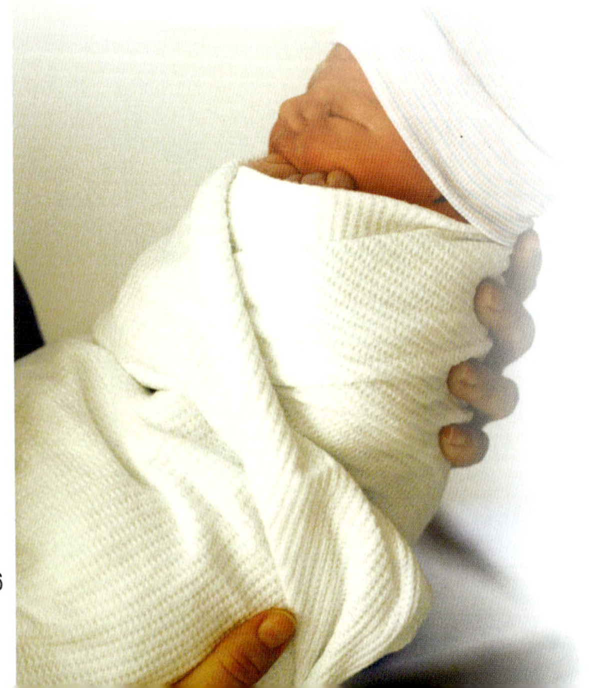

小贴士

高危妊娠增加了围生期母、儿死亡率，应予以高度重视。一般医院均设立产前高危门诊，由有经验的医师通过多项指标测定，如胎儿生长指标、胎心监测、B超、胎盘功能测定及必要的妇科及内科各项检查，对孕妇及胎儿进行定期监测，发现高危因素及时进行纠正和指导。对胎儿已近成熟或高危状态又无法纠正的孕妇，还可以选择适当时机终止妊娠。

2. 羊水过多

羊水是由孕妇血清经羊膜渗透到羊膜腔内的液体及胎儿尿液所组成。它可保护胎儿免受挤压，防止胎体粘连，保持子宫腔内恒温、恒压，并有助于胎肺的发育。

妊娠足月时，正常羊水量约为1 000毫升，若羊水量超过2 000毫升，则为羊水过多。羊水量在数天内急剧增加并超过正常量者，为急性羊水过多；若羊水逐渐增加超过正常量者则为慢性羊水过多。

- 急性羊水过多常发生于妊娠中期，此时由于羊水急剧增加，使孕妇子宫迅速地膨胀. 从而引起腹痛、腹胀等不适；压迫横膈、心肺时，可引起心悸、气短、不能平卧等；压迫下腔静脉可出现下肢、外阴水肿等。急性羊水过多常合并胎儿畸形，其中以无脑儿、脊柱裂等开放性神经管畸形为多。慢性羊水过多：由于羊水量是逐渐增加的，一般孕妇多能适应，故上述症状较轻。
- 胎儿频繁活动于过多的羊水中，往往导致胎位异常。
- 子宫过度膨胀或羊水压力过高，容易发生胎膜早破而引发早产。
- 破膜后，羊水急速流出可引起胎盘早期剥离及脐带脱垂。
- 临产时，由于羊水过多，子宫过度膨胀，往往导致子宫收缩乏力而引起产程延长。
- 分娩后，子宫收缩乏力易发生产后出血。

专家提醒：

产生羊水过多的原因尚不明了，孕妇一旦发现腹部增大迅速时，应立即去医院检查。通过B超检查即可明确是否为羊水过多，胎儿有无畸形。还要注意有无其他并发症，如糖尿病等。若确诊有胎儿畸形，应尽早终止妊娠。若胎儿正常，可根据羊水量的多少及孕妇症状的轻重，遵医师指导采用休息、限盐，口服利尿剂、消炎痛或抽吸羊水减压等治疗，并注意避免胎膜早破。

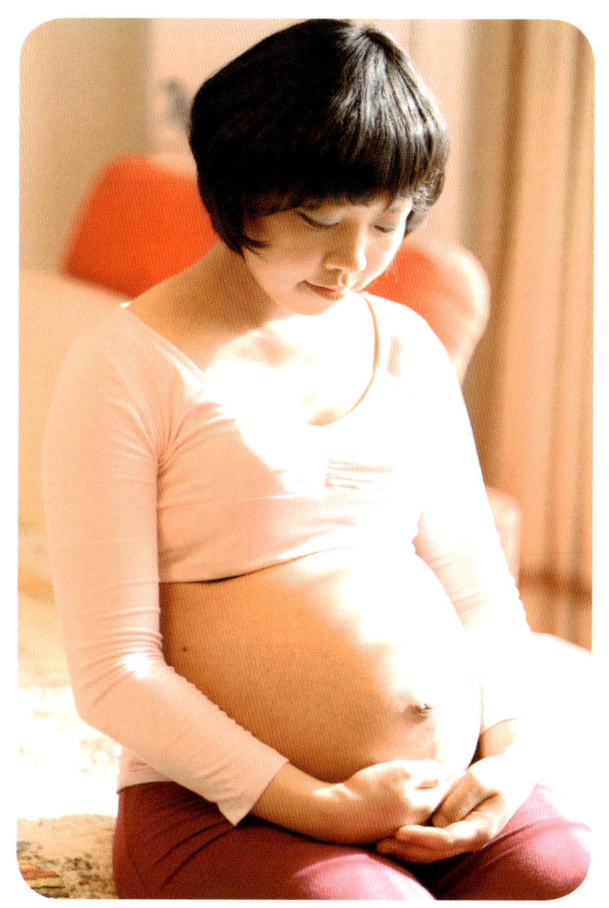

3. 羊水过少

妊娠足月时，羊水量少于300毫升称为羊水过少，最少甚至仅有数毫升。羊水量少时，胎儿皮肤与羊膜紧贴，其间几乎无空隙存在。目前，多采用B超测定的最大羊水池小于2厘米作为羊水过少的诊断标准；还有以脐为中心，测量周围四个象限羊水量，当四个象限羊水量之和即羊水指数小于5厘米诊断为羊水过少。

羊水过少对孕妇的影响较少，对胎儿威胁较大。孕中期羊水过少常伴有胎儿泌尿系统畸形，如先天性肾缺如、肾发育不全等；孕晚期羊水过少常与过期妊娠、胎盘功能不全等同时存在。定期产前检查及B超检查便可发现羊水过少。

当确诊为羊水过少时，应警惕有无胎儿畸形、胎儿窘迫和胎盘功能不全等。若发现胎儿畸形则应及时终止妊娠。胎儿正常的孕妇应密切注意胎动变化，并随诊子宫增长情况，B超监测羊水量的变化，必要时应动态监测胎盘功能，可随诊血或尿雌三醇（E3）水平、血胎盘催乳素（HPL）、胎心监护或生物物理5项评分（后者是指B超下观察最大羊水池深度、胎儿肌张力、胎动及胎儿的呼吸运动，再加上胎儿监护无应激试验的反应性）等，以了解胎儿有无缺氧的情况。若发现异常，而胎儿已达到可活期则应尽早行剖宫产术，使胎儿脱离不良的宫内环境，以保证其安全。

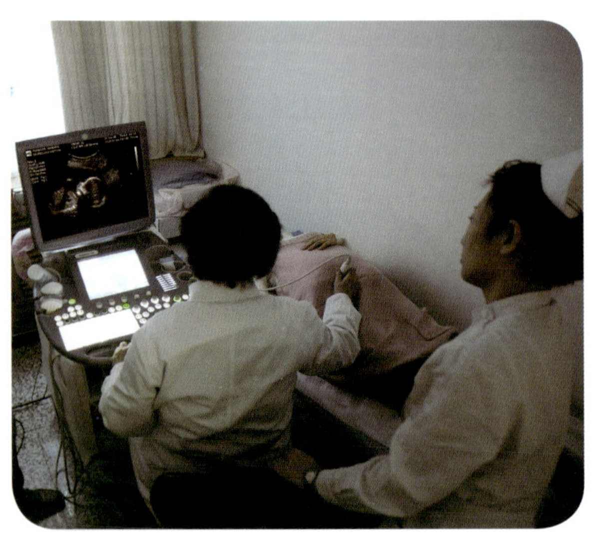

4. 妊娠期高血压疾病

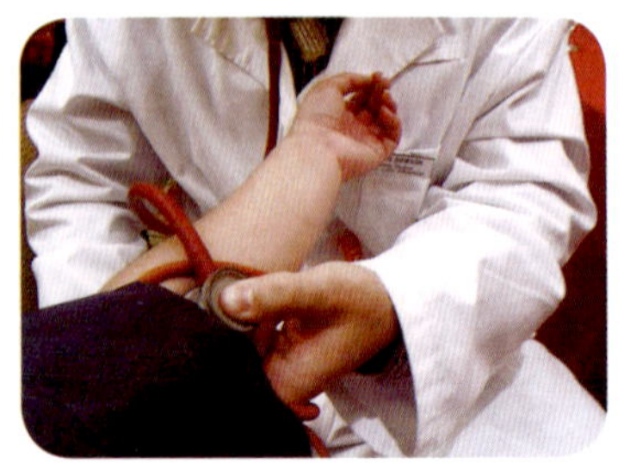

妊娠20周以后，孕妇出现水肿、血压升高、蛋白尿，严重者有头痛、头晕，甚至抽搐、昏迷，称为妊娠期高血压疾病。多年来，该病曾被称为妊娠高血压综合征（简称妊高征）。

它是妊娠期特有的并发症，发病原因尚不明了，分娩后上述症状随之消失，可见它与妊娠的存在直接相关。其主要的病理生理变化是全身小动脉痉挛，从而导致各脏器血液灌注量减少。该病严重危害母、儿健康，是引起孕、产妇和围生儿死亡的主要原因之一。

妊娠晚期，由于子宫压迫下腔静脉使下肢血液回流受阻，孕妇常可出现轻微的下肢水肿。经过休息，水肿能自然消退者属于生理性，否则为病理性的。有时孕妇虽无明显的可凹性水肿，但体重增长较多（每周超过0.5千克）时，这便意味着体内水分潴留过多，应予以重视。血压升高是指相隔6小时，2次测量的血压达到或超过18.7/12千帕（140/90毫米汞柱）或比基础血压升高4/2千帕（30/15毫米汞柱）或以上。正常孕妇的尿中可以有微量蛋白，如尿（清洁中段尿）中出现蛋白（+）以上，则为病理现象。

既往根据血压、水肿及蛋白尿的程度，将妊娠期高血压疾病分为妊娠高血压综合征轻、中、重度。目前，趋向于采用国际通用的分类，将其分为：妊娠期高血压，子痫前期（轻度、重度），子痫，慢性高血压并发子痫前期，妊娠合并慢性高血压。重度子痫前期时，血压达到或超过21.3/14. 7千帕（160/110毫米汞柱），并出现不同脏器功能的严重受损（含心、肝、肺、肾、弥漫性血管内凝血及胎儿窘迫、胎盘早期剥离、胎死宫内或胎儿生长受限等），但不一定全部出现，可仅以某一个或两个脏器受损为主；在子痫前期的基础上，发生抽搐、昏迷则为子痫，均表明疾病已进入严重阶段。

孕妇定期进行产前检查，能及时发现血压、水肿及尿蛋白的异常变化，经过医师的相应处理便可防止其向严重阶段发展。

Q&A

小诺：

怎样预防妊娠期高血压疾病？

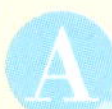

医师：

预防妊娠期高血压疾病，特别是重度子痫前期及子痫，是降低围生期母、儿死亡率的重要一环。

首先，一定要按时进行产前检查，监测血压、尿蛋白及水肿情况。妊娠期高血压疾病初期并不一定都有自觉症状，只有定期检查才能及早发现。

一旦发现血压升高或水肿等，则应密切与医师配合，注意休息，并采取左侧卧位使下肢及盆腔的血液能充分地回流到心脏，从而保证肾脏及胎盘的血液灌注量。注意多进食高蛋白食物，适当限制食盐的摄入；必要时遵医嘱服用解痉或镇静药物。及时控制轻度子痫前期，避免其向严重阶段发展。重度子痫前期或子痫必须住院治疗。

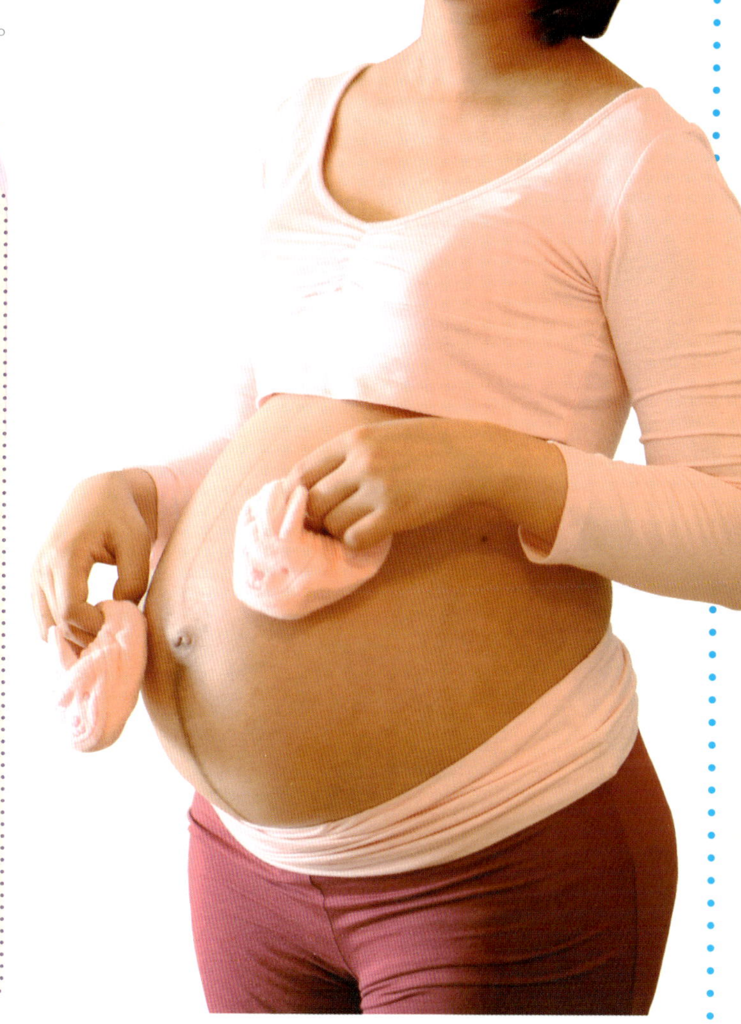

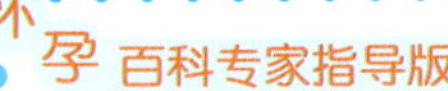

专家提醒：

并发妊娠期高血压疾病的孕妇，一旦出现头痛、眼花、眼前出现闪光点、恶心、呕吐或上腹剧痛等症状，往往提示疾病将发生急剧的变化，应及时就诊。

5. 妊娠期糖尿病

患糖尿病的妇女怀孕，属于妊娠合并糖尿病。若孕前无糖尿病，妊娠期由于胎盘产生的大量激素削弱了胰岛素的作用，导致胰岛素抵抗，引起明显的糖代谢异常，达到了诊断糖尿病的标准时，则为妊娠期糖尿病。

该病为妊娠期的并发症，其对孕妇、胎儿的影响与妊娠合并糖尿病相似，均属于高危妊娠。在产后，妊娠期糖尿病者的糖耐量试验能够恢复正常。如果对孕前糖尿病病史了解得不清楚，孕期才发现血糖异常者，可以暂时按妊娠期糖尿病对待，产后复查糖耐量试验后才能最终分辨是妊娠期糖尿病抑或妊娠合并糖尿病。

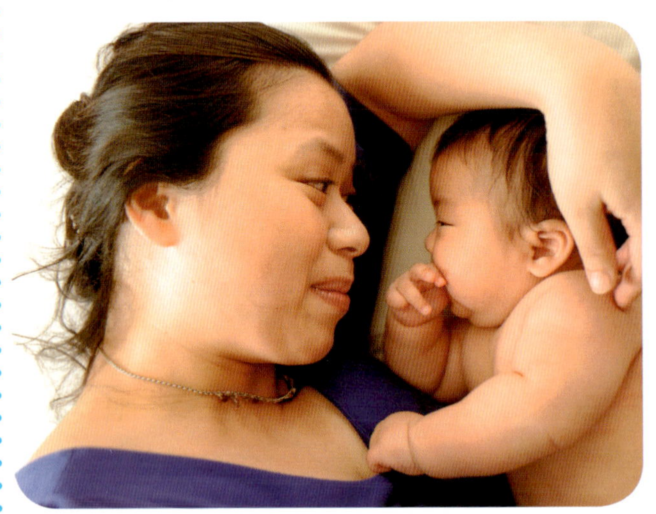

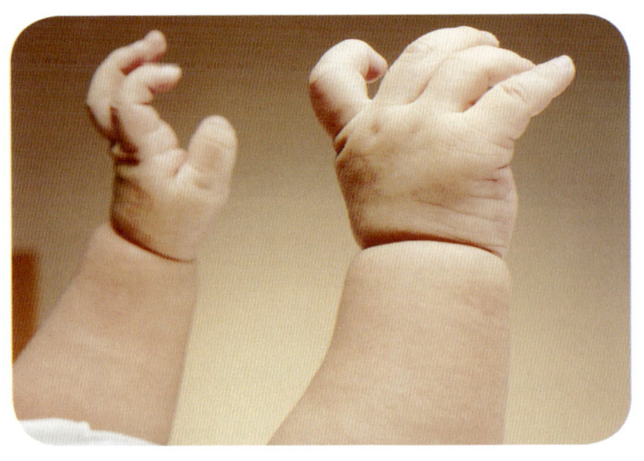

妊娠期糖尿病控制不好容易发生巨大儿，这类胎儿体重虽大，却存在着许多健康问题。且不说巨大儿给分娩带来的许多困难。单因高胰岛素血症促进胎儿的代谢增加，耗氧量增大，就会导致胎儿宫内缺氧。慢性缺氧可诱导红细胞生成素增加，从而引起胎儿红细胞增多症。糖皮质激素具有促进胎肺Ⅱ型细胞合成及释放肺表面活性物质的作用，但受到高胰岛素血症的拮抗，将会导致胎肺成熟延迟。

综上所述，此类产妇在分娩过程中容易发生胎儿窘迫；生后容易发生新生儿窒息及新生儿呼吸窘迫综合征等。由于出生后中断了母亲的血糖供应，而体内的胰岛素仍维持在较高的水平，故往往会发生低血糖症，甚至出现抽搐，及早喂糖水或输入葡萄糖液可以预防新生儿低血糖症。新生儿红细胞增多症，在生后大量的红细胞被破坏可引起新生儿高胆红素血症，重者需要进行处置。另外，约半数的婴儿会发生低钙血症，应与低血糖鉴别。

日后，这类婴儿肥胖及糖尿病的发病率也较正常新生儿为高，因此需要长期的严密监测与照顾。

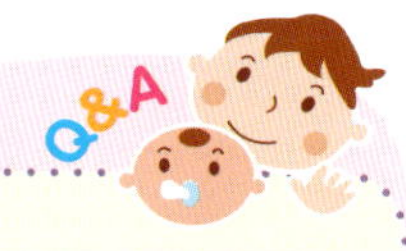

小爱：

如果孕妇患了糖尿病，婴儿会有健康问题吗？

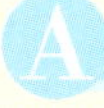

医师：

妊娠期糖尿病患者若病情控制得理想，其所分娩的婴儿与正常妊娠分娩的婴儿没有明显差别。当孕妇糖尿病未得到很好的控制时，母体高水平的血糖会经过胎盘进入胎儿体内，血糖水平高可刺激胎儿胰岛分泌，引起胎儿的高胰岛素血症。高胰岛素血症可促进胎儿细胞摄取氨基酸，加快蛋白合成，降低脂肪分解率，而产生巨大儿。

专家提醒：

患有妊娠期糖尿病或糖代谢异常的孕妇们只要与医师密切配合，在饮食控制的基础上，必要时使用胰岛素，便可以使妊娠期糖尿病得到满意的控制，从而避免上述种种对婴儿的不良影响。

小贴士

凡存在妊娠期糖尿病的高危因素时，必须进行糖尿病的筛查，通常将检查安排在妊娠24～26周。目前在有条件的地方，提倡孕期进行常规糖尿病筛查，以便及时发现妊娠期糖尿病并予以管理，从而减少其对孕妇及胎儿的危害。

6. 胎膜早破

正常情况下，胎膜应在有规律的子宫收缩及宫颈口开大后才破裂。若胎膜破裂发生在临产前，则为胎膜早破，是产科常见的情况。胎膜早破可能由于子宫颈内口关闭不全，羊膜腔内的压力不均或过高（见于头盆不称、胎位不正或羊水过多），剧烈的运动或性交刺激，胎膜发育不良，或因炎症致使局部薄弱等原因造成。有些病例找不到明确的原因。

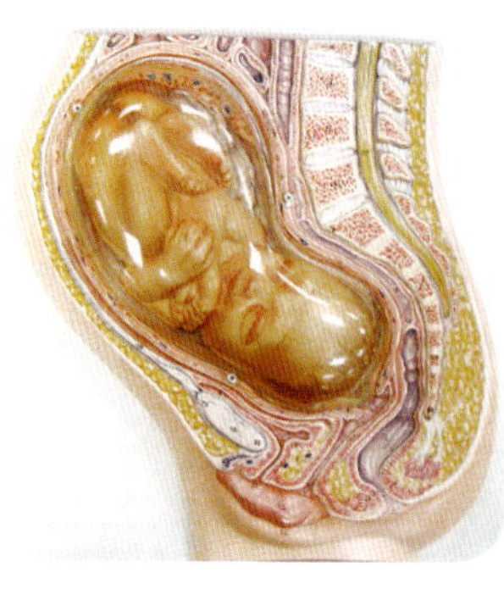

胎膜破裂的位置低、破口大时，可突然出现阴道大量流水；反之可为持续性少量流液。正常羊水色清，可混有胎脂，若呈血性或黄绿色者为异常。

多数孕妇在破膜后1～2日内自然临产。妊娠已满36周发生破膜时，多无不良影响。如破膜发

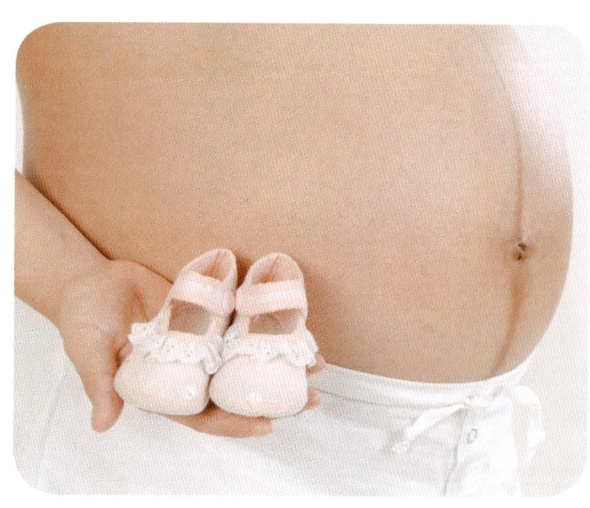

生过早，尚未成熟的早产儿成活的机会少；破膜后短期内不临产时，由于羊膜腔与阴道相通，容易招致上行感染，危及胎儿及孕妇；发生于胎头浮动或胎位不正时，还易合并脐带脱垂。胎膜早破对母、儿均不利。孕期中，应针对原因作好预防。一旦发生胎膜早破，应立即就诊，以得到及时与合理的处理。破膜后要保持外阴部清洁，使用消毒卫生巾或纸；胎头浮动或胎位不正者，应抬高臀部，取卧位转送。

专家提醒：

胎膜破裂后，羊水常不至于完全流尽，况且羊水仍不断产生，对于发生“干产”的顾虑是完全不必要的。

当发现脐带脱垂，胎儿已近足月，而子宫颈口尚未开大，且胎心音正常时，为了挽救胎儿，可急行剖宫产术。因为这是一种非常紧急，要分秒必争的手术，产妇要充分理解并很好地配合。

妊娠未足月的臀位发生胎膜早破后，应卧床、抬高臀部、保持外阴部清洁、严密监测胎动及胎心音的变化，同时应进行促胎肺成熟治疗，酌情安排分娩时间。

胎膜破裂12小时仍未临产者，应给予抗生素预防感染。

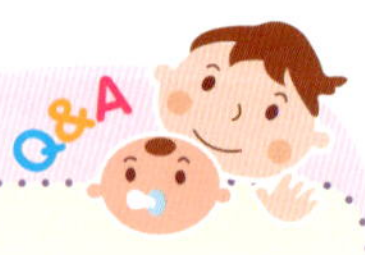

小爱：

臀位发生胎膜早破，怎么办？

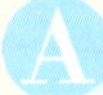

医师：

臀位的孕妇，一旦发生胎膜早破，应取卧位送往医院。若住院待产期间，发生了胎膜早破，孕妇应立即卧床，并记下破膜时间，及时通知医师。医师会立即听取胎心音，若发现异常则需要做阴道检查，以了解子宫颈口开大情况及有无脐带脱垂。

7. 早产

早产就是不足月的分娩，确切地说，是怀孕28～37周前分娩者。由于早产月份的不同，胎儿出生体重及生存能力亦有很大的差异。早产的月份越小，一般说来婴儿的体重越轻，生存能力也越弱；大月份的早产则与之相反。

早产是围生儿死亡的重要原因之一，特别是月份小的早产儿，因此预防早产是降低围生儿死亡率的重要环节。妊娠晚期，当孕妇出现下腹痛或阴道出血等早产征象时，应及时就医。医生将根据病情采取保胎措施，如卧床休息及应用宫缩

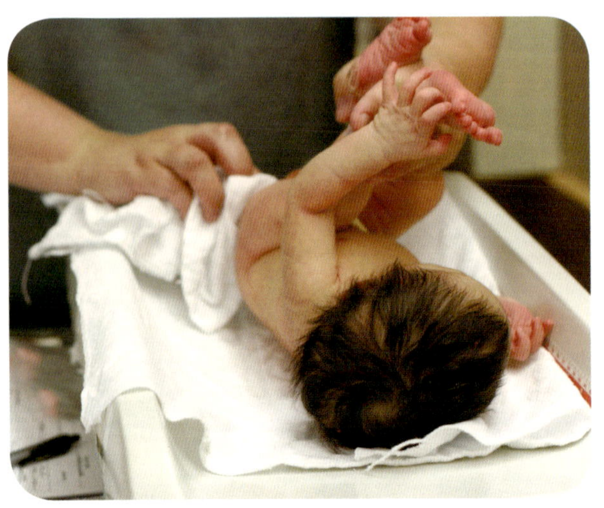

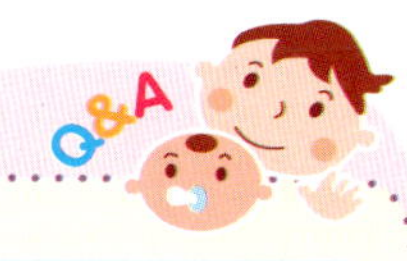

小爱：

什么原因会引起早产？

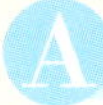
医师：

母亲方面的原因有急性传染病，严重贫血及心、肝、肾等内科疾患，以及妊娠期并发症，如妊娠期高血压疾病、产前出血、胎膜早破、子宫畸形、外伤等。胎儿方面的原因有胎儿窘迫、多胎、羊水过多等。

抑制剂等。经过治疗，多数孕妇可以继续妊娠；少数孕妇的妊娠期往往也能得到适当延长，这样便为促胎肺成熟提供了充裕的时间，有利于早产儿成活。

预防早产，首要的是定期做产前检查，及早发现上述疾病，并积极治疗从而减轻或消除这些可能导致早产的原因。其次，孕期要避免过度劳累、精神紧张，注意孕期卫生，预防传染病，并尽量避免接触放射线及有害物质等。此外，房事要有所节制。

8. 过期妊娠

超过预产期2周以上仍不临产者，为过期妊娠。此时若胎儿过大或胎头过硬，分娩时便不容易通过产道，胎盘老化或功能减退伴发羊水过少，致使胎儿不能耐受产程中强烈的子宫收缩而易发生胎儿窘迫等高危情况，故应设法避免过期妊娠的发生。

9. 妊娠晚期阴道出血

妊娠晚期指的是怀孕末3个月，即孕28周至妊娠足月。此期，孕妇阴道出血的主要原因是由于胎盘异常，以前置胎盘和胎盘早期剥离为常见。

什么是前置胎盘？为什么会引起出血呢？

正常胎盘的位置是在子宫体部的前壁、后壁、侧壁或底部。当胎盘附着部位较低，部分或全部覆盖在子宫颈内口上，则形成部分性或完全性（又称中央性）前置胎盘。胎盘的下缘位于子宫下段或接近子宫颈内口，为低置胎盘及边缘性胎盘；妊娠晚期，子宫不规律收缩，子宫下段扩张，可使覆盖于子宫颈内口处的胎盘与子宫壁分

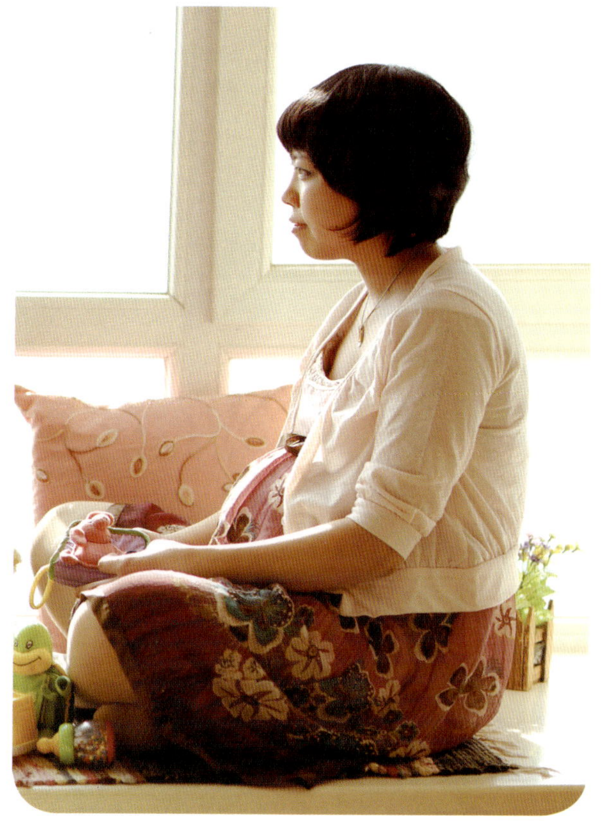

小贴士

降低人工流产率及盆腔感染，对预防前置胎盘的发生可能有一定的作用。及时发现并治疗妊娠期高血压疾病，避免外伤等，有助于减少胎盘早期剥离的发生。

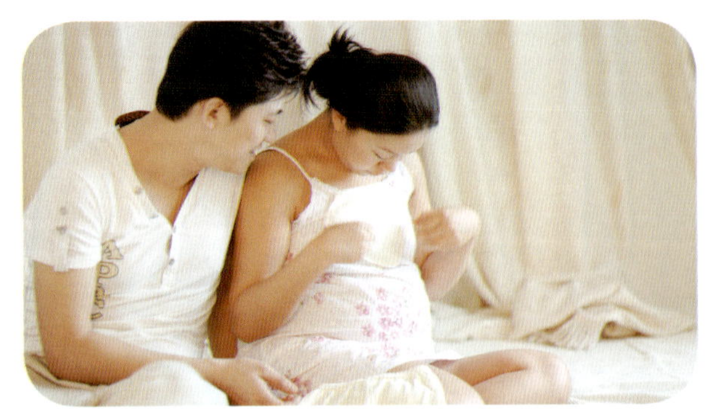

离，而引起反复性阴道出血。前置胎盘的出血量与胎盘覆盖子宫颈内口的程度有关，覆盖面越大，出血越早，量亦越多；反之，则出血晚，甚至临产后才发生出血，量亦少些。此种出血的特点是血色鲜红且不伴有腹痛。

胎盘早期剥离是指正常位置的胎盘在胎儿娩出前，已部分地从子宫壁剥离，常由于妊娠期高血压疾病、外伤或突然破膜大量羊水流出而引起。出血色暗并伴腹痛，重者胎盘后血肿的压力致血液渗入子宫肌层，可引起强直性宫缩，甚至子宫卒中。初始孕妇感到腹部剧痛，扪之子宫硬、局部压痛且不能放松，当子宫卒中时则子宫迟缓。由于胎盘剥离面的出血与阴道不一定相通，以致外出血量与产妇及胎儿的危重情况不相符合，往往会掩盖病情。因此，密切监测产妇及胎儿情况是极其重要的。

前置胎盘及胎盘早期剥离，是妊娠晚期的严重并发症。大量的失血，无论是内出血还是外出血均可导致休克，若处理不及时将会危及母、儿的生命。孕期的B超检查可以确诊胎盘的位置。但在孕早、中期检查发现胎盘位置低时，由于胎盘可能随孕月增长而上移至正常位置，故此时若无阴道出血，不需特殊处理，可定期检查胎盘位置的变化。孕34周，胎盘仍处于低位时，才做出

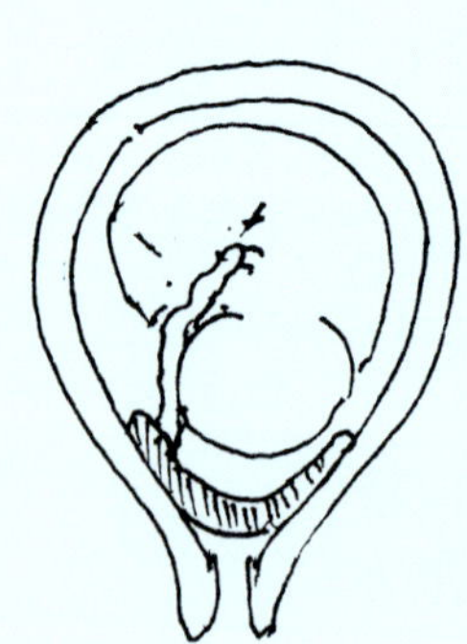
1. 中央性前置胎盘

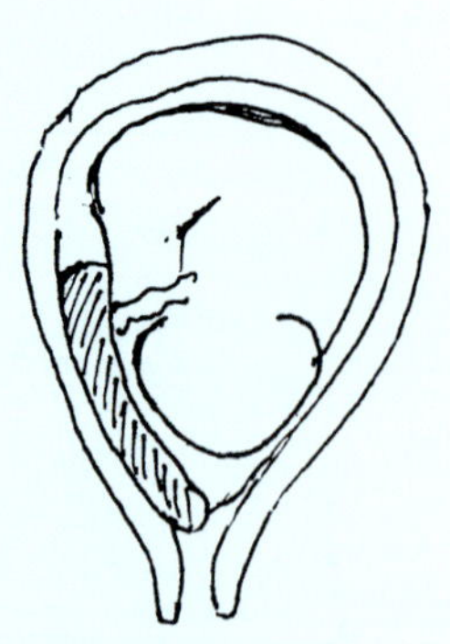
2. 部分性前置胎盘

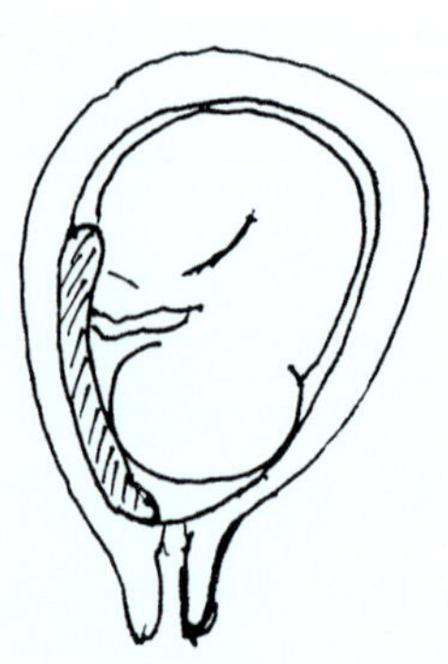
3. 边缘性前置胎盘

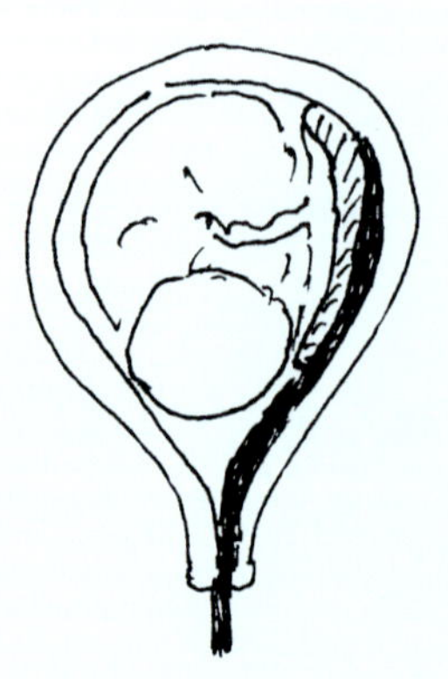
4.胎盘早期剥离（混合性）

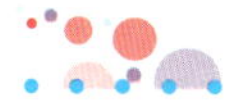

低置或前置胎盘的诊断。胎盘早期剥离的诊断主要依据临床表现，B超检查仅作参考。一旦发生妊娠晚期出血，孕妇应立即到医院就诊，必要时住院观察。妊娠晚期或临产后，胎盘低置或轻度胎盘早期剥离的孕妇若阴道出血不多，情况良好时，可以严密观察，有时仍可能自阴道顺利分娩；但若出血量增多、腹痛加重、产程进展不顺利或出现休克征兆，则应立即行剖宫产结束分娩。重型胎盘早期剥离无论胎儿死活均应及早行剖宫产术。

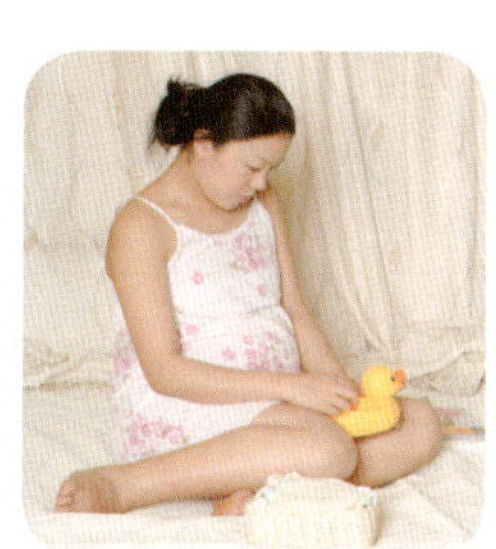

10. 臀位

怀孕7个月之前，由于胎儿较小，羊水量相对较多，因而胎位常不固定，此时若为臀位，可不必处理，多数均能自然转为头位。孕30～32周后，仍为臀位则应予以纠正，从而降低发生胎膜早破、脐带脱垂及臀位分娩的风险。

纠正臀位的方法

膝胸卧位是最常用又比较安全的纠正臀位的方法。膝胸卧位，是让孕妇跪在硬板床上，头向侧方，双上肢及胸部紧贴床垫，臀部抬高，大腿与床面垂直。这样便可使胎儿臀部从骨盆中退出，并可借助胎儿重心的改变，促使胎儿从臀位转为头位。每日进行2次，每次15分钟，可安排在清晨或晚上进行，事前应解小便，并松解腰带。通常可在1～2周见效。

臀高头低位，膝胸卧位对于肥胖或有高血压的孕妇来说仍是个不小的负担，国外有学者提出采用臀高头低位也同样可以达到纠正臀位的目的。在睡眠时，将臀部垫高，这种体位不会使孕妇感到太多的不适，更体现了人性化的关怀。

其他，如艾灸足部至阴穴或音乐转胎也有一定的效果。

采用上述方法不能纠正的臀位，也不必勉强进行纠正。

专家提醒：

臀位的孕妇要避免负重并节制性生活，以防胎膜早破；在破膜后要平卧，防止脐带脱垂。

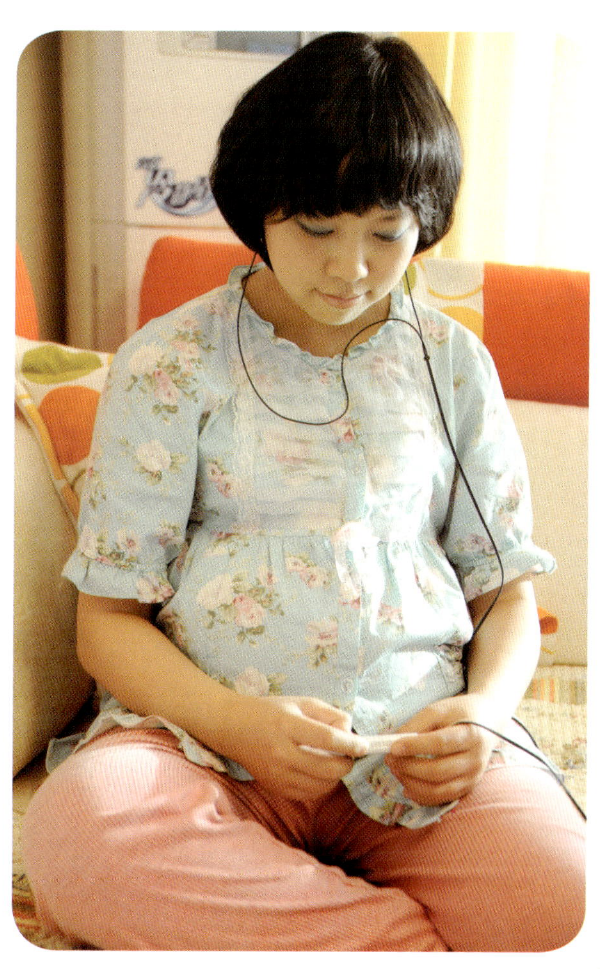

桃子：

哪些臀位不必进行纠正？

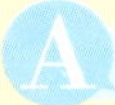

医师：

臀位是最常见的异常胎位。由于先露部为臀、膝或足，与头位相比，更可能发生胎膜早破、早产的机会增加，且破膜后容易发生脐带脱垂。分娩时，下肢或臀部在前，最后娩出胎头，一是子宫颈口不易开全，二是露脐8分钟需要出头。若娩头困难则新生儿窒息及产伤的发生率增高。总之，臀位分娩的围生儿病率及死亡率均高于头位，属于高危妊娠。纠正臀位，使之转为头位，可以提高妊娠及分娩的安全性。但存在下述情况时，则不应进行纠正：

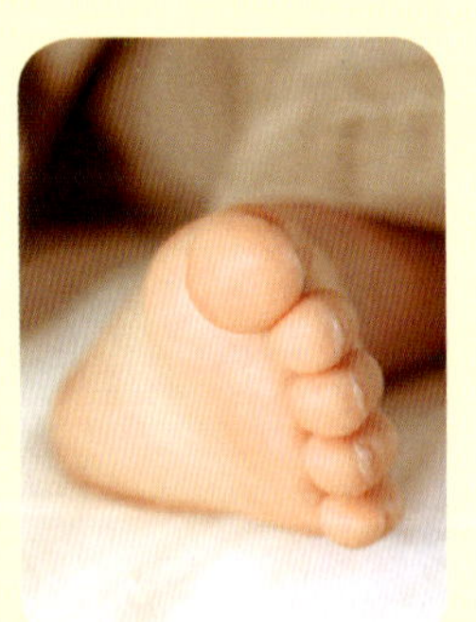

①双胎一儿或两儿为臀位，因宫腔的空间有限，胎儿不易转动。

②子宫畸形，如纵隔子宫、弓形子宫、单角子宫或子宫肌瘤较大，宫腔变形时，胎儿只能取适应宫腔形状的位置。

③骨盆狭窄、前置胎盘等，即使纠正了胎位仍不可能自阴道分娩者，或因其他原因需行择期剖宫产者。

11. 横位

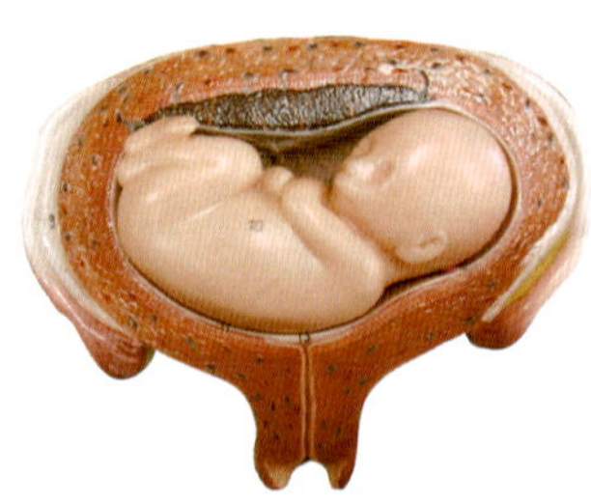

横位是一种少见的异常胎位。横位时，胎儿身体的纵轴与母体的纵轴呈垂直交叉，胎儿以肩部为先露部。一般情况下横位是不可能自然分娩的。横位多见于弓形子宫，子宫腔的形状适合于胎儿横卧；也常见于腹壁松弛的经产妇或合并骨盆狭窄及前置胎盘等情况的孕妇。

横位的风险，在于胎膜破裂后易发生脐带脱垂或胎臂滑出。临产时胎膜破裂后，在强烈的子宫阵缩下，若仍未能得到及时的处理，便将成为忽略性横位，胎肩嵌顿于骨盆腔内不但可以造成胎儿死亡，还可以导致子宫破裂危及母亲的生命。

小贴士

妊娠30周前如发现横位时，医师会叮嘱孕妇避免性生活及负重，以预防胎膜早破。妊娠30周后，医师会推荐试用膝胸卧位或臀高头低位进行纠正，这些是较为安全的纠正胎位的方法。腹壁松弛的孕妇，有时医师还可以试行外倒转术。需要注意的是当纠正困难时，特别是对初产妇，切不可强行纠正。横位发生胎膜早破时，孕妇应取卧位送往医院，医师会根据具体情况进行妥善处理。妊娠足月仍为横位者，应行选择性剖宫产术。

12. 胎儿生长受限

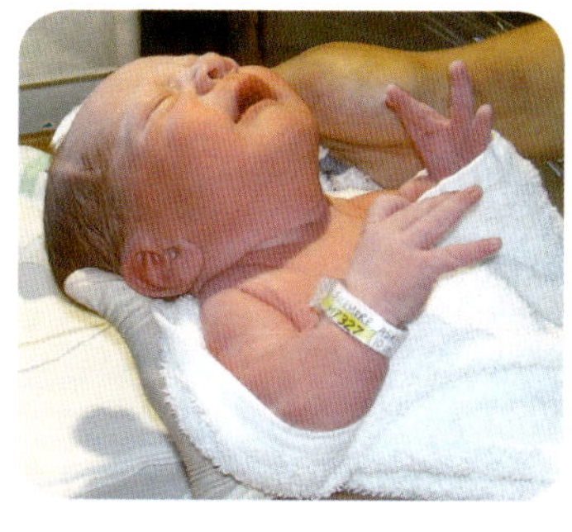

由于某些原因影响胎儿在子宫内的生长、发育，致使其体重小于同等孕龄胎儿体重的低限，医学上称此种现象为胎儿生长受限，并常以其英文名称的首位字母FGR来表示。

常见的原因

孕妇患有严重的疾病，如妊娠期高血压疾病、慢性高血压、慢性肾炎、心脏病、贫血等，导致胎盘功能障碍或母体缺氧，从而影响了母体对胎儿的供血、供氧，造成胎儿的营养障碍。

多胎妊娠时，由于母体营养供应不足，或营养不能充分分配给各个胎儿，使多胎胎儿或其中某个胎儿发生宫内生长受限。

如不存在上述情况，其原因可能为先天遗传因素，即胎儿宫内的发育受父母身高、体重等多种因素的影响。另外，少数是因为胎儿先天畸形。

宫内生长受限的胎儿，其身体、智力的发育均不及正常的同龄儿，但出生后若经过积极治疗及后天足够的营养补充，部分仍能够赶上正常同龄儿童的发育。

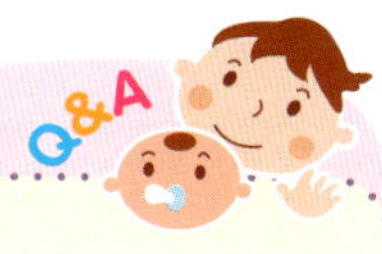

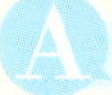

玲玲：

怎样防治胎儿生长受限呢?

医师：

孕妇要定期进行产前检查。医师可以综合孕妇腹围的大小、子宫底高度及B超各项参数的监测作出早期诊断，一旦确诊即应积极治疗。一方面要针对所发现的并发症，如妊娠期高血压疾病等进行治疗；另一方面应加强营养，保证热量的摄入。必要时，还应考虑入院进行高营养治疗，即静脉滴注右旋糖苷、葡萄糖液、能量合剂及维生素等，以改善母体及胎儿的营养状况，纠正胎儿营养障碍。在监测中，除需观察胎儿生长、发育状况外，还应注意有无胎儿缺氧的情况，必要时应行胎心监护。

13. 巨大胎儿

胎儿出生体重达到或超过4000克，也有定义为超过4000克者，称为巨大胎儿。胎儿过大，增加母、儿在分娩中的风险。分娩时，由于胎儿过大常引起胎肩娩出困难，从而导致胎儿缺氧、窒息，甚至死亡；在牵拉过程中用力过猛，也可引

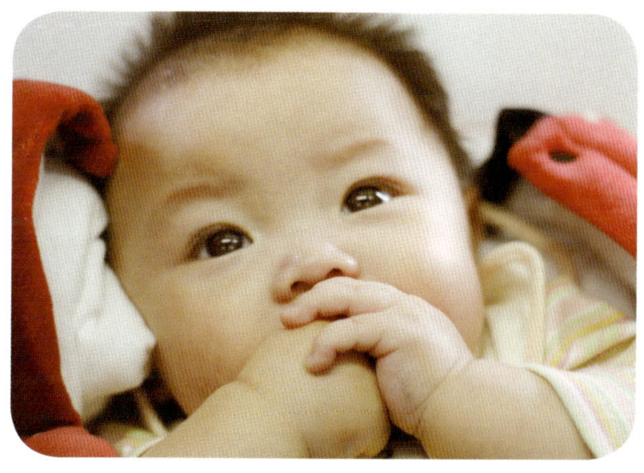

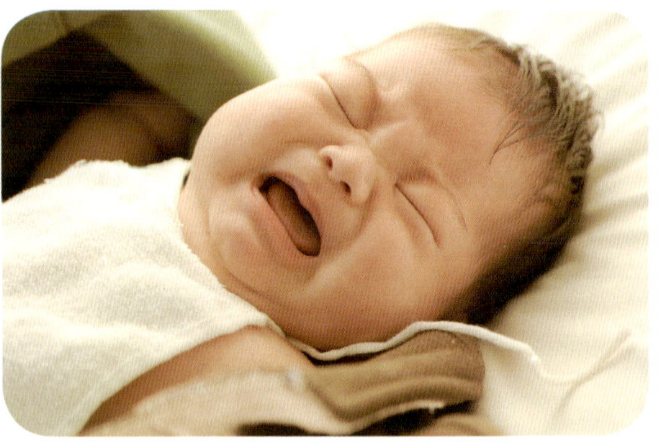

起胎儿锁骨骨折，臂从神经受损以致麻痹，颅内出血或母亲产道严重撕裂等；产后由于子宫过度膨胀，子宫肌肉收缩乏力，可引起产后大出血。

对巨大胎儿的诊断，单纯依靠观察孕妇腹部大小来判断是不可靠的，因为胎儿大小常受孕妇身高、体重、产次及羊水多少等因素的影响。一般应测量孕妇的子宫底高度、腹围大小，并通过B超测量胎儿头径、肢体长短、胸围、腹围及羊水量来科学地估计胎儿大小。

若确诊为巨大胎儿，医师还需仔细判定胎儿大小，与母亲的骨盆是否相称，预测胎儿能否顺利地通过母亲的骨盆娩出，从而决定适当的分娩方式。如胎儿大小与骨盆明显不相称者，则应进行剖宫产分娩；若估计胎儿大小与骨盆大致相称，即可以进行试产，酌情行阴道助产协助胎儿娩出。其他因素，如孕妇是初产或经产，妊娠有无过期及羊水多少等，对巨大胎儿的分娩也有一定的影响，医师会综合考虑，酌情放宽剖宫产的指征。

专家提醒：

产前检查发现胎儿生长过快时，应了解孕妇有无妊娠期糖尿病或糖代谢异常，对孕妇的饮食应进行合理地控制，必要时应用胰岛素控制血糖水平，以减少巨大胎儿的发生。

14. 双胎妊娠

一次妊娠同时孕育两个胎儿称为双胎妊娠。在早期妊娠阶段，通过B超检查即可确诊双胎。当医师告知你将会得到两个小宝宝时，你一定会欣喜万分。需知双胎妊娠时，母体的负担加重，容易发生各种妊娠并发症，从而增加了母、儿的风险，属于高危妊娠。

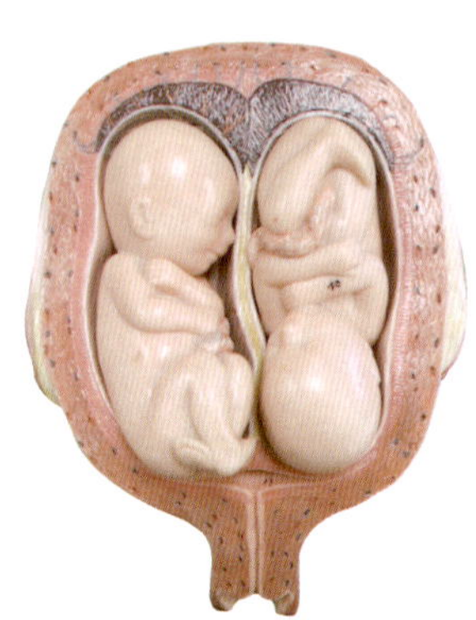

双胎妊娠应注意下列事项。

补充营养、纠正贫血

由于两个胎儿生长、发育，其所需要的营养也要加倍；双胎孕妇的血容量比单胎者也明显增多，因此极易发生贫血。孕妇应尽可能多吃一些营养丰富的食品，特别是富含铁质的食物，并根据血红蛋白的情况及时补充铁剂，以预防和纠正贫血。

小贴士

双胎妊娠通常可经阴道顺利分娩。有些情况，如子宫过度膨胀导致宫缩乏力、胎位异常或单羊膜囊双胎等则需施行剖宫产术。

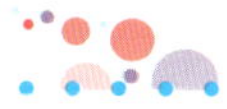

提前住院待产

双胎孕妇的子宫比单胎孕妇子宫明显增大，这不仅增加了双胎孕妇身体的负担，还由于心、肺负担加重及下腔静脉的受压迫，而产生较明显的心慌、气短及下肢水肿等。双胎妊娠容易并发妊娠期高血压疾患；因子宫过度膨胀也容易发生早产。因此，双胎孕妇常需提前住院待产，以得到充分的休息，减轻压迫症状，控制妊娠期高血压疾病及避免早产。

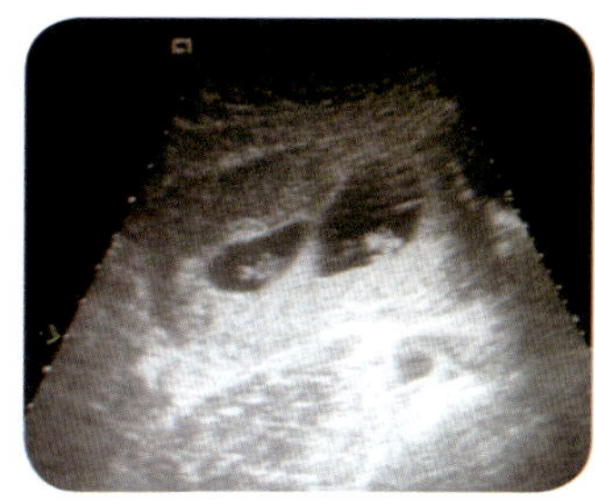

15. 母、儿血型不合

母体与胎儿的血型不合时，可能导致流产、早产、胎死宫内或新生儿溶血症等。母、儿血型不合最常见的有2种类型。

ABO血型不合：孕妇血型为O型，丈夫血型为A型、B型或AB型时，若胎儿的血型为A型或B型，这就构成了ABO母、儿血型不合。此类血型不合在我国比较常见，但这种血型不合的病情较轻，新生儿很少患重度溶血症，故危害性较小。

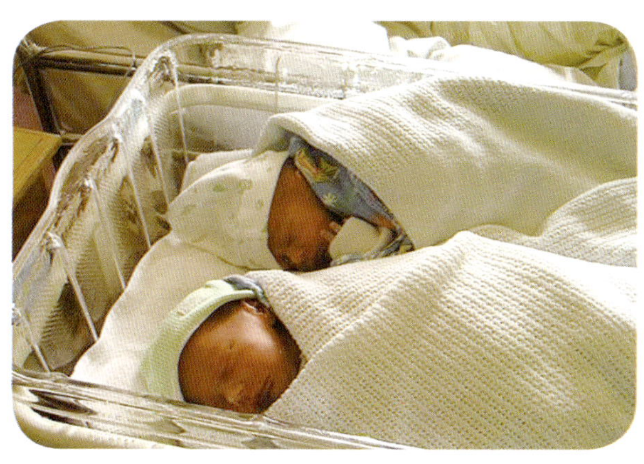

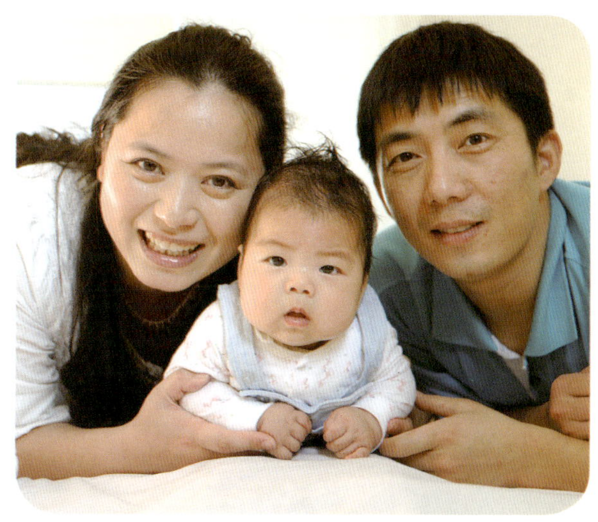

Rh型不合：Rh血型分为Rh阳性和Rh阴性。如孕妇Rh因子为阴性，其丈夫为Rh阳性，若胎儿的血型为Rh阳性时，则为Rh血型不合。在我国汉族人群中的Rh阴性者仅占0.34%，故发生这种血型不合的很少见；但在少数民族地区，Rh阴性者占有一定的比例，如维吾尔族Rh阴性者占4.9%，故在少数民族地区，Rh血型不合的问题就比较突出。Rh血型不合往往可导致严重后果，如引起胎死宫内，或引起严重的新生儿溶血症。当胎儿从父方遗传下来的带有显性抗原的红细胞，通过妊娠、人工流产或分娩过程等，反复进入母体到达一定量，或母亲曾输入过Rh阳性的血液，母体就会对这种显性抗原产生相对应的抗体。尔后再妊娠时，这种抗体便会通过胎盘进入胎儿体内。母亲的抗体，作用于胎儿的红细胞，导致胎儿红细胞凝集、破坏，造成胎儿严重的溶血及贫血。其危害程度取决于母亲血中抗体的滴度与活性，抗体的滴度愈高、活性愈强则危害愈大。

16. 母、儿血型不合的危害

无论哪种母、儿血型不合，其危害都在于孕妇血内存在抗胎儿红细胞的抗体（抗A、抗B或抗Rh C、抗Rh D、抗Rh E的1gG抗体）。这类抗体均能通过胎盘进入胎儿血液，多量的抗体与胎儿红细胞膜上的相应抗原发生反应，从而破坏胎儿红细胞，导致溶血。大量的红细胞被破坏致使胎儿发生严重贫血、心脏扩大、胎儿及胎盘水肿，血中有核红细胞增多。病情轻者，仍可能足月分娩；重者，胎儿由于缺氧往往发生胎死宫内。新生儿可能表现贫血、肝及脾肿大，早期出现黄疸及血中间接胆红素增高，即新生儿溶血症。间接胆红素可以通过血脑屏障使脑神经核染黄色，将会影响智力发育及神经功能，又称为“核黄疸”。

凡有母、儿血型不合可能者，均应积极配合医师作好孕期及新生儿的监测，以减少其危害，决不可麻痹大意或存侥幸心理。

孕妇如有ABO血型不合，抗体滴度达1：32以上时；或Rh血型不合，库姆试验阳性时；或曾有过新生儿溶血症史等，可给予中药预防，这是临床上常用的方法。必要时还可采用孕妇血浆置换以降低血中抗体的滴度，或给胎儿宫内输血纠正严重的贫血。由于妊娠晚期抗体产生日益增多，酌情提前在孕35周左右娩出胎儿，往往用于严重的Rh血型不合需要挽救胎儿的情况。在预产期前2周，孕妇口服苯巴比妥，可以增加胎儿肝细胞内的葡萄糖醛酸酶的活性，提高其与胆红素结合的能力，从而减少新生儿溶血症的危害。

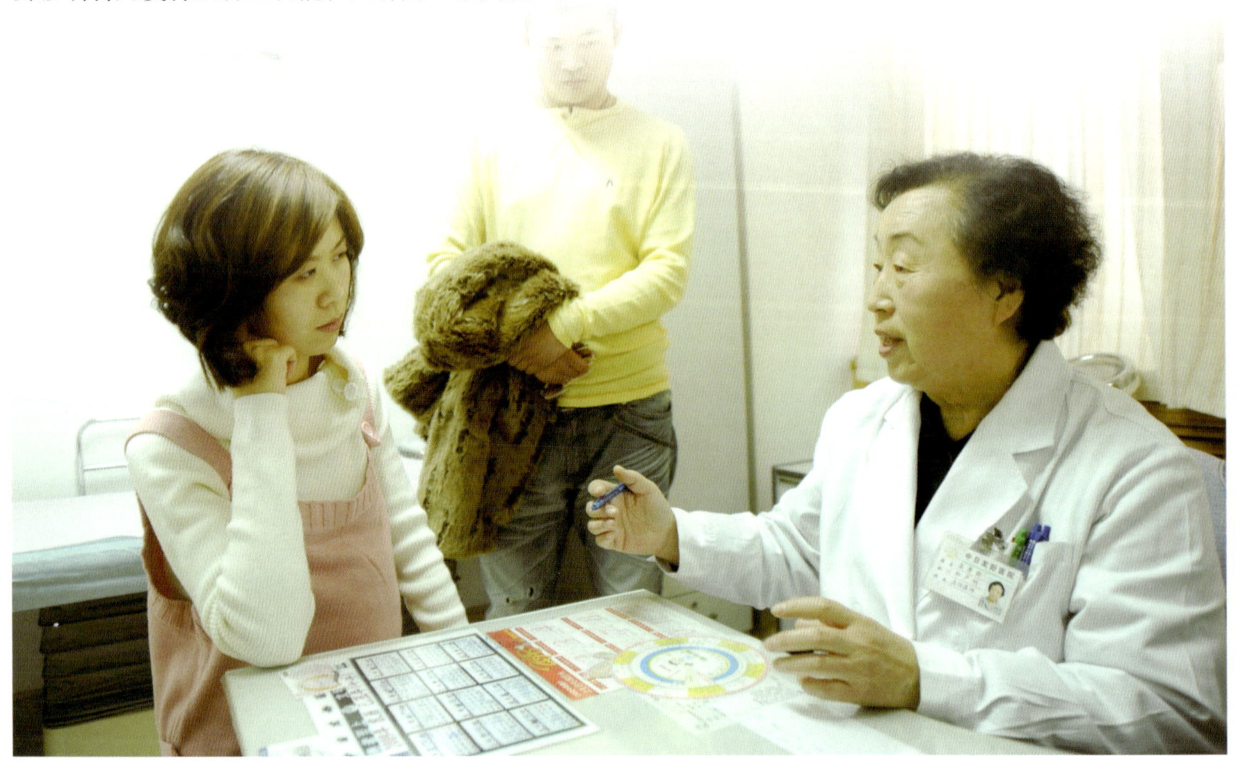

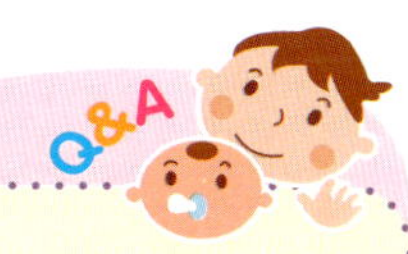

 **小诺：**

母、儿血型不合时怎么办？

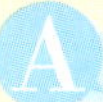 **医师：**

对怀疑有可能发生新生儿溶血症的孕妇，如过去有过死胎、死产或新生儿溶血症史的孕妇，再次妊娠时必须进行血中抗体滴度的测定。原则上应当在妊娠16周检查抗体的滴度，以后则遵医嘱定期复查，以观察动态变化。若ABO血型不合，抗体滴度达到1∶512；Rh血型不合，抗体的滴度达到1∶32以上时，表明病情严重。遇此情况，若胎儿已具有生存能力，则应及早引产。

胎儿娩出后，必须迅速切断脐带，以减少抗体进入新生儿体内。密切监测新生儿黄疸情况，及时诊断并给予相应的处理。目前常用的治疗方法有给婴儿输入白蛋白，采用波长425纳米～475纳米的蓝光照射治疗或中药治疗等。个别严重者，还可采用换血疗法，以降低间接胆红素的浓度，减少核黄疸的发生。

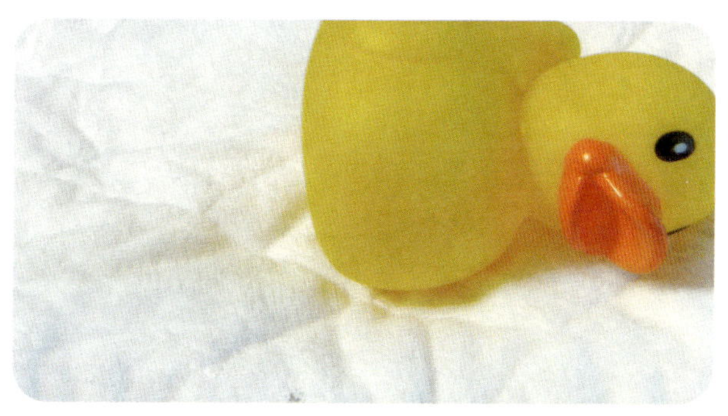

如为Rh血型不合，应于第一次分娩、流产或异位妊娠手术后的72小时内，注射抗D球蛋白，以结合、破坏进入母体的胎儿红细胞。这样，母体就不会再产生抗体，从而保护再次妊娠平安无事。

17. 贫血

妇女怀孕后，体内新陈代谢加快，需氧量增加。由于子宫、胎儿、胎盘生长发育，孕妇的血容量也日渐增加。在增加的血容量中，血浆增加的比例要比红细胞为多，因此形成了孕期血液稀释的现象，血红蛋白浓度稍有下降，这是一种妊娠期正常的生理过程，医学上称之为妊娠期生理性贫血。

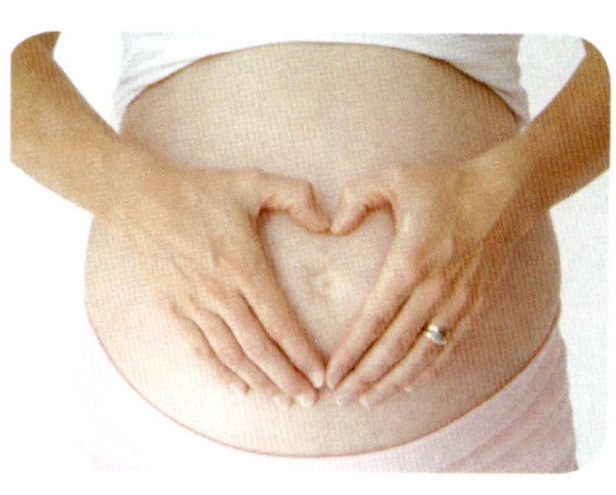

哪些原因能引起妊娠期贫血呢？红细胞的主要成分是血红蛋白，其合成需要大量的铁。生育年龄的妇女，由于平时月经期失血，或既往妊娠、分娩、哺乳等消耗体内的铁，以致体内的铁贮备往往不足。随着胎儿的生长发育，铁的需要量不断增加。孕妇常常是先动用体内贮存的铁，当其消耗殆尽而仍未能得到及时补充时，则可发生贫血。因此凡能引起铁的摄入量不足、需要量增加，或存在铁的丢失等情况，均可导致孕妇发生缺铁性贫血。

孕妇贫血以缺铁性贫血最为常见，少数为巨幼红细胞性贫血。

小贴士

为预防孕妇发生贫血，首先要保证膳食中的各种营养，特别是铁及维生素B_{12}等的摄入，可多进食肝、蛋、瘦肉，以及豆制品、蔬菜及水果等；适时补充铁剂，能有效地预防妊娠期贫血。孕妇应定期检查血红蛋白、红细胞计数，以便及早发现并治疗贫血。还应及时诊断和治疗引起贫血的各种疾病，存在上述疾病的妇女最好治愈后再妊娠。

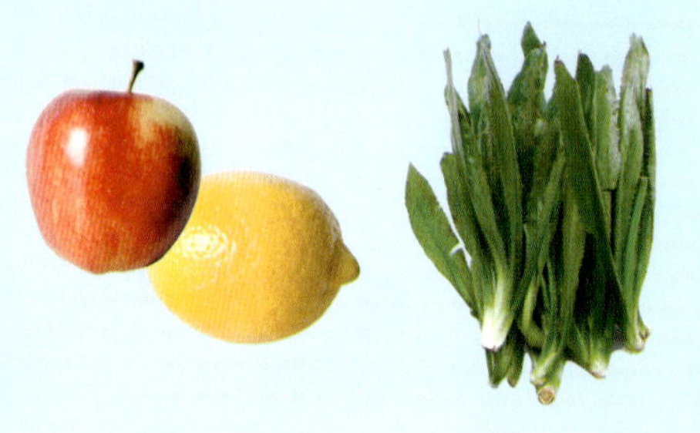

营养缺乏引起的贫血

孕早期由于孕妇出现厌食、挑食、恶心、呕吐等早孕反应而进食不足；孕中、晚期，食物中缺乏足够的铁、蛋白质、维生素B_{12}及叶酸等，可以引起缺铁性或巨幼红细胞性贫血。双胎的孕妇更容易发生贫血。

胃肠道疾病引起的贫血

如急、慢性胃肠炎时，含铁的食物不能在胃中转化为亚铁盐，导致铁不能被小肠很好地吸收，而发生缺铁性贫血。

急、慢性失血引起的贫血

如胃十二指肠溃疡、痔疮、钩虫病等，均可引起慢性失血而发生贫血。

孕妇贫血严重时，可给母、儿带来多种危害。因贫血造成胎盘供氧不足，轻者影响胎儿生长发育；重者可发生早产、胎儿窘迫，甚至胎死宫内。孕妇可因严重的贫血发生贫血性心脏病，以致手术、产后伤口不易愈合。一旦发生产后出血，极易引起休克；还因抵抗力差容易导致产后感染。

18. 肝内胆汁淤积症

有些孕妇在妊娠中、晚期发生全身皮肤瘙痒，往往四肢及躯干抓痕累累，此多由肝内胆汁淤积所致，病因尚不明了，可能与孕期高水平的雌激素有关，有家族发病倾向。

胆汁的主要成分是胆盐及胆色素，由肝细胞分泌，经过肝毛细胆管及肝胆管进入胆囊。正常时，进食可刺激胆囊收缩，使胆汁排入十二指肠，胆盐可乳化脂肪，协助其消化与吸收，并能促进脂溶性维生素的吸收。

发生肝内胆汁淤积症时，胆汁反流人体循环中，血中胆盐浓度随之增高，过多的胆盐沉积于皮肤内，刺激皮肤而致瘙痒，症状轻、重不等。

小贴士

孕妇在妊娠晚期常有腹壁皮肤瘙痒，这往往是由于腹壁过度伸展出现妊娠纹，以及腹壁的感觉神经末梢受到刺激的缘故，而不是肝内胆汁淤积所致，症状常较轻微，不需要治疗。

部位以四肢明显，躯干较轻，亦有累及面部者。可外用止痒剂或服消胆胺治疗。

有些病例在发生皮肤瘙痒数日至数周后出现黄疸，表现为皮肤及巩膜发黄，并可伴有轻度恶心、乏力、腹泻及腹胀等症状。对此应予足够重视，需要及时就医，以排除急性病毒性肝炎、妊娠期急性脂肪肝及妊娠期高血压疾病伴发肝损害等严重疾患。

并发肝内胆汁淤积症的孕妇容易发生胎盘功能不全、胎儿窘迫、死胎、死产，还增加早产、妊娠期高血压疾病及产后出血等症的发生率，危害母、儿健康，属于高危妊娠。重症患者需要及时住院，进行治疗及严密监测胎儿情况。绝大多数患者于产后1～2周内，瘙痒及黄疸迅速消退，预后良好。

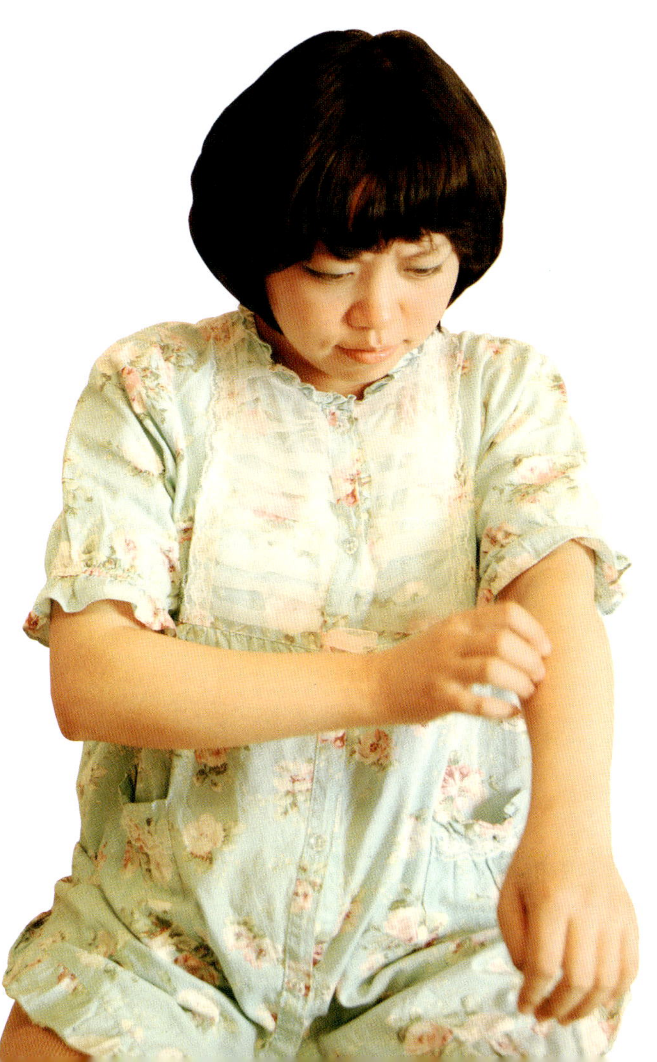

19. 泌尿系统感染

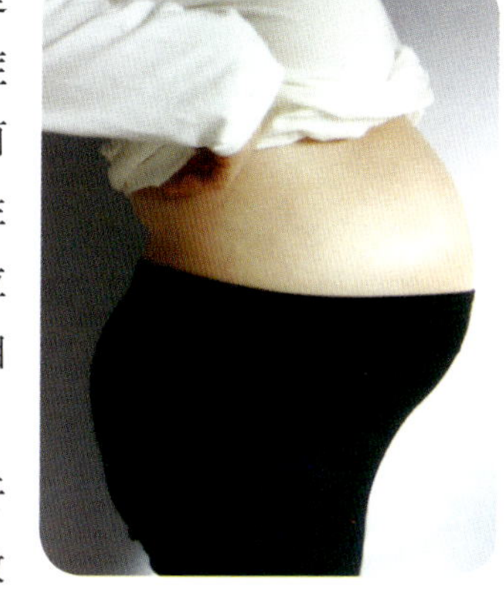

泌尿系统感染是妊娠期常见的合并症之一，包括无症状菌尿症、膀胱炎及急性肾盂肾炎。不同部位的感染，临床表现相差悬殊。

病原菌以大肠杆菌为多见。妊娠期激素的影响，致使输尿管的张力减低、蠕动减弱；增大的子宫使途经骨盆边缘处的输尿管，特别是右侧输尿管受压，可能产生输尿管部分梗阻及扩张，上述种种均导致尿液引流不畅。大肠杆菌存在于肠道中，可通过淋巴系统、血行或自尿路上行感染。并能黏附于泌尿道上皮细胞而不易被尿流冲走。在尿潴留的基础上，易引发急性肾盂肾炎。

轻型泌尿系感染，尿液培养有细菌但无临床症状，尿常规也可正常。发生膀胱炎时，则出现尿频、尿急、尿痛甚至血尿等。发生急性肾盂肾炎，则有寒战、高热、肾区疼痛及叩痛，以右侧者居多，亦可为双侧；可有排尿困难或血尿；并可伴有恶心、呕吐；尿常规检查有成堆的白细胞及细菌；少数可并发败血症、感染性休克及肾功

小贴士

孕妇为预防泌尿系感染，应注意养成良好的卫生习惯。每日要清洗外阴部、更换内裤及保持大便通畅，排便后手纸应由前往后擦拭肛门以减少肠道细菌污染阴道及尿道口。

能衰竭等。高热可引发早产或胎死宫内等。

治疗主要用抗炎药物及支持疗法，关键是治疗应彻底。医护人员在进行阴道操作或导尿时，要严格施行无菌操作，避免引发泌尿系统感染。

20. 急腹症

急腹症是指由于各种原因导致的突发性剧烈腹痛，需要及时诊断与治疗，一旦延误可能危及生命。妊娠妇女与非孕妇女一样可以患各种疾病，较常见的急腹症有急性阑尾炎、急性胆囊炎、急性胰腺炎、肠梗阻、附件囊肿扭转及泌尿系统结石等。妊娠期特有的并发症也可以表现为急腹症，如输卵管妊娠流产或破裂、胎盘早期剥离、子宫肌瘤红色变性及重度子痫前期肝包膜下出血等。

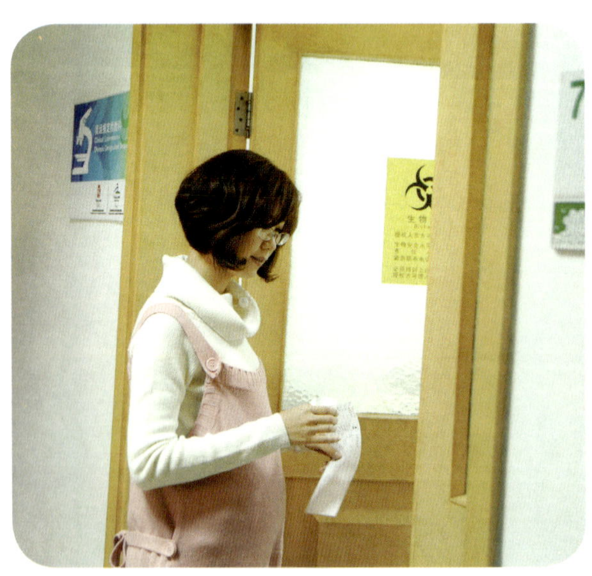

不同原因的急腹症，临床病史及表现有各自的特点，而剧烈腹痛是其共同点，往往伴有不同程度的胃肠道刺激症状，如恶心、呕吐。急性炎症常有发热及白细胞计数增高；伴出血者，表现面色苍白，但急查的血红蛋白不一定降低，腹腔内出血时腹部膨隆，叩诊可以发现移动性浊音；子宫肌瘤变性时，肌瘤局部压痛明显；胎盘早期剥离时，子宫放松不好或呈现强直性收缩伴有压痛，胎心出现变化或消失。病情危重者，可以发生流产、早产、胎儿窘迫，或胎死宫内。病情发展迅猛导致感染性休克或失血性休克时，则可危及母、胎生命。

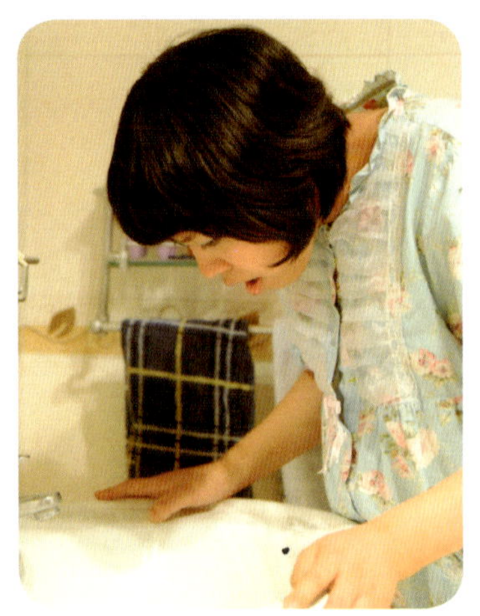

专家提醒：

妊娠妇女一旦发生急性腹痛，不可在家中观察等待，必须立即到医院就诊。医师通过询问病史，进行体格检查及必要的辅助检查，便可以及时作出诊断，根据具体情况采取有效的治疗手段（保守治疗或手术治疗），才能使患者转危为安。

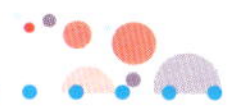

小贴士

妊娠期，急性阑尾炎的早期诊断和及时手术治疗极为重要。一旦确诊，应立即进行手术。高度可疑者应收住院，严密观察病情变化，必要时行开腹探查术以避免上述的不良后果。手术前、手术后及手术中应用大剂量抗生素。术中要注意麻醉的安全性，操作要轻柔，以防引起流产或早产。术后要注意保胎。

21. 急性阑尾炎

孕妇发生急性腹痛除了产科情况外，阑尾炎是最常见的原因之一。由于妊娠子宫逐月长大，阑尾的位置也随之改变，故孕期阑尾炎的症状和体征与非孕期有所不同。这也是孕期阑尾炎诊断困难之所在。

孕期阑尾炎患者中，约1/3在孕前有慢性阑尾炎史。疾病发作时，多数患者有恶心、呕吐、腹痛，常较非孕妇为轻。疼痛往往起始于上腹部或脐周，逐渐向右下腹部转移，位置的高、低视妊娠的月份而定。由于炎症常局限于腹腔后部常被增大的子宫掩盖，临床上常缺乏典型的腹部体征。患者的体温可以正常，仅有1/4～1/2的患者体温超过38℃。孕期，阑尾的炎症不容易被局限和包裹，常迅速扩散，容易发生穿孔，造成弥漫性腹膜炎，甚至引起膈下脓肿，愈后不良。约1/3的患者表现尿频、尿急、尿中有大量白细胞，偶有血尿，发生的原因是增大的子宫将阑尾挤向输尿管，阑尾炎累及了泌尿系之故。严重的感染可以刺激子宫收缩，引起流产或早产；伴发败血症时，可以引起胎死宫内。产后子宫迅速收缩变小，可使已经局限的阑尾脓肿受到牵拉而破裂，引起弥漫性腹膜炎。

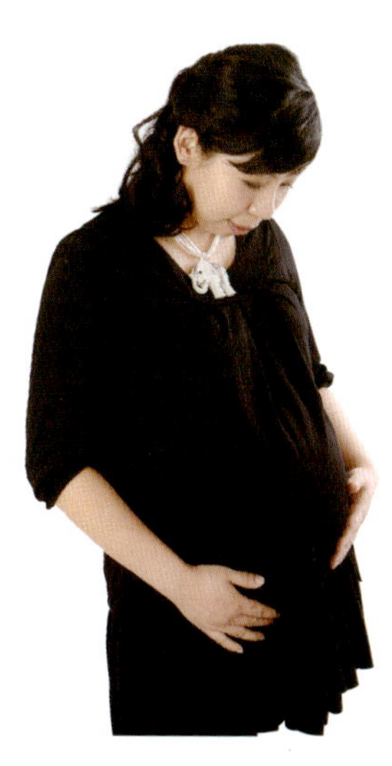

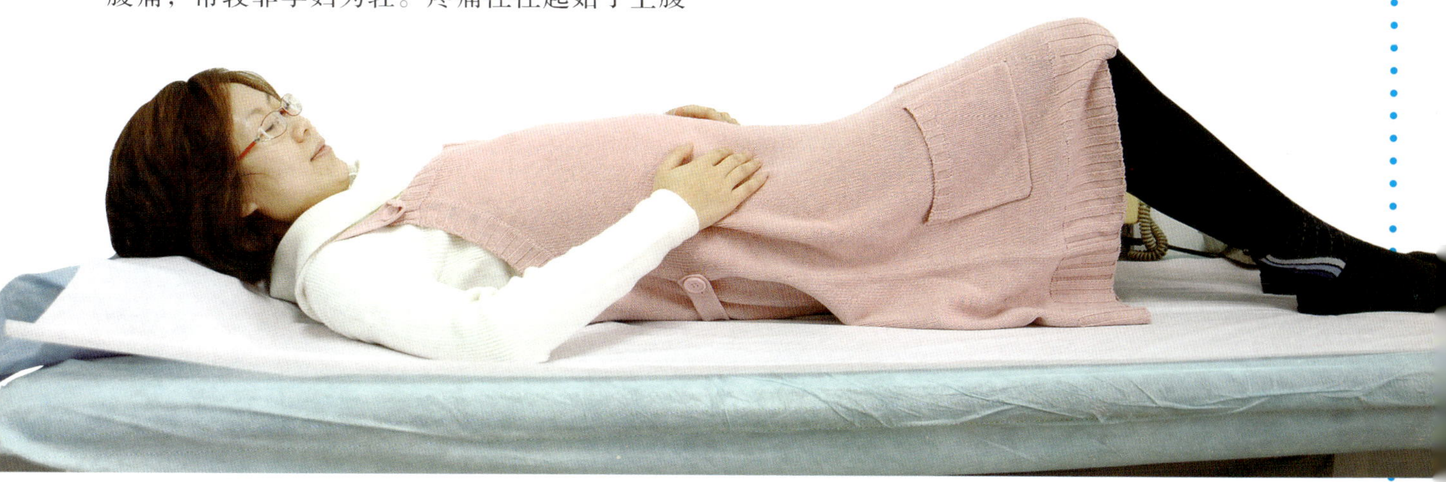

七、孕期保健

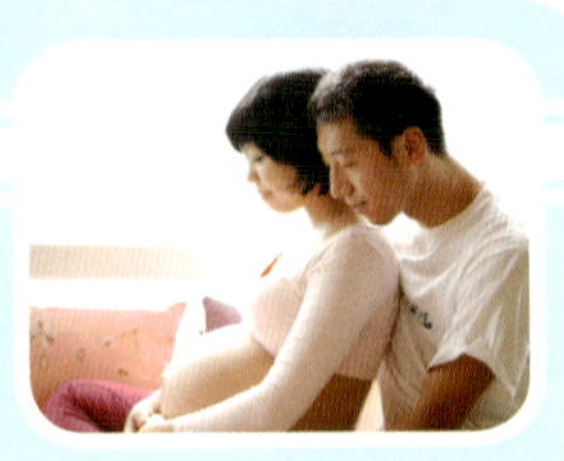

1. 早孕检查的重要性

妇女在妊娠13周内（最好在孕2个月左右）应该进行早孕检查，其重要性如下：

确定妊娠是否正常及怀孕的周数

月经周期不规律者，受孕日期常难判定，早孕时检查子宫大小，对核实预产期有很大意义。

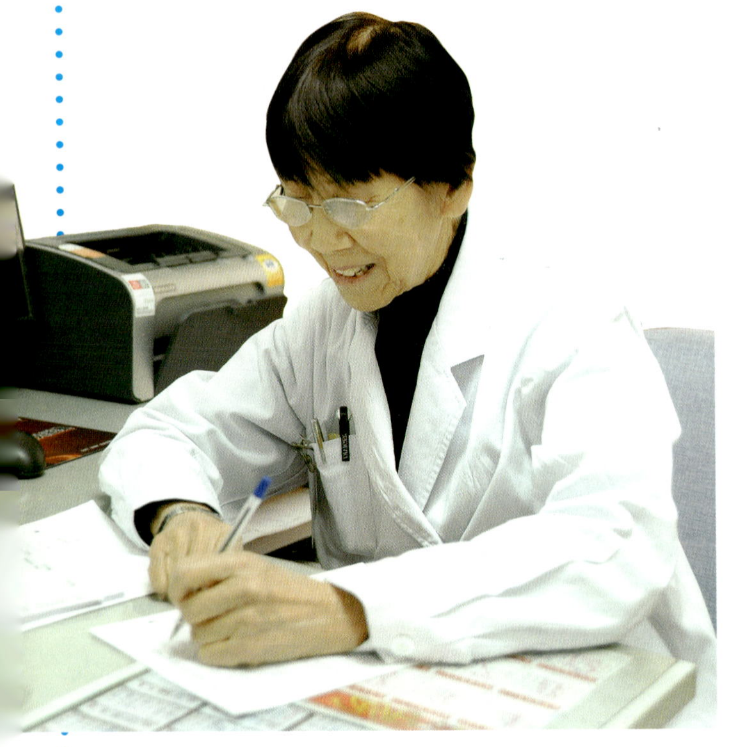

尽早发现不宜继续妊娠的情况

如孕早期病毒感染，接触毒物及患有急性或严重全身性疾病者，可以及早采取对母体损伤较小的人工流产术，以终止妊娠。

有计划的监测孕期疾病

有些异常情况，虽然可以继续妊娠，但需要进行治疗，或在孕期中采取有计划的监测，以确保顺利渡过妊娠及分娩期，如贫血、心脏病、糖尿病、某些性传播疾病，以及不良产史等。

孕早期的血压、体重能代表非孕时的水平，作为基础值，对妊娠晚期并发症的诊断有参考价值。

对有遗传病或不良孕、产史者，需要适时安排进行产前诊断。

孕早期检查的同时，接受孕期卫生指导，有助于预防各种孕期并发症。

2. 妇科检查

早孕检查也包括妇科检查。

用窥阴器直接观察局部病变

通过窥阴器暴露阴道、子宫颈，可以直接观

察局部有无炎症、赘生物、息肉、畸形或肿瘤；检查白带有无滴虫、真菌及淋球菌等感染，并行宫颈细胞学检查（1年内未曾查过者）。

双合诊检查目的

确定子宫大小，作为核对预产期的依据，对月经周期不规律者尤其重要。

子宫大小是否符合孕周，对月经周期规律者更有意义。子宫小于孕月，可能胚胎发育不良；大于孕月，则应注意双胎或葡萄胎。

了解子宫的形状，有无肌瘤及其大小、数目、部位，子宫畸形的种类及有无子宫角妊娠可能。

发现附件肿物时，应查明肿物大小、性质、活动度及有无压痛。有压痛者还要注意异位妊娠可能。

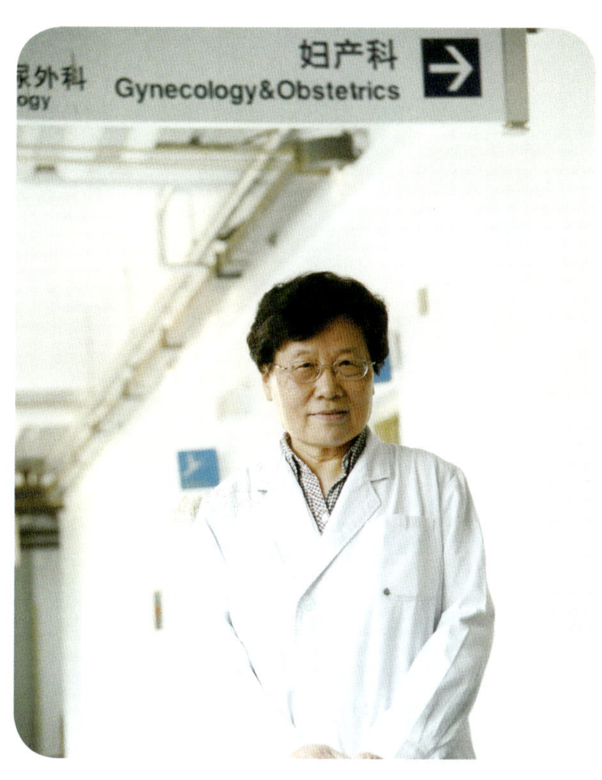

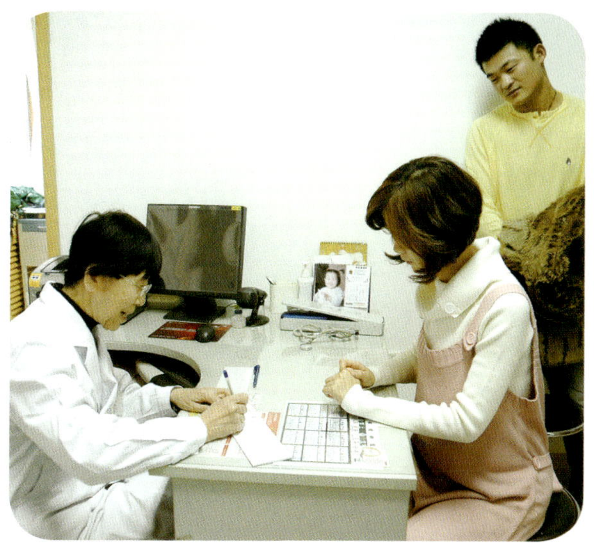

轻柔的盆腔检查对正常早孕无不利影响，不必过分顾虑。如胚胎发育异常，就是不检查盆腔，迟早也会流产，只是检查能及早发现，及早使之终止而已。先兆流产者，可待病情稳定后再施行。若有习惯性流产史等特殊情况可免于此项检查。

3. 初诊检查

为了保护母、儿安全，初次产前检查应在妊娠14～16周开始，初诊时的检查项目如下：

询问病史

详细了解孕妇以往情况。重点了解以往月经情况，既往妊娠、分娩有否异常；既往有否患心、肝、肾及结核等疾病；家族中有无高血压、糖尿病、结核病，以及其他与遗传有关疾病的患者。

了解本次妊娠的经过，早孕反应情况，有无病毒感染及用药史等。

全身检查

对全身情况进行观察并检查各脏器，尤其是心脏。测孕妇身高、体重、血压及检查乳房发育情况。

产科检查

- 腹部检查。子宫底高度及听取胎心音等。
- 阴道检查。未曾进行早孕检查者应进行此项检查以了解产道、子宫及附件有无异常，以及白带的检查（含滴虫、念珠菌及淋菌等）。
- 骨盆测量。多安排在妊娠30周左右完成，此时阴道松软便于准确地测量，也未临近预产期，不易导致感染。

实验室检查

目前北京各医院产科的实验室检查项目包括，血常规、血型、尿常规、空腹血糖、肝肾功能、甲型肝炎抗体、乙型肝炎标记物、丙型肝炎抗体、梅毒血清试验、人类免疫缺陷病毒（HIV）抗体、酌情进行围生期感染的筛查及心电图检查，多数医院还进行Rh血型测定及唐氏儿筛查等。通常可在听得胎心音后安排上述化验，为了减少取血的次数，取血时间通常安排在孕15～16周。

B超检查不作为产前初诊必查的项目，对月经周期不规律或有出血、腹痛、子宫大小与孕月不符合者，可以酌情进行检查。

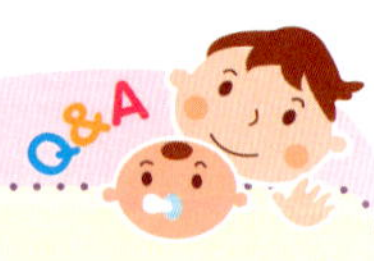

小诺：

早孕为什么应做妇科检查？

医师：

早孕时妇科检查简便易行，可以发现多种异常，有些异常是妊娠试验及B超不能发现的。这样做对有异常情况的患者能给以必要的指导和及时的治疗，并可进行监测与随诊，也有助于制定正确的分娩方案。因此这项检查对你和胎儿都是有利的，除有习惯性流产及多年不孕史者，均应进行此项检查。

专家提醒：

高危妊娠者，应酌情增加其他检查项目，如血液生化及血电解质等。

高龄孕妇或不良产史者，如死胎、胎儿畸形、遗传疾病史，则应进行有关化验，用从母亲

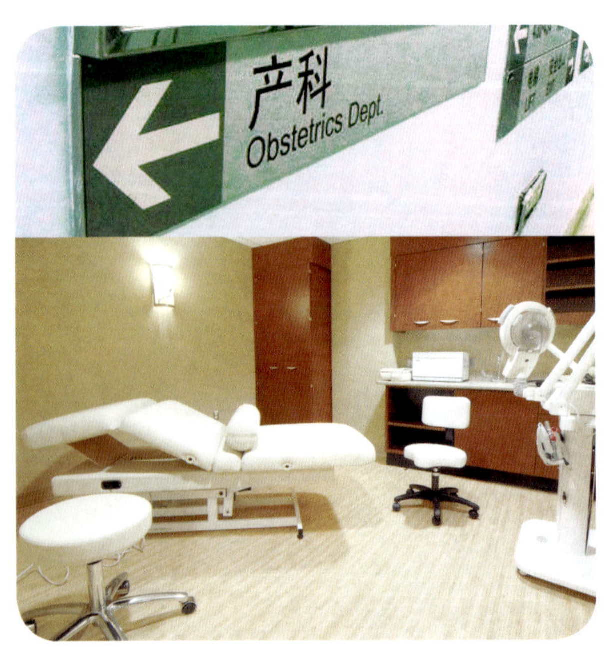

血清或胎盘绒毛活检、羊水穿刺等获取的标本进行相关的酶、生化、染色体核型及基因分析；还可以通过胎儿镜及B超检查等筛出胎儿的先天性代谢、遗传和染色体疾病及畸形等异常情况。

4. 孕妇尿糖阳性

孕妇尿常规检查发现尿糖阳性时，必须予以重视并做进一步检查。可选择下述方法：

检测空腹血糖

正常值<5.9毫摩／升（<105毫克％）。若2次空腹血糖值>5.9毫摩／升即可诊断妊娠期糖尿病。

50克葡萄糖负荷试验

服糖后1小时检测血糖，正常值<7.8毫摩／升（<140毫克％），异常者应进行糖耐量试验。

糖耐量试验（75克葡萄糖）

1次>11.2毫摩／升（>200毫克％）即可诊断妊娠期糖尿病，低于此标准的异常为糖耐量受损。

根据检查情况可判断为正常、糖耐量异常或妊娠期糖尿病。

糖耐量异常或糖尿病者，为纠正糖代谢异常，以保证胎儿正常发育，首先要进行饮食控制，必要时使用胰岛素，并应定期复查血糖。

有部分患者尿糖虽阳性，血糖值却在正常范围，表明并非由于糖代谢异常引起，而与肾脏排糖阈值降低有关。非孕期，血糖>10.9毫摩／升（>194毫克％）时，糖才能从尿中被排出；而妊娠后，当血糖>8.7毫摩／升（>155毫克％）时即可发生糖尿，被称为肾性糖尿。

专家提醒：

肾性糖尿通常对母、儿无大危害，经医师饮食指导、少食多餐，将糖类摄入量分散，使进餐后的血糖水平不至于过高，这样便可减少尿糖的排出。

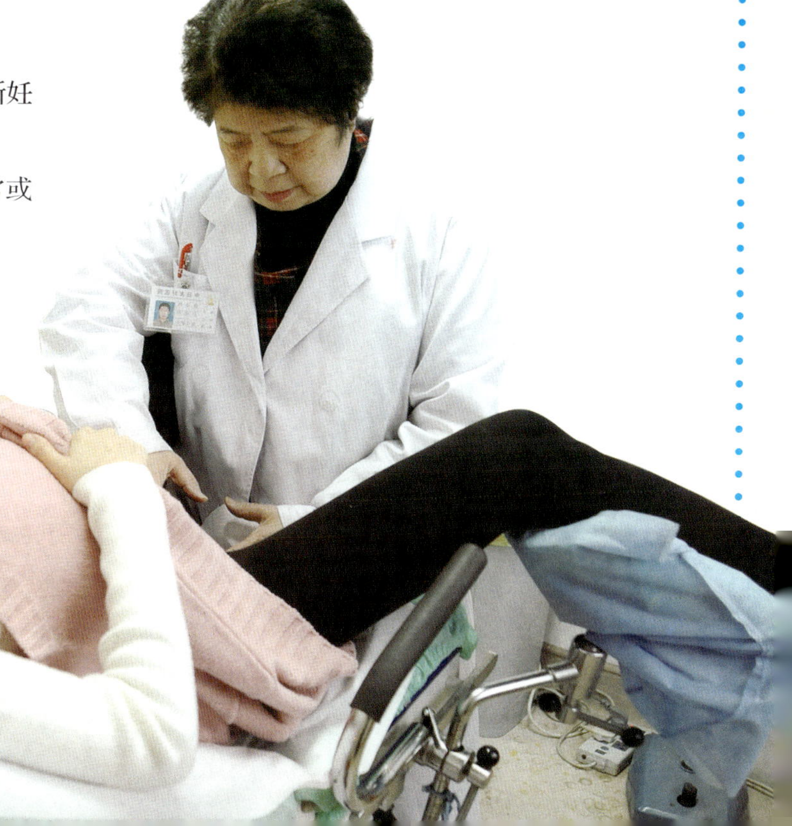

玲玲：

为什么有时要进行胎儿性别的预测？

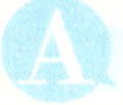

医师：

胎儿性别的预测，主要不是为满足父母早日知道孩子性别的欲望，而是为避免生下有性连锁遗传病的婴儿，即与性别有关的一类遗传病婴儿。如能早日知道胎儿性别，便能知道胎儿是否为病患者，从而决定该胎儿能否保留。

5. 胎儿性别预测

目前预测胎儿性别常用的方法有三种。

胎儿细胞染色体检查

妊娠中期从孕妇腹部穿刺到羊膜腔内抽取少量羊水，或孕早期用一根细塑料管从宫颈插入子宫腔内吸出少量胎盘绒毛组织，也可以经腹穿刺胎盘取得绒毛组织。将羊水或绒毛组织做细胞培养后，进行染色体核型分析，即可辨别胎儿的性别，性染色体XY为男性，XX为女性。

B超检查

有报道，妊娠21周从B超图像即可观察胎儿外生殖器，妊娠25周以后可以更清晰，若见到阴茎显像，则为男胎无疑。

胎儿镜

妊娠4个月后，从宫颈口插入胎儿镜可以直接观察胎儿性别。

上述方法中，染色体核型分析及B超检查，具有快速、准确及相对安全的优点，是临床最常用的方法。

6. 探测胎儿心跳

胚胎心脏于卵子受精后18～19天时发生，21～22天即开始跳动，并推动血液循环。此时胎儿心脏跳动微弱，目前常用探测胎心的方法还不能将其显示出来。随孕周增长，于早孕7～8周时（自末次月经第1日算），B超检查便可观察到胎心搏动并能计数，此时胎心率偏快，可达180次/分或以上，仍属正常。妊娠10～12周时，用超声多

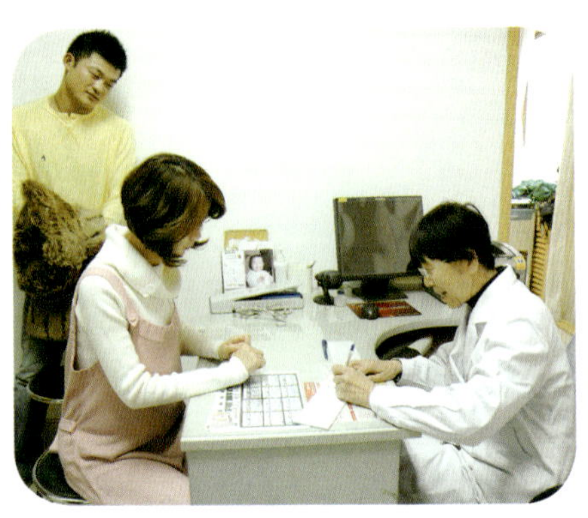

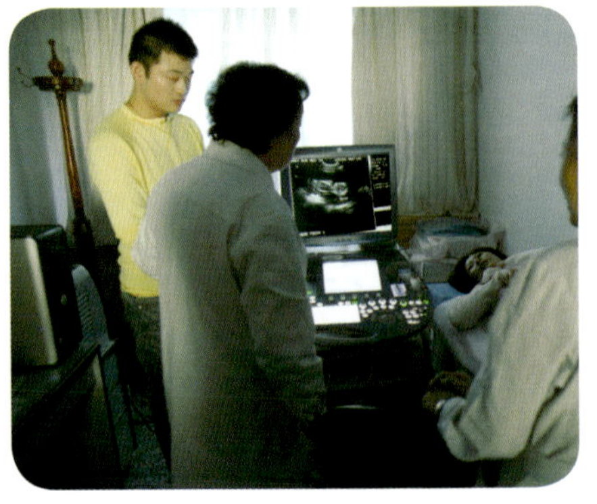

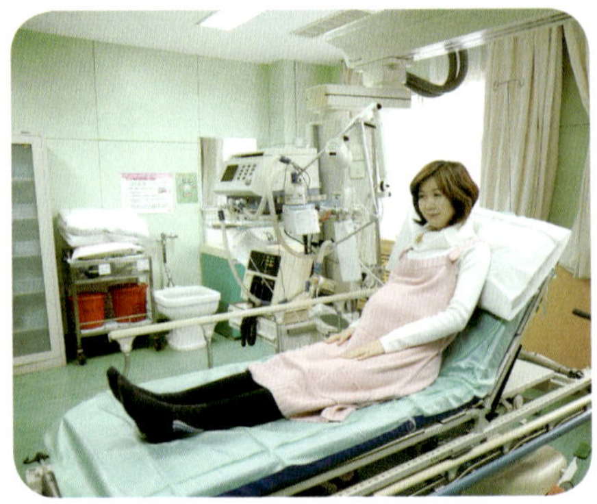

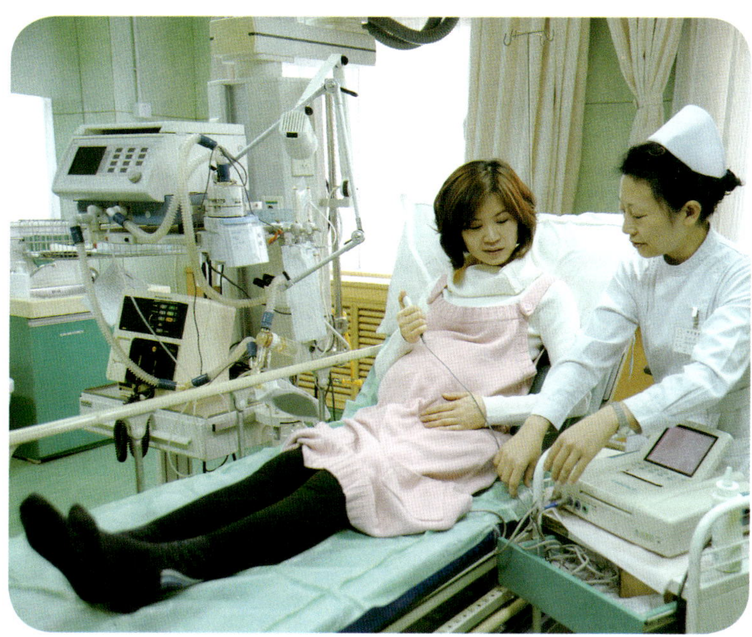

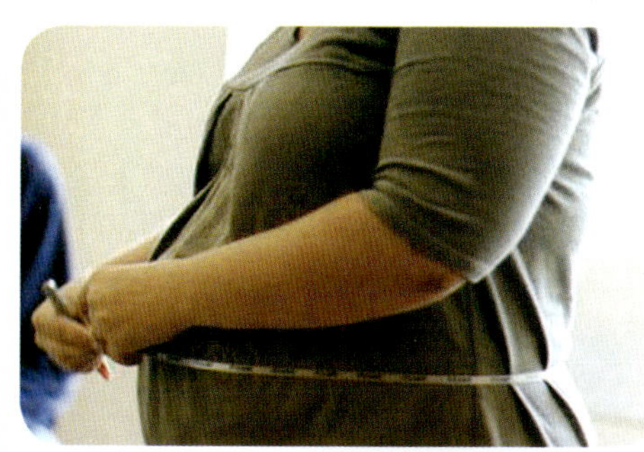

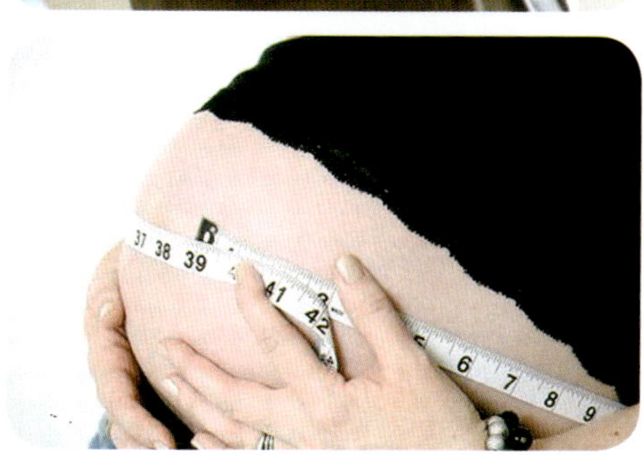

普勒胎心探测仪便可以探得。妊娠4个月后，可用各种胎心音听诊器，自孕妇腹部子宫位置直接听取。妊娠后期，胎心音更容易听取，俯耳于孕妇腹部胎背处，便能清楚地听到胎心音。正常胎心率为120～160次／分，比较有规律。由家人协助听取胎心音，以监测胎儿情况，是产科的一种家庭监测手段。

7. 宫高与腹围

随着胎儿生长发育，妊娠子宫逐月增大。根据子宫大小来判断妊娠月份或估计胎儿大小有一定的参考价值。

以往曾用剑突、脐及耻骨联合等作为参照点，以子宫底高度在其上方或下方的横指数表示子宫大小。鉴于参照点间的距离可因人而异，而且子宫大小也不能单以其长径表示，故该法欠准确。

宫高是指耻骨联合上缘至子宫底最高点的距离，代表子宫长径，脐水平的腹围代表子宫横径及前后径，综合三个径线能较为准确地反映子宫的大小，是估计孕月及胎儿发育的简便而又较为可靠的方法。一般自第五个孕月开始进行此项检查，定期测量，分别绘出宫高及腹围曲线，构成妊娠图的重要组成部分，与正常曲线对照，可协助发现胎儿生长受限、羊水过多或巨大儿等异常情况。需要注意孕妇体重过轻、过重对腹围测量的影响，在分析结果时应加以考虑。

8. 产前定期测量血压的意义与要求

妊娠期最常见的并发症之一是妊娠期高血压疾病。它通常发生于妊娠20周之后，但最常见于妊娠28周后。主要表现有高血压、水肿及蛋白

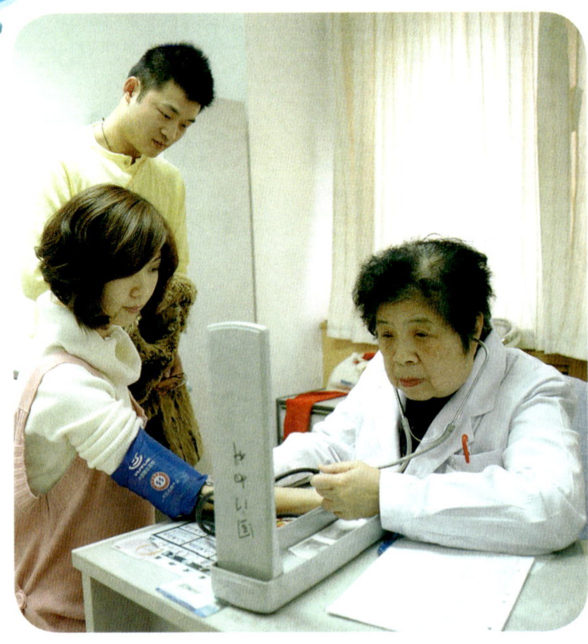

尿。前二者常先出现，严重时孕妇会出现头晕、眼花、头痛、抽搐或昏迷，危及母、儿生命。其发病原因尚不清楚，可发生于平时血压正常的孕妇，也可见于有原发性高血压病或肾炎者。迄今尚无可靠的预测方法及有效的预防措施。要减少其危害，只能通过定期产前检查时测量血压，发现早期病例进行及时处理，防止其向严重阶段发展。一般在相隔6小时以上，有两次血压≥18.7/12千帕（140/90毫米汞柱）或较早孕的基础血压升高4/2千帕（30/15毫米汞柱），伴有不同程度水肿时，就应视为本病的早期症状，需进行处置。可见，产前测量血压是十分必要的。

专家提醒：

为了测量结果的准确，要求孕妇在测量前，先静坐10分钟，以免受途中劳累、挤车等因素干扰。测前脱下紧袖衣服，每次均测同侧上肢血压。

9. 产前定期测量体重的意义与要求

妇女怀孕后，由于胎儿的生长发育及自身的变化，体重会不断增加。整个孕期约增加12.5千克，前半期增加约4千克，后半期增加约8千克。妊娠不同阶段体重增加的速度有快、慢之分，但毕竟是一个循序渐进的过程，有一定的规律可循。孕晚期体重增加较迅速时，每周也不应超过500克。

通过产前定期测量体重，可了解体重的增加是否符合规律。若体重增长缓慢，要注意有否胎儿生长受限或母体营养不良；超过限度的增重，可见于水肿（包括隐性水肿）、羊水过多、巨大胎儿或孕妇体胖等情况，需要结合其他检查进行判断。

专家提醒：

为了准确地测量体重，孕妇应积极配合。无论是冬季或是夏季，均应脱掉鞋子，着单衣裤，事先排空小便再测量体重。只有对真实的体重进行比较，才有意义。

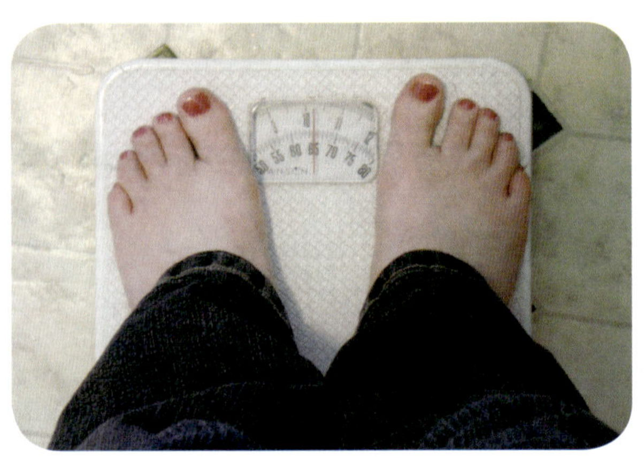

10. 骨盆的测量

胎儿从母体娩出，必须通过骨盆腔，即所谓的骨产道。分娩顺利与否和骨盆的大小、形态有密切关系。骨盆的大小与形态因各人的身体发育情况、营养状况、疾病、遗传因素及种族不同而有差异。骨盆的大小，是用骨盆标志点之间的距离（即骨盆径线）来表示的。当骨盆各径线测量值正常时，骨盆形态多属正常，也就是说具备了阴道分娩的基本条件。若骨盆径线小或形态明显异常，如不对称、畸形等，便会影响胎儿的通过，造成难产。

分娩的顺利与否，除受骨盆大小、形态的影响外，还与胎儿的大小有密切关系。过大的胎儿，即使骨盆正常，也常难以通过，此为相对性胎头与骨盆不相称。若胎儿较小，往往可以通过边缘性骨盆而顺利分娩。

为了了解骨盆的大小、形态和估计胎儿和骨盆之间的比例，产前检查时，必须做骨盆测量。临床主要测量骨盆的出口横径及耻骨弓的角度，更重要的是要做阴道检查，以测量骨盆腔内的径线（内测量）。一般在妊娠28～34周测量最为适宜，因妊娠早期会阴、阴道组织不够松弛，影响测量效果；若太晚测量，容易招致感染或引起胎膜早破。

小贴士

目前X线骨盆测量在临床上已不再应用。经阴道B超进行骨盆内腔测量，是一种较准确且对母、儿无害的新方法，但临床很少需要应用。

11. 检验血型

经妇产科医师确诊为妊娠的妇女，均应检验A、B、0血型；外籍或我国少数民族的孕妇，还应加做Rh血型检查，后者在有些医院已被列为常规检查项目。血型的检验具有重要的临床意义。

便于生产及抢救失血性休克时及时进行交叉配血

妊娠过程为40周，此间可能发生各种并发症。孕早期时的不完全流产，孕晚期的前置胎盘

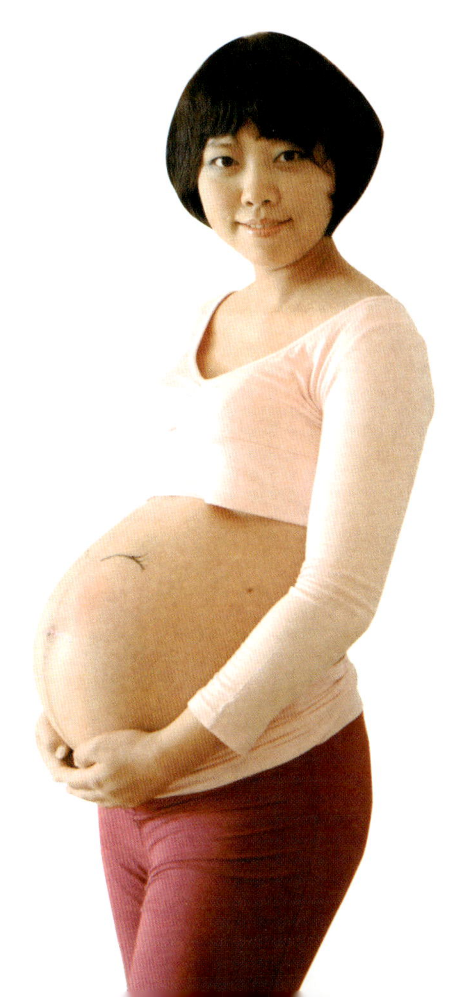

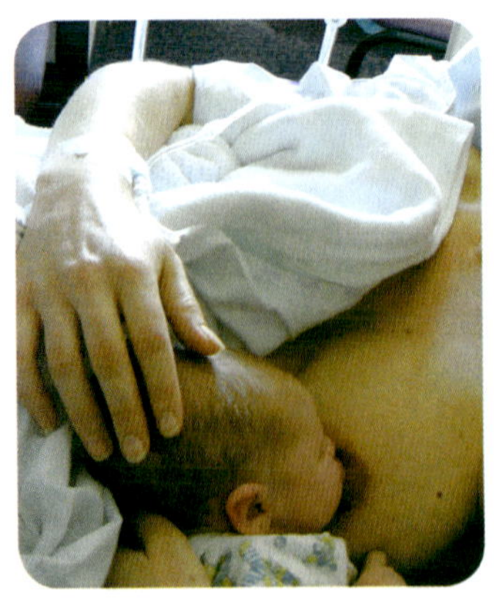

及胎盘早期剥离，分娩后子宫收缩乏力或胎盘剥离异常等，均能引起多量的子宫出血，使孕、产妇陷入休克状态。及时配血及输血对抢救工作十分重要，做到分秒必争是获得抢救成功的关键。Rh血型阴性者在欧美国家约占15%，而我国某些少数民族，如苗族、维吾尔族中所占比例也较高。该类血型的血源在国内十分稀少，需要尽早知道，以便做好应急的血源准备。

便于及时发现母、儿血型不合

O型血的孕妇，如其配偶为A型、B型或AB型者；孕妇为Rh阴性，而其配偶血型为阳性者，均有可能发生母、儿血型不合及新生儿溶血症。及早了解便于采取相应的预防措施，以及做好孕期中的母、儿监测，确定适宜的终止妊娠时间，并做好新生儿溶血症的各项监测及处置，减少其危害。

12. 孕期乳房保健

众所周知，母乳是婴儿的理想食品。为了产后能顺利地哺乳，准备工作应始于孕期。孕期的乳房保健非常重要。

防止乳房下垂

妇女怀孕后，乳房进一步发育长大，孕期不宜穿过紧的上衣，以免由于压迫而妨碍乳房的发育，应佩戴合适的乳罩支撑乳房，防止其下垂。

清洁乳头

孕妇的皮脂腺分泌旺盛，乳头上常有积垢及痂皮，强行清除可伤及表皮，应先用植物油（香油、花生油或豆油）涂敷，使之变软再清除。妊娠4～5个月后，每日用毛巾蘸肥皂水擦洗奶头数次，以增加其弹力，并可使表皮增厚，从而可耐受婴儿吸吮，减少产后乳头皲裂的发生。

纠正乳头内陷

内陷的乳头，于擦洗干净后，用双手手指置乳头根部上下或两侧，同时下压，便可使乳头突出。乳头短小或扁平者，可用一手压紧乳晕，另一手自乳头根部轻轻挤压，将乳头牵出（有早产倾向者不宜采用）。这些都是简便、易行的纠正方法，每日可进行10～20次，甚至更多，数月后，就可见到成效。

13. 孕期的自我监护与家庭监护

按时进行产前检查、B超监测等，是了解孕

小贴士

每日早、中、晚各计数胎动1个小时，正常胎动大于3次/小时，通常也不应超过100次/小时；也有将3小时计数之总和乘以4作为12小时内的胎动数，正常应在30次以上。异常的胎动为持续增多或减少，提示胎儿有异常情况，应及时就诊。

妇及胎儿情况的重要手段，但均需在门诊部或医院中进行。

孕妇本人对其自身情况最了解，通过接受孕期卫生知识宣教与指导，便能察觉出异常情况，及时就医，一般不至于有大的问题。对胎儿来说则完全不同，在“正常妊娠”中仍可能出现异常情况，特别是难以预料的脐带因素，常导致胎儿窘迫，甚至死亡，即使定期检查仍然显得不足。鉴于母、儿间的密切关系，胎儿的某些变化，孕妇可以最先感知，若教会孕妇自己观察胎儿的正常与否，便可能做到每时每刻的监护，这就是自我监护的基础。由于胎儿自缺氧至死亡常需要经历一段过程。在此过程中必定会出现胎动的变化，胎动或频繁或减弱，故于妊娠28～30周后，若能指导孕妇做胎动计数，发现胎动异常及时就医，便可能挽救濒危的胎儿。

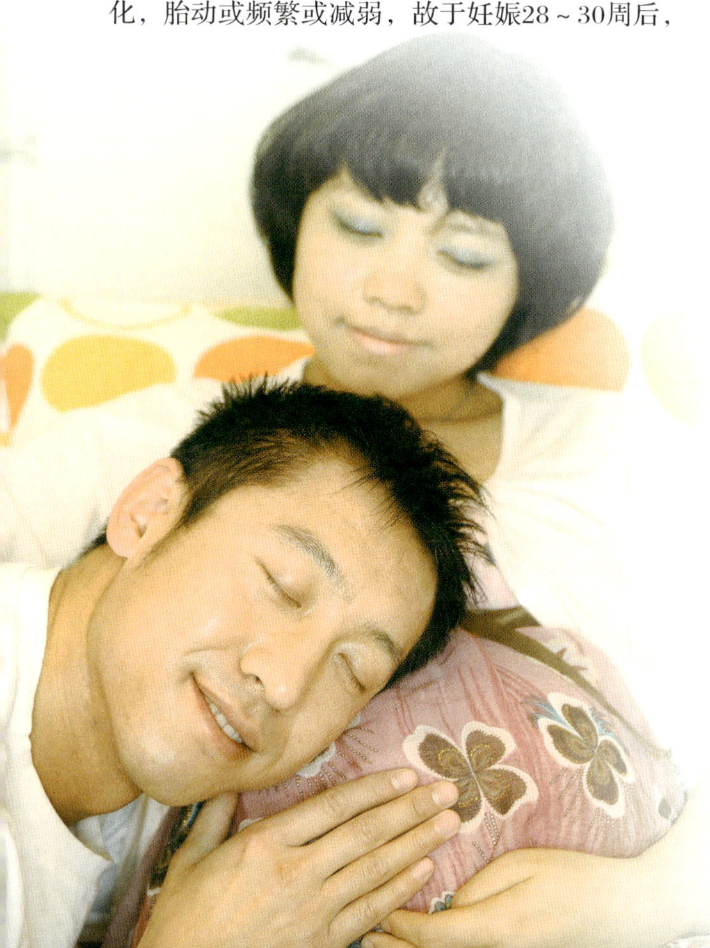

妊娠30～32周后，可教会家人自孕妇腹部听取胎心音，这样便可以在家中进行胎心监测。正常的胎心率为120～160次/分，较有规律；胎心率增快、减慢或不规律均为异常，要及时去医院检查，这就是简易的家庭监护。若能在家中测量体重及血压，则能做到更全面的监测。

将自我监护、家庭监护与医院的围生保健工作结合起来，便能及时发现胎儿异常情况，从而可以得到及时的处置。

14. 电子胎心监护

胎儿心脏活动是在中枢神经系统控制下，通过交感神经及副交感神经进行调节的，主动脉弓及颈动脉窦的压力及化学感受器可接受循环中压力及血中化学物质变化，并将这些信号传递至脑部参与调节。电子胎心监护，就是采用一种电子仪器将胎儿心脏瞬时活动进行即时并连续地描

小贴士

电子胎心监护通常需要在医院中施行，而孕妇只是在产前检查时才到医院中来。产前检查往往也仅是询问胎动的情况，听胎心音，不可能为每一位孕妇做胎心监护。两次产前检查相距短则一周，长则半个月或更长些，此间孕妇只能监测胎动。采用远程胎心监护就能在一定程度上弥补这些不足。

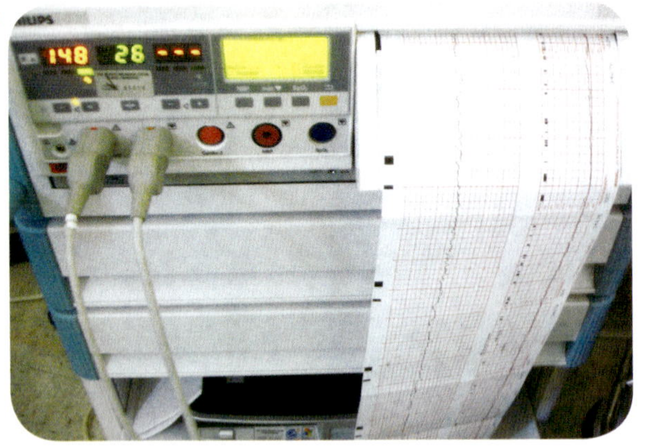

小贴士

胎心监护是重要的胎儿监护措施之一，适用于存在胎儿缺氧的各种高危妊娠，也适用于临产后的入室试验。临产后，胎心监护可以评估宫缩时胎儿对短暂缺氧的承受能力，以确定正确的分娩时间及分娩方式。

记，形成的图像即胎心监护图。

根据上述原理可以明了，胎心监护图主要反映的是胎儿脑部的调节功能。脑调节功能直接受氧供应的影响。缺氧时，胎心监护图便出现异常变化，借此可以及时发现胎儿窘迫。它较既往凭听胎心来诊断胎儿窘迫要准确、简便。

正常胎心监护图的基本要素：基线胎心率（120～160/分），基线在一定幅度内上下波动称之为变异；胎动时胎心率增快超过15次/分，持续超过15秒钟。但要注意胎心监护图受胎龄、胎儿睡眠及孕妇用药等因素影响，诊断时要注意排除这些因素的作用。医生通常会根据胎心监护图的变化综合分析，以判断有无胎儿窘迫及其程度。

15. 远程胎心监护

远程胎心监护是将一个简单的，但随时能显示出胎心率的仪器租借给孕妇，并教会其使用，还要使其了解最基本的异常情况。孕妇可以每日在家中定时进行胎心监护，或在胎动有特殊变化时进行监护。当监护发现异常，随时可以用电话与所属医院的产科医师取得联系，必要时还可以将胎心监护图形传送到医院。当然，最好直接到医院就诊，这样便能得到及时的指导与处置，减少由于缺氧给胎儿带来的危害。

16. 唐氏综合征

唐氏综合征（唐氏儿）即先天愚型，系因第21对染色体数目比正常多一条所致，又名21三体病。它是引起弱智的一种较为常见的原因。患儿除具有一定的体表特征外，还伴有智力低下，部分合并有心脏畸形。此类患儿因抗病能力低下，往往在婴幼儿期夭折；幸存者由于智力低下，仅能从事简单劳动；严重呆傻者生活不能自理，成

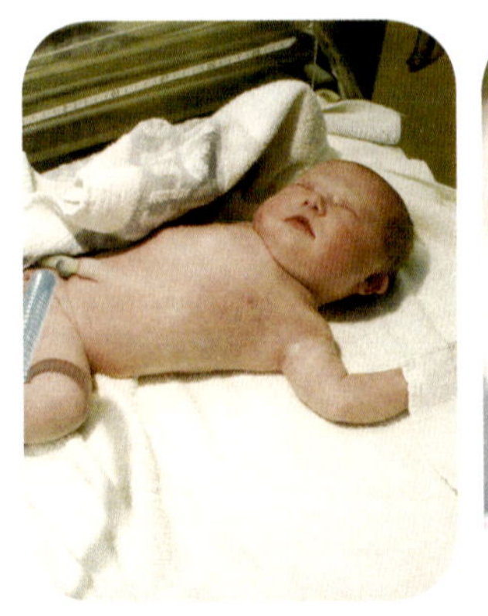

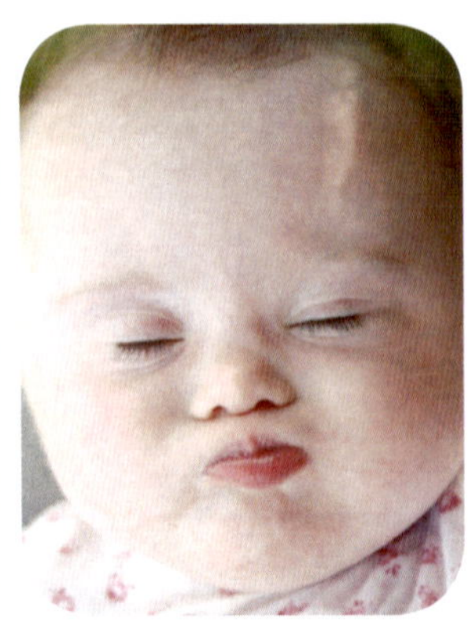

小资料

已知唐氏综合征发病率在高龄孕妇中明显高于年轻孕妇，25～35岁发病率为0.15%，35岁以上为1%～2%，40岁以上则为3%～4%；生育过1次患儿者，再分娩同类患儿的几率为1/60。当然，年轻孕妇也仍然有分娩唐氏儿的可能。

为家庭与社会的负担。

值得庆幸的是，现在医学水平对唐氏综合征完全可以做到产前诊断。唐氏综合征产前筛查的方法包括：B超观察胎儿颈后皮肤皱褶的厚度，血生化检测（含甲胎蛋白、绒毛促性腺激素及妊娠特异蛋白等比值的变化），及羊水细胞的染色体核型分析，或荧光原位杂交技术检测第21对染色体数目等。染色体核型分析为确诊的手段，但它是一种有创性检查，流产的风险为1%左右。血液生化筛查简便，无创，有助于筛出高危人群，少数高危人群再进一步行羊水检查，这样可以节约医疗资源。

目前，许多医院对年轻孕妇也进行唐氏综合征的血液生化筛查，35岁以下的孕妇筛查为低风险时，便可以继续妊娠；若为高风险，则应行羊膜腔穿刺，吸取羊水进行检查。对35岁以上的孕妇，有些医院直接安排羊膜腔穿刺前，应向孕妇说明生化筛查试验存在假阴性及假阳性的可能，孕妇本人可根据个人具体情况特别是高龄孕妇及对筛查的了解，进行知情选择。高龄孕妇若筛查为高风险而拒绝羊膜腔穿刺者，个人需要承担后果。

一旦胎儿被确诊为唐氏儿，即应抓紧时间进行引产，这样便可避免残疾儿的出生，有助于提高出生人口的质量。

专家提醒：

唐氏综合征血液生化筛查最好安排在16孕周左右，发现异常时仍可留有充足的处理时间。羊膜腔穿刺通常在孕20周左右进行。

17. 胎教

胎教的实质

胎教在我国自古有之，但被加上迷信的色彩，从而把胎教本意歪曲了。实际“胎教”就是搞好母体的精神卫生。它强调的是孕妇的精神活动可以影响胎儿的健康，孕妇的心理状态和情绪

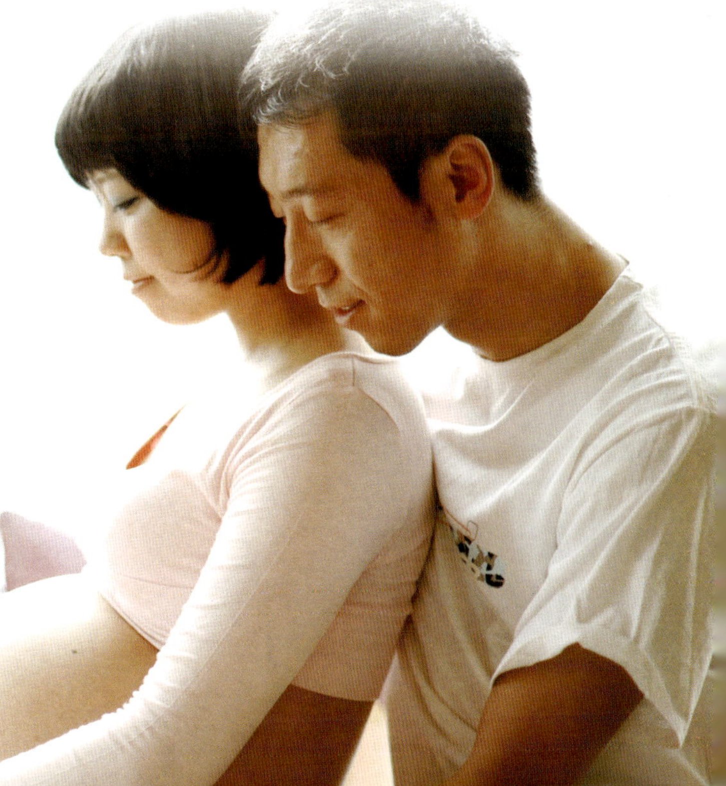

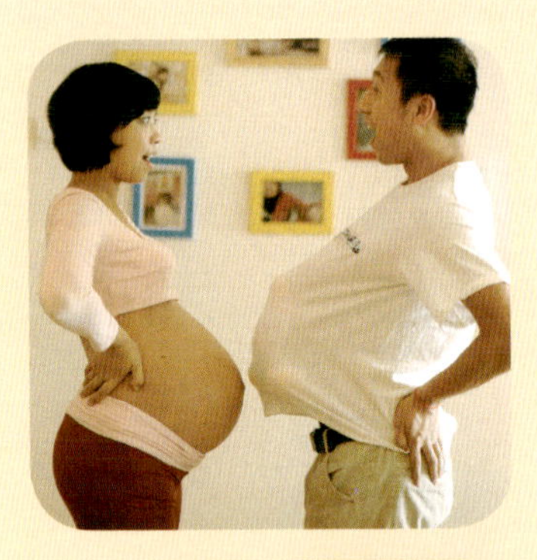

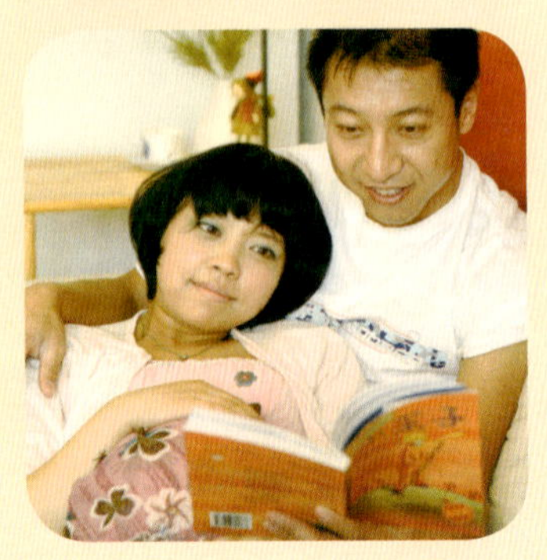

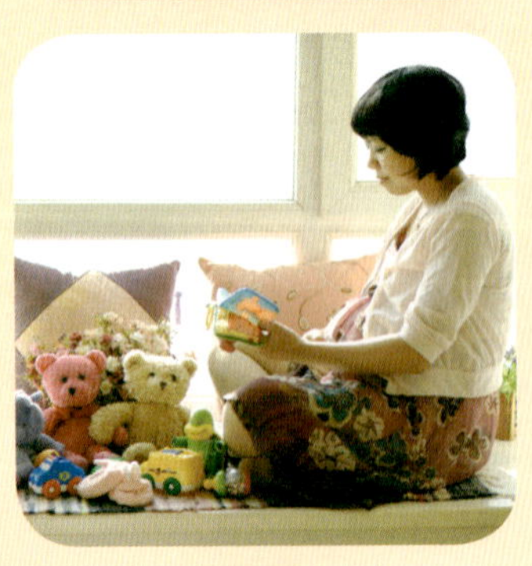

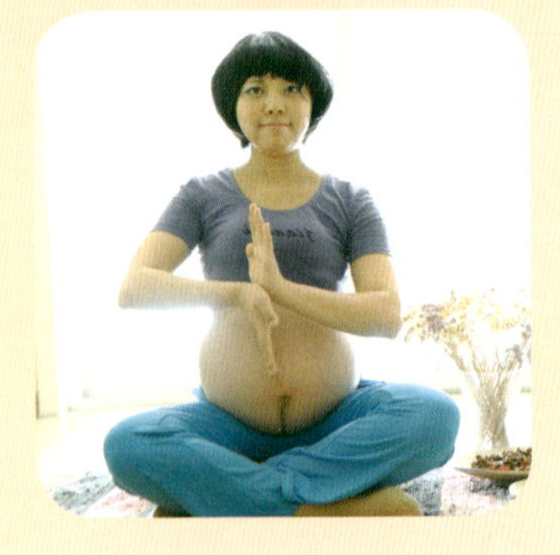

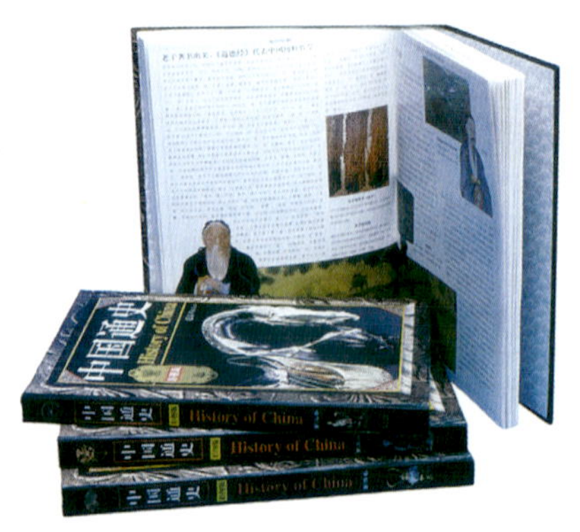

变化会影响胎儿的发育，如孕妇有悲哀、恐惧、愤怒、不安等精神活动时，会引起体内循环、消化系统等的功能改变，降低对营养物质的吸收。母亲健康受到损害，胎儿营养及发育也会受到影响，甚至可导致流产、早产或胎死宫内。母亲和胎儿的神经系统虽然没有直接联系，但通过血液中的化学物质及内分泌素可以进行沟通，如孕妇过度紧张、惊恐，会引起肾上腺皮质激素分泌过多，若此时正值胚胎的某些器官开始形成，便可能造成缺陷或畸形。有人发现孕妇情绪压抑时，胎动的频率、强度及持续的时间会增加或延长，这是表明胎儿有窘迫不安的情况。上述种种都证明了孕妇的精神因素对胎儿有重要影响。如何做好母体的精神卫生，就是“胎教”的实质。

胎教的方法

胎教的内容和实质是涉及母体的精神卫生，消除精神上的种种压力至关重要。方法有听音乐，欣赏美术作品，阅读轻松愉快的小说、故事等。要以慈母之心对待腹中的胎儿，经常进行母、胎交流。在妊娠中、晚期，母亲可以用手轻轻地抚摸或轻拍腹部；还可以对胎儿说说亲密的话；也可以播放柔和的音乐给胎儿听。有调查表明，播放音乐时，胎动增加；音乐还可以增加臀位转胎的成功率。

孕妇可以阅读有关妊娠与分娩的书籍，增加卫生保健知识，减少对妊娠与分娩的顾虑和恐惧。重要的是家庭和睦，丈夫体贴，父母关心，邻居和工作单位同事的关怀与帮助，使孕妇能生活在一个温馨舒适的环境中。

以上涉及的是狭义的胎教，广义的胎教则包括孕妇的衣、食、住、行及环境等诸多方面对胎儿的影响。

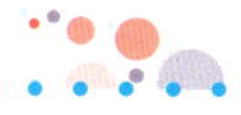

18. 孕妇用药的注意事项

人生病用药治疗，是大家都熟悉的事。许多个人或家庭都有一些自备药物，小的毛病不一定都去就医。对孕妇来说，则不能这样，用药时应格外小心。这是为什么呢？主要是必须考虑到胎儿。早孕3个月内，是胎儿各种器官形成的重要时期，胎儿对来自外界的影响极为敏感，用药不当可导致胎儿发生一种或多种畸形。另外，凡对母体有毒的药物，对胎儿也有同样的毒性，而且不受妊娠阶段的影响。为了减少药物对胎儿的不良影响，向孕妇提出几点建议：

月经一向规律的已婚妇女，一旦月经逾期就要想到妊娠的可能：应尽量不用药，更不能自己随便用药；就医时别忘了告诉医师，自己可能已经怀孕。

确实患病需要治疗时，要在医师指导下用药：只要在医师的指导下，选择对胎儿无影响或影响最小的药物，便可避免不良后果。由于药物的种类繁多，对胎儿的影响还有其他因素参与，极其复杂。孕妇很难掌握哪些药物能用，哪些药物不能用。一句话，就是用任何药都应在医师的指导下，不能疏忽大意。

母体患有严重疾病应及时治疗：不治疗则自身难保，也就谈不到胎儿的安全。即使用药对胎儿有危害，但别无选择，必须进行治疗。妊娠早、中期用过对胎儿有危害的药物，待母亲病情稳定后，可考虑行人工流产或中期引产手术。药物对妊娠晚期胎儿的影响相对较小，可听其自然。

19. B超检查

B超检查的基本知识

声波是一种振动波。人耳能听到的声波频率介于20赫兹～20000赫兹之间；若声波频率在20000赫兹以上，人耳就不能听到了，称之为超声波。目前使用的超声波检查仪的原理基于人体内各种器官、组织的密度不同，超声波进入人体后能产生不同的反射、折射、吸收、衰减，通过反射波在B型超声（简称B超）仪器上便可显示人体内部器官的影像。

因此，超声检查是一种物理检查方法。国内外各种B超仪器用于诊断的超声剂量，对胎儿和孕妇尚未发现有不良的影响。由于它安全、简

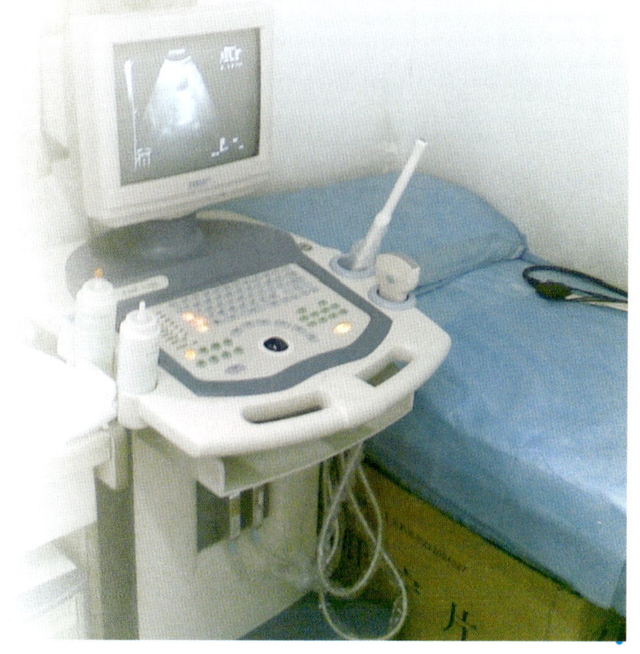

小贴士

B超诊断简便、迅速、安全又无创伤，能及时发现异常情况以便进行处理，有利于改善某些高危妊娠的预后及降低围生儿死亡率，从而提高围生期工作质量。现已成为产科必备的监测手段。

便、无创，可以重复检查，目前B超已成为产科常用且不可缺少的产前诊断及胎儿监护的方法。

妊娠期B超检查的目的及价值

B超是将超声波的物理特性和人体组织结构的声学特点密切结合的一种物理检查方法。它可以显示人体切面图像，并可进行动态观察，目前在产科方面应用很广泛。

观察胎儿生长发育：停经5～6周的早孕，B超检查就能显示出宫腔内的胎囊。随着孕期的增加，可以观察胎儿的发育情况，测量胎儿头臀长度、双顶径、股骨长度等以估计胎龄，核实妊娠周数。妊娠中期及晚期还可以观察胎位、羊水、脐带及胎盘位置等。无特殊情况时，常规在孕5个月左右进行第一次B超检查，筛查胎儿是否畸形。孕足月时还应进行1次检查。遇有特殊情况，如发生阴道出血、外伤、胎位查不清或胎盘位置低等证，可增加检查次数。

发现异常情况：如胎儿畸形、多胎、胎儿生长受限、胎位不正、羊水过多或过少、脐带绕颈、前置胎盘或胎盘过熟等；还有助于诊断葡萄胎、异位妊娠，以及妊娠伴发子宫肌瘤或卵巢肿瘤等。

20. X线检查

X射线是一种放射线，对人体具有一定的危害。由于放射诊断的X射线强度有限，照射时间也不长，一般来说对人体的影响不大，但对孕妇来说则不然。因为，在妊娠13周前是胚胎各个器官形成的时期，此时X射线对胚胎有很强的致畸作用，可导致唇裂、腭裂、心脏畸形、肢体畸形、小头畸形等；还可以引起流产、死胎，故此时应避免X射线检查。妊娠13周后，胎儿的大部分器官已形成，但牙齿、生殖腺及中枢神经系统还在继续发育中，此时仍应尽量避免X线检查。妊娠晚期，胎儿各器官均已发育成熟，做X线摄片检查只用很小的剂量，不致引起胎儿的变化。有报道临床观察了1000名曾做过X线骨盆测量的孕妇所生的子女，通过近20年的随访，没有发现他（她）们有智力低下或神经系统的疾病，表明临床若确有必要时，在妊娠晚期还是可以做X线检查的。但如X线照射次数多、剂量大，即使在妊娠晚期，也不能说绝对没有影响。

总之，对孕妇的X线检查需谨慎。若能用其他方法如磁共振成像或超声检查进行诊断时，则不用X线诊断；当必须做X线检查时，摄片比透视好，因胎儿接受的放射量较小；如检查部位不在腹部时，应设法屏蔽腹部，以减少胎儿接受的照射量。

21. 免疫接种

免疫接种是将生物制品，如疫苗或类毒素等

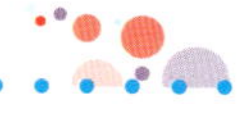

接种到人体内，使人体产生对传染病的抵抗力，以达到预防疾病的目的。但这些生物制品均是异性蛋白质，能使接种部位发生红、肿、痛等反应，或发生全身反应，如高热、头痛、寒战、腹泻等。

孕妇免疫接种的反应与非孕妇女并无多大差异。局部反应及高热等不适，在某些免疫接种中较为明显，可引起流产、早产。某些免疫接种，如风疹疫苗可致胎儿畸形，孕期禁用；其他，如流行性腮腺炎、脊髓灰质炎、麻疹、黄热病等疫苗亦忌用，因为它们都是活疫苗，可以通过胎盘到达胎儿体内，造成不良影响；狂犬病与伤寒疫苗在孕期应该慎用，但需要时还是可以进行接种的。

在白喉、鼠疫传染病流行地区工作或居住时，应该进行这类疫苗接种，因为一旦受感染，会危及孕妇的生命。总之，孕妇若非特别必要，以不行免疫接种为宜。

22. 风疹

风疹病毒是一种最危险的致畸因素。早孕3个月内是胚胎器官形成的重要时期，此时孕妇受感染，病毒可以通过胎盘感染胎儿。受感染时间越早危害越大，可导致胚胎停育、流产，或影响胚胎发育，产生多种先天性损害，称为先天性风疹综合征。

此综合征的主要表现有眼（白内障、青光眼、视网膜病变及小眼球），耳（耳聋），心（先天性心脏病），中枢神经系统（小头畸形、脑炎、智力障碍），其他还有骨损害、肝脾肿大、血小板减少和新生儿出生体重低下等。有些症状于出生后即能表现出来，有些需经数月至数年才出现。

早孕妇女若确诊为风疹感染，应行人工流产术终止妊娠。需要指出的是，风疹不是风疹块（荨麻疹）。可根据咽部分离出的风疹病毒及血清中查到特异性抗体来确诊。

孕前检查发现风疹抗体阴性者，应接种风疹疫苗以获得相应免疫力。

23. 弓形虫

有的人爱养小猫、小狗、小鸟等宠物，因为爱它们就不认为它们脏，总把它们抱在怀中，与之脸挨脸地亲昵，甚至嘴对嘴地喂食，也不去理会它们是否携带有细菌或患有传染病。殊不知这些小动物的病也可以使人受染而得病。有一种原虫名为弓形虫，它寄生在猫、狗身上，虫卵随动物的粪便排出体外。通过受动物粪便污染的食

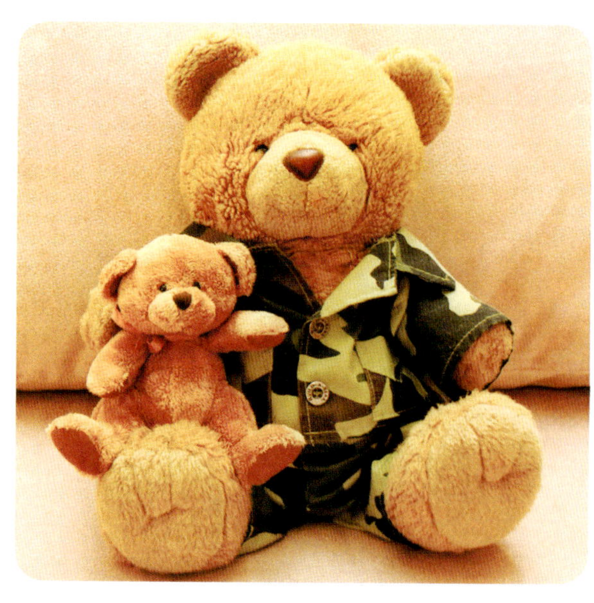

物或其他物品，便可将疾病传染给人。当然，还可以通过进食不熟的受染肉类而得病。孕妇受染后，原虫可以通过胎盘传播给胎儿。孕早期的感染，可能导致流产、胎儿发育异常；妊娠中、晚期的感染，可以影响胎儿大脑的发育，导致胎儿脑积水或小头畸形。为了孩子的健康，孕妇最好不饲养上述宠物，还应避免到其他饲养宠物的人家里去。孕妇若实在不愿舍弃自己心爱的小动物，则应该请兽医为动物做检查，确定为无人畜共患病的健康动物时，才可以继续饲养；妇女在准备怀孕前，应进行弓形虫筛查与治疗并安排动物进行检查。

24. 围生期和围生期保健

围生期保健的内容有3方面。

高危妊娠的监护：在妊娠期母、儿有某些并发症或存在某些致病因素能危害母、儿或导致难产，称为高危妊娠。“高危”的提法，是在于引起医师的重视和孕妇的警惕。对高危妊娠必须加强监护，发现问题给以及时的处置，从而保证母、儿安全。

加强分娩期监护：分娩过程中随时可能出现异常情况，若未能及时发现与处理，就可能发生难产，危及母、儿生命。加强产程的监护十分重要，内容包括观察宫缩、胎心、子宫颈口扩张、胎儿先露部的下降，以及孕妇的血压、脉搏、呼吸等全身状况，配合电子胎心监护图还可以了解子宫收缩时胎心率的变化等，有助于及早发现胎儿窘迫及难产征兆，从而得到及时的处理。

新生儿保健：出生后1周内的新生儿保健很重要，直接关系到新生儿的存活与健康。保健的内容包括：新生儿窒息的抢救，新生儿体检及对其健康的全面评估，新生儿的喂养、护理，先天性疾病的筛查，计划免疫及预防新生儿常见病等。

小贴士

从妊娠28周至产后7天，称为围生期。这是分娩前、后的重要时期，母、儿在这个时期容易发生问题，因此加强围生期保健是十分重要的。做好围生期的保健，可确保母、儿安康，降低围生儿死亡率。

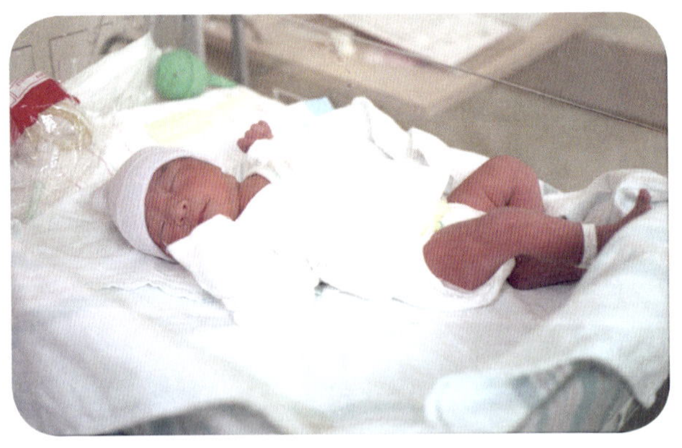

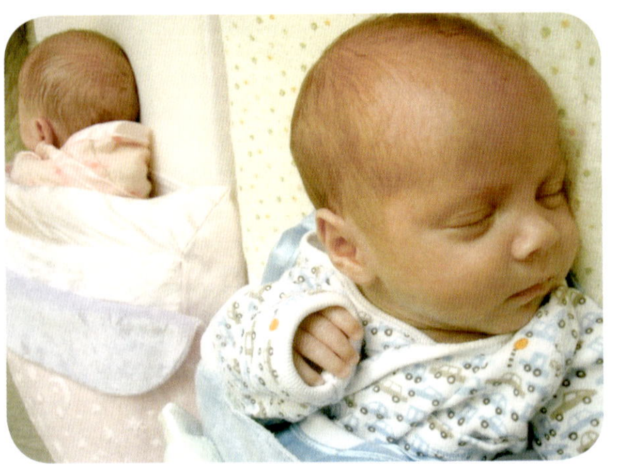

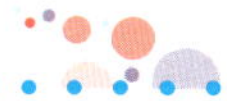

八、专家热线——孕产妇常见问题

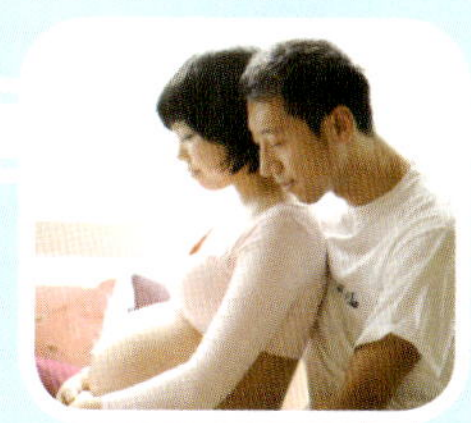

1. 孕妇是否需要使用腹带

妇女怀孕后，腹部自然会逐渐增大，是否需用腹带支撑，并无一致意见。

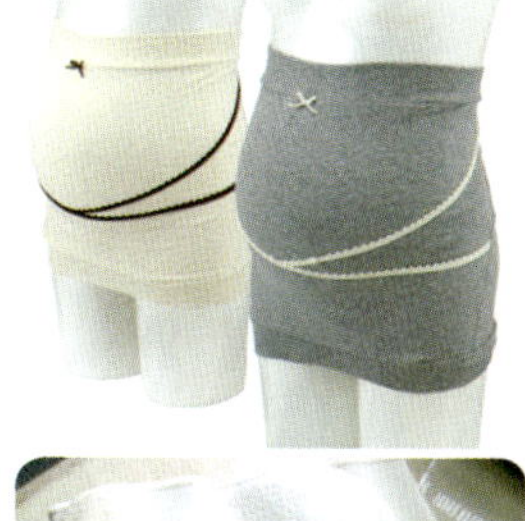

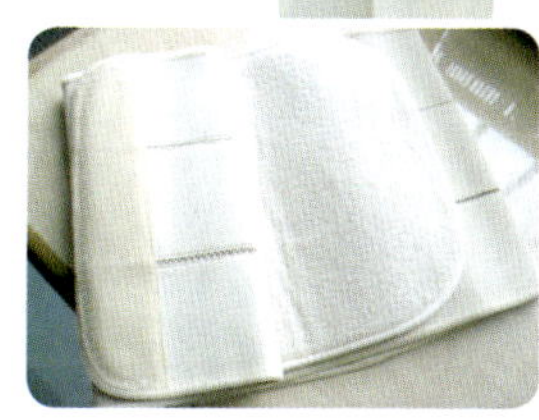

若孕妇身材较矮或腹肌过于松弛，增大的腹部往往坠向前下方形成“悬垂腹”，以至身体的重心明显前移，造成活动不便，并增加劳累感时，束以腹带，以支托下垂的腹部，会使孕妇感到轻松、灵便。

此外，胎位不正经纠正后，应用腹带约束，有助于保持胎位不再转动。使用腹带绝不是为了美观，束系的松紧要适度，太松则起不到支托作用，太紧又会妨碍呼吸与消化功能。

如果孕妇腹肌较强，腹部无明显下垂，则不一定要用腹带。

2. 孕妇需要吃补品吗

我国传统膳食中比较容易缺乏的营养素为钙质，有些地区缺乏碘、叶酸或其他的维生素、微量元素等。

妇女在妊娠期要负担胎儿的成骨与造血。因此孕妇最容易发生钙与铁的缺乏，故在膳食之外，适量地补充钙剂与铁剂是很有必要的。

为预防碘缺乏，除国家要求全民采用含碘食盐外；对于尿碘检查显示缺碘的孕妇，及居住在碘缺乏地区者，可采用紫菜或海带

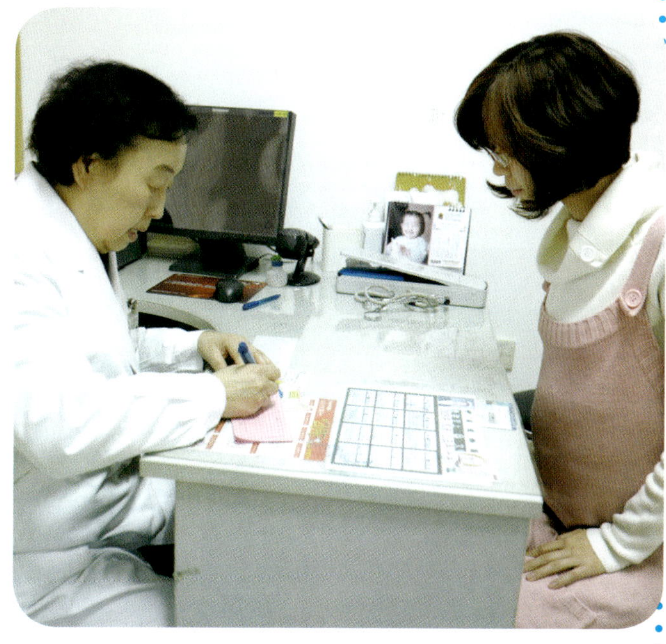

等进行食补。

为了满足孕妇对各种维生素及微量元素的需要，最好每日服用1粒多种维生素。

此外，其他的补品就不十分必要了。

3. 如何控制体重

孕妇体重增长过多，会引起妊娠期的许多并发症。体重增长过多的原因不外乎营养过剩及水、钠潴留，下面将分别予以叙述。

妊娠期的妇女每日摄入的营养及热量，不但要供给随妊娠进展自身变化的需要，而且还要负担胎儿及其附属物的生长发育所需。因此，孕妇每日所需的营养与热量要适当高于未孕的妇女。轻体力劳动者，每日的主食一般在6两左右（包括粮食，玉米，甘薯，土豆等），还要配有适量的鱼、肉、禽、蛋、奶制品及蔬菜，水果等。中、重体力劳动者还要适当增加营养。

值得提出的是营养要均衡，有些妇女错误地认为多吃水果，胎儿的皮肤会好，每日可吃上1～1.5千克的瓜果。却不知大量的水果提供了过多的糖，从而增加胰岛的负担，容易诱发妊娠期糖尿病。

孕妇每日的活动要消耗一定的热量。如果餐后不活动，经常坐着或躺着，消耗的热量相应减少，多余的热量就会以脂肪的形式储存起来，人就会发胖。

因此，要想维持比较理想的体重，就需要保持热量摄入与支出的基本平衡，能做到这点是很不容易的。节制饮食需要毅力，不能饿了就吃，还需要合理的饮食结构。同时，也要注意保持适当的体力活动，如散步、体操、游泳、骑车等。真能做到上述诸点，便可以避免体重增长过多。

另外，体重增长过多也可能是由于水、钠在体内的潴留，表现为体重增加或水肿。因此，妊娠期应提倡妇女采用低盐饮食。一旦发现明显水肿时，需要予以休息、低盐饮食、定期检查血压及尿蛋白的情况，警惕发生妊娠期高血压疾病。

专家提醒：

营养物质再好也要适量，不是越多越好；不适当的补充，可造成某些营养素的过剩而带来副作用，应引起重视。

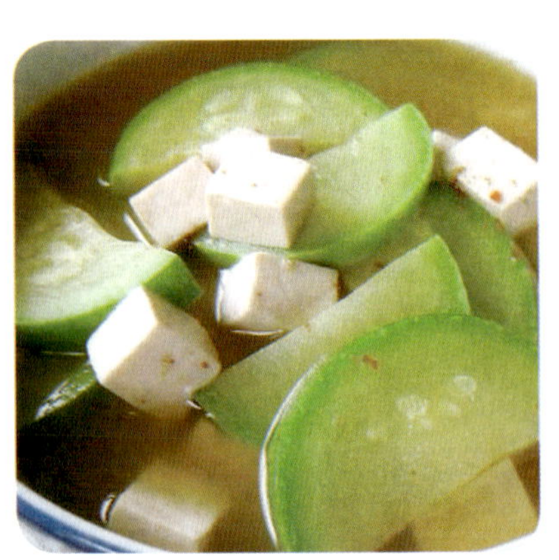

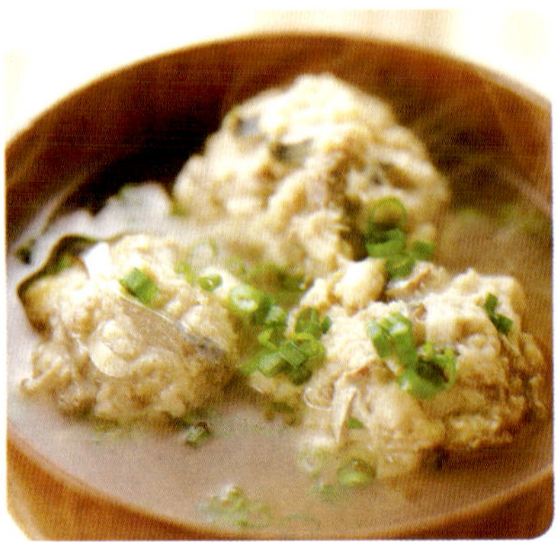

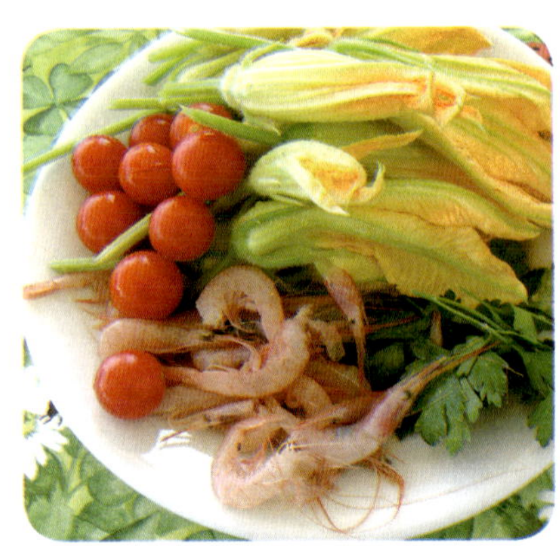

4. 孕妇身体太瘦对母、儿有什么影响

近年来，有些妇女因怕肥胖而过分控制饮食，有些则为了苗条、漂亮，而骨瘦如柴，极度营养不良，从而使大脑食欲中枢受到损害，导致消化功能和机体多种功能紊乱，治疗起来复杂而困难。

孕妇的营养优先供给胎儿。胎儿发育成长所需的营养全部取之于母亲，即使母亲体内的营养并不充足，也会不惜牺牲自己或动用体内的营养储备来供给胎儿。若母亲太瘦弱，平时没有储备，又不能及时的从食物中摄取所需的营养，这样便会使自身更加虚弱，还会因营养素的过度缺乏而患病。若缺铁及蛋白质会引起贫血；维生素D及钙质摄入不足，可以引起小腿抽筋、腰腿痛、牙齿脱落，严重者可以引起骨质软化症、骨盆变形等，新生儿可患先天性佝偻病。孕期严重的营养缺乏，会影响胎儿的生长发育，致使流产、早产、胎儿生长受限、死胎、胎儿畸形等发生率增高。若胎儿脑发育不良可致日后智力发育迟缓。

为了孕育健康的新生命，要求孕妇体格要健壮。孕妇应注意营养，加强身体锻炼，使体内有丰富的营养储备，这样在妊娠期才能起到“营养库”的作用，从而保证胎儿发育成长所需的营养。

5. 什么是围生期病毒感染

孕妇受到病毒感染时，本人可能仅表现为轻度上呼吸道感染的症状，而被认为是一次感冒。胎儿虽有胎盘屏障的保护，但由于胎盘屏蔽并不完善，病毒仍然可以通过胎盘使胎儿受到感染，从而影响胎儿的正常发育，造成流产、死胎、胎儿生长受限或先天畸形，如脑积水、小头畸形或先天性心脏病等。

孕妇免疫力低，病毒感染较为常见。引起感染的病毒有巨细胞病毒、风疹病毒、单纯疱疹病毒等。孕期感染对胎儿的影响与胎龄关系密切。孕早期，胎儿各系统器官正在分化、发育，受病毒侵袭造成的危害最大，若此期确诊有病毒新发感染者可以考虑行人工流产术。孕晚期则依母、儿的情况分别对待。

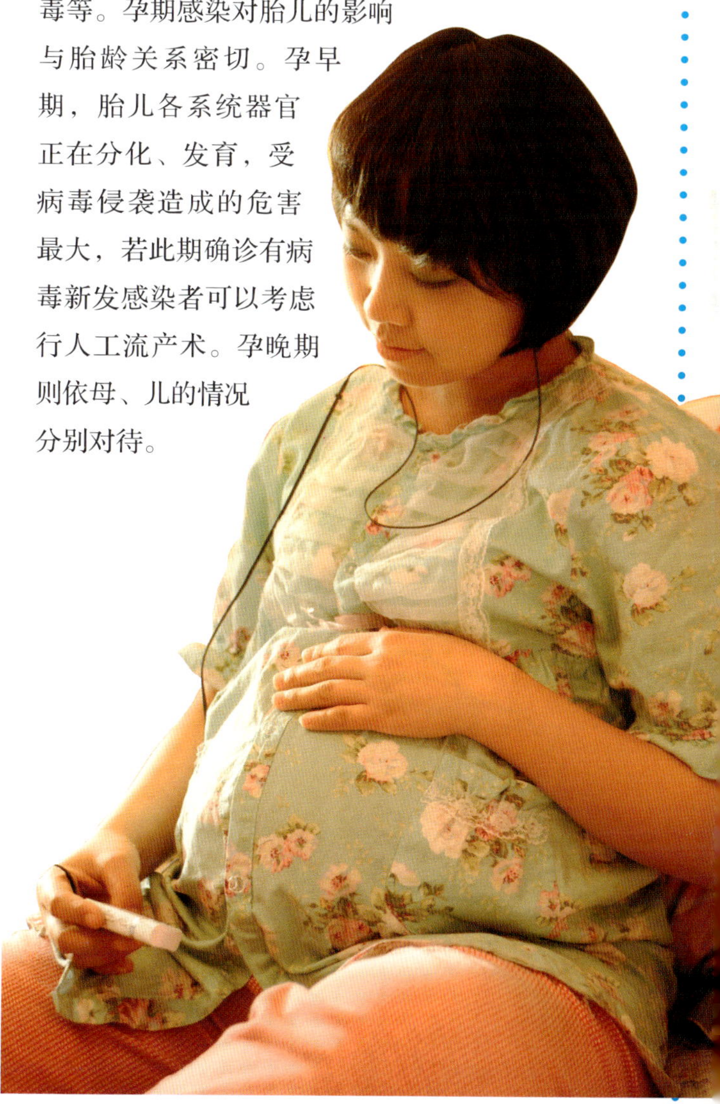

6. 什么是巨细胞病毒感染

巨细胞病毒是引起人类先天感染性疾病最常见的病因之一。其传播途径是通过接触受染的体液，包括唾液、尿液、粪便、血液、泪液、精液、宫颈及阴道分泌物、羊水及乳汁等。

成年人感染后，可以完全没有症状，部分患者有低热、乏力、咽痛、淋巴结肿大、关节或肌肉酸痛等，类似上呼吸道感染的症状。宫内受染的胎儿出生后，可以长期间歇性排出病毒。

孕早期受巨细胞病毒感染后，常导致流产、胚胎停育或死胎；亦可因干扰胎儿的器官发育导致畸形。妊娠晚期受染可导致胎儿的先天性巨细胞包涵体病。妊娠各期受染均能危害胎儿。出生后，有明显症状的婴儿预后差。常见的表现有黄疸，肝、脾肿大，脑积水、小头畸形，白内障及心血管畸形等。远期可出现神经性耳聋。出生时无症状，仅脐带血抗体阳性者，日后也可以出现脑损害所致的智力低下及神经性耳聋等。

孕早期，确诊为巨细胞病毒新感染者可行人工流产术。

7. 什么是生殖器疱疹

生殖器疱疹多由单纯疱疹病毒2型引起，由性交接触传染，属性传播疾病。首次感染后，病毒可以长期潜伏在体内。当机体抵抗力降低或受某种刺激时，如精神创伤、过度疲劳、感冒、发热及胃肠疾病等，体内潜伏的病毒便可以被激活而再次发病。

生殖器局部感染后，如会阴部、阴唇、阴蒂、阴道黏膜及宫颈等部位出现成簇的红色小丘疹，迅速变成小疱，疱破后形成糜烂或浅溃疡，有时可发生在肛门周围。患者常感局部轻度瘙痒、刺痛，并可有发热、头痛等全身不适及局部淋巴结肿大。经过7～10天，病灶处可以结痂，待痂皮脱落而自愈。

该病容易反复发作。孕妇感染后，病毒通过胎盘可以引起胎儿的感染，而导致流产、早产、死胎及胎儿先天畸形。当胎儿经产道分娩时，新生儿发生感染的机会约40%，还有报道称可高达到95%。分娩后，新生儿很快会出现症状，病死率高达50%；部分存活者还往往留有神经系统后遗症。

妊娠足月伴有生殖器疱疹感染的孕妇，应行剖宫产分娩。讲究性卫生便能有效地预防此病。

8. 孕早期妇女患感冒有什么危害

流行性感冒是由流感病毒引起，该病毒不通过胎盘，故对胎儿无直接危害。然而，若伴高热持续半日以上者，可影响胎儿脑细胞发育，故早孕妇女患流感伴持续高热者可考虑行人工流产术。接种流感疫苗是预防流感的有效手段。

一般感冒多由非特异性的病毒引起，对胎儿无明显危害，仍可继续妊娠。

9. 放置宫内节育器后怀孕了怎么办

宫内节育器使用方便，避孕效果可靠，无严重副作用，取出后不影响日后再怀孕，是育龄妇女广为应用的一种长效节育措施。避孕效果受宫

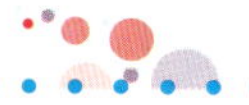

内节育器种类、型号、质量及放置技术等多种因素影响，仍有一定的失败率，故戴节育器的妇女又妊娠并非罕见之事。以金属单环为例，戴节育器受孕率约10%。经过多年的不断研究，现已开发出多种新型的节育器，质量不断改进，放置技术也有所提高，戴节育器受孕率较前有所下降。

妇女放置宫内节育器后，一旦发生闭经，要高度警惕受孕的可能。应尽早就医，确定诊断，以免延误到妊娠中、晚期。虽然既往曾有戴节育器妊娠分娩者，节育器多黏附于胎膜上被排出；但容易发生并发症如流产、早产，甚至影响胎儿发育。目前提倡，凡戴节育器受孕者，应及早行人工流产，并取出节育器。

专家提醒：

要注意宫内节育器不能防止异位妊娠。故戴节育器妇女若发生闭经、阴道出血或腹痛时，万万不可疏忽或误认为是节育器的副作用，而应及时就诊，以便得到正确的诊断与处理。

10. 服紧急避孕药失败者可以继续妊娠吗

紧急避孕药适用于偶尔的无避孕措施的性生活，或所采用的避孕措施失败又确实不愿意怀孕者。通常应在性生活后72小时内服药，服用越早效果越好，24小时内使用效果最佳。常用的有毓婷，即左炔诺孕酮（每片0.75毫克，顿服2片），及米非司酮（每片10毫克或25毫克，顿服1片）。使用1次失败率约为2%，若同一周期服药后，再次发生无保护性性生活，失败率可高达50%以上。

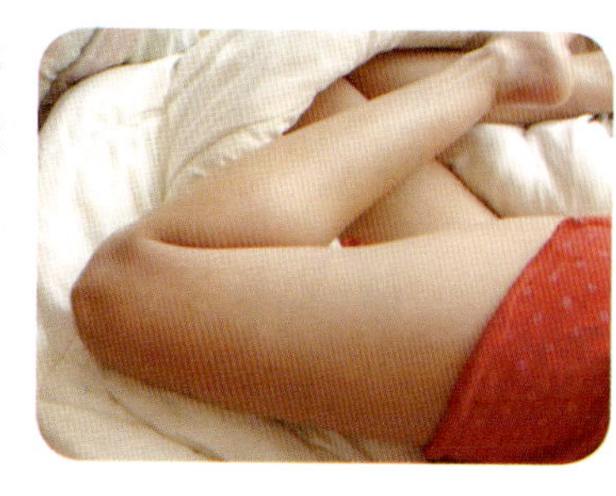

紧急避孕失败后，本次妊娠的取舍尚无一致公认的意见。理论上讲，服药在下次月经来潮前（月经周期规律者），也就是说在胚胎器官分化之前，若药物产生了影响，此胎将不能继续发育，最终必定会流产；如胚胎能继续正常发育则表明药物对其没有产生明显的影响。到目前为止，尽管也有少数服紧急避孕药失败者分娩了正常婴儿，但毕竟缺乏大样本的临床验证资料。因此对妊娠的保留与否，医生很难提出具体的意见，主要取决于夫妇双方的意愿。

专家提醒：

对紧急避孕药的使用，一是要使用正确；二是要持慎重态度。也就是不打算要此胎，如果失败就终止妊娠，千万不可以和自己开玩笑。如确实能做到上述各点，也就不存在失败后能否继续妊娠的问题了。

11. 妊娠足月胎头仍不入盆的原因及注意事项

初产妇在妊娠最后1个月，胎儿头部大多已进入母亲骨盆而不再浮动。但有少数至临产前，胎头仍未能进入骨盆而浮动于耻骨联合之上，这种现象医学上称为初产妇胎头浮。

遇初产妇胎头浮，首先应确定其骨盆及胎儿情况是否正常：

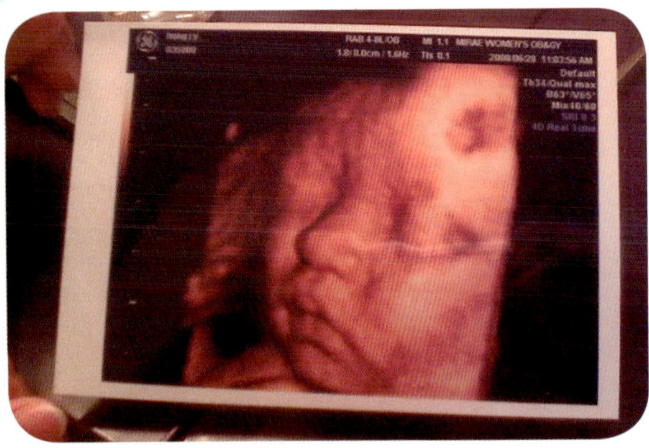

若一切检查正常，则思想上不要过分紧张，应密切与医师配合。临产后，强力的宫缩往往可以促使胎头入盆，多数仍可能自阴道分娩；

若确定胎头浮为难以纠正的病理性因素，如骨盆狭窄、前置胎盘或巨大儿等所致，则应听从医师的意见，提前住院，并作好剖宫产准备。

胎头浮动时，胎头与骨盆间存在空隙，一旦胎膜早破，容易发生脐带脱垂，故孕妇在破膜后应取卧位并抬高臀部，立即送往医院。卧位时，羊水流出缓慢并可以减少脐带脱垂的危险。

12. 妊娠晚期出现类早孕反应怎么办

妊娠晚期，有些孕妇又会出现类似早孕反应的症状，如恶心、呕吐、进食不佳等。这多是由于随妊娠月份增长，受内分泌激素的影响及子宫压迫，使胃肠蠕动减弱，消化能力降低所致，一般不需要特殊治疗。

症状较重者可采用饮食治疗，如少食多餐、选择一些易消化并适合自己口味的食物，也可适当服用一些助消化的药物，如消化酶制剂等。若有便秘，采取通便措施后亦会使症状得到改善。

妊娠晚期，多数的类早孕反应是一种正常生理现象。但要警惕急性肝炎或重度子痫前期等疾病，需要严密观察病情，并进行有关的实验室检查以排除病理情况，避免延误治疗。

13. 孕妇定期产前检查有何重要性

孕妇在怀孕40周的过程中，胎儿逐渐发育成熟，同时孕妇体内也发生了一系列的变化。此外，妊娠晚期极易出现各种并发症。只有定期检查，才能做到动态地观察胎儿的发育情况，及早发现及处理胎儿畸形或胎儿生长受限，以及纠正异常胎位。另一方面，了解孕妇的健康状况，发

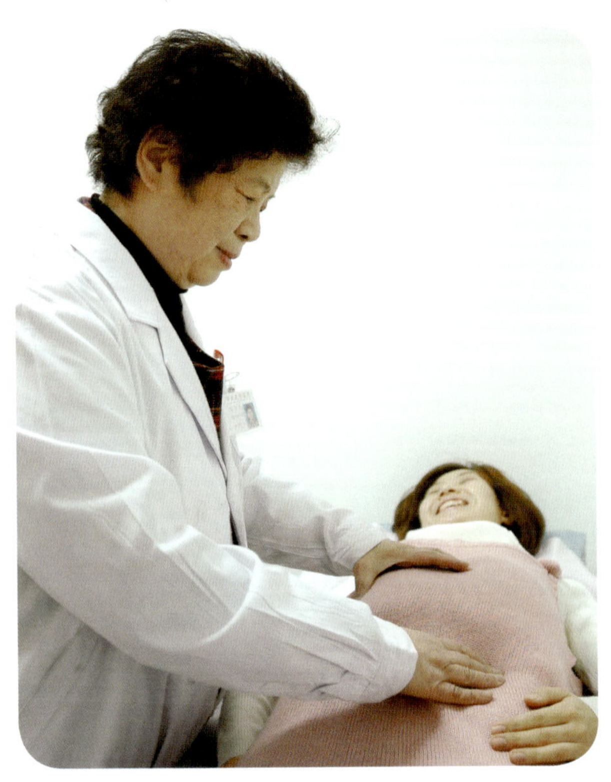

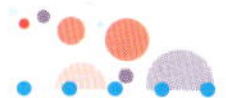

现及治疗各种合并症及并发症，如心脏病、糖尿病、贫血、缺钙及妊娠期高血压疾病等；并进行孕期卫生宣教及自我监护的指导。最后，综合孕妇与胎儿的全面情况，初步制定分娩方案。可见，规范的产前检查有利于母、儿顺利地度过妊娠及分娩期。

整个孕期，检查的次数一般应为9～13次，高危妊娠还要相应增加。检查大致安排时间是：早孕12周内应检查1次，以后每月检查1次；孕28周后每2周检查1次；孕36周后，改为每周1次。有些孕妇不做产前检查，临产才来急诊住院，这样对母、儿均不利，应引起重视。

14. 如何更准确地了解胎儿在子宫内的情况

测量宫高及腹围，反映子宫大小，只能间接地了解胎儿发育情况。B超检查可以直接而全面地观察胎儿、胎儿附属物及其周围环境，是监测妊娠的简便、可靠而又无创的方法。通过B超检查可协助了解以下各方面的情况：

- 判断单胎或双胎，以及胎儿是否存活。
- 诊断某些胎儿畸形，如脑、心、肾及肢体等畸形。
- 测量胎儿各种径线，判断胎龄或发现胎儿生长受限。
- 确诊前置胎盘、羊水过多或过少等。
- 彩色多普勒超声检查可以诊断胎儿某些先天性心脏病及发现脐带绕颈等。
- 以B超为主的生物物理5项评分有助于了解胎儿在宫内有否缺氧的情况。

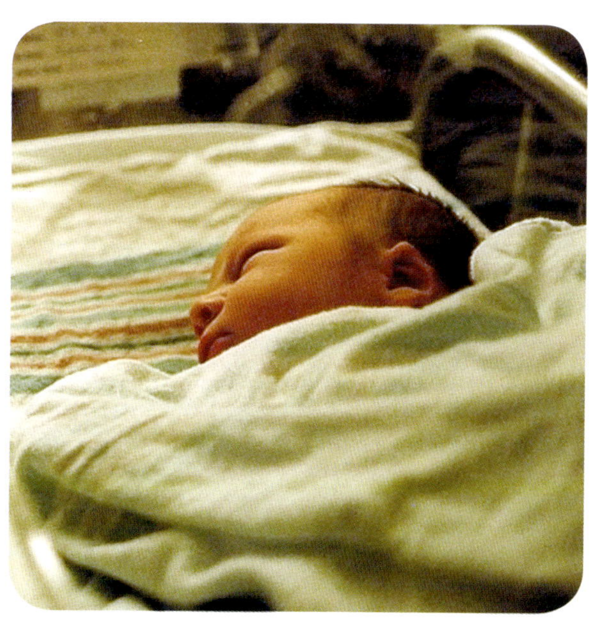

- 经阴道B超，还可以测量骨盆的大小。

综上所述，B超有助于发现多种妊娠与分娩的高危因素，是现代产科的一项重要产前监测手段，凡有条件者均应定期进行。

迄今为止，国内外的研究资料表明，当今用于临床诊断的超声剂量对胎儿及孕妇均无不良影响，因此不必过分担心。

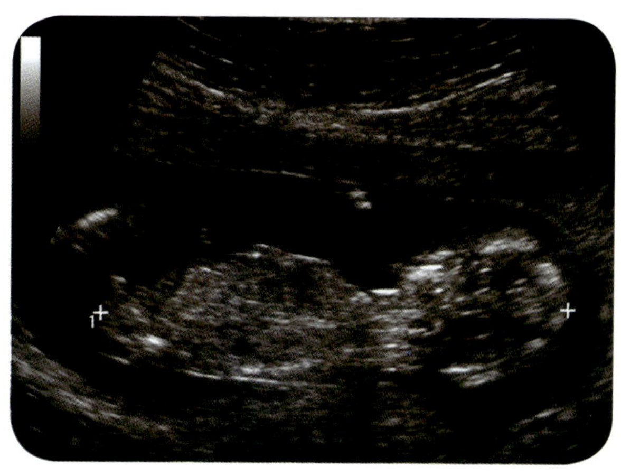

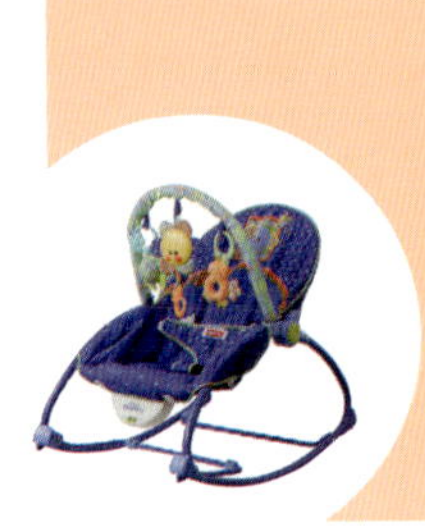

第三章　刻骨铭心的痛并快乐着——平安分娩

孕妇主动配合这次人生中最重要的经历是分娩平安最初的保证，让我们相互信任，共同完成这个华丽的转身。

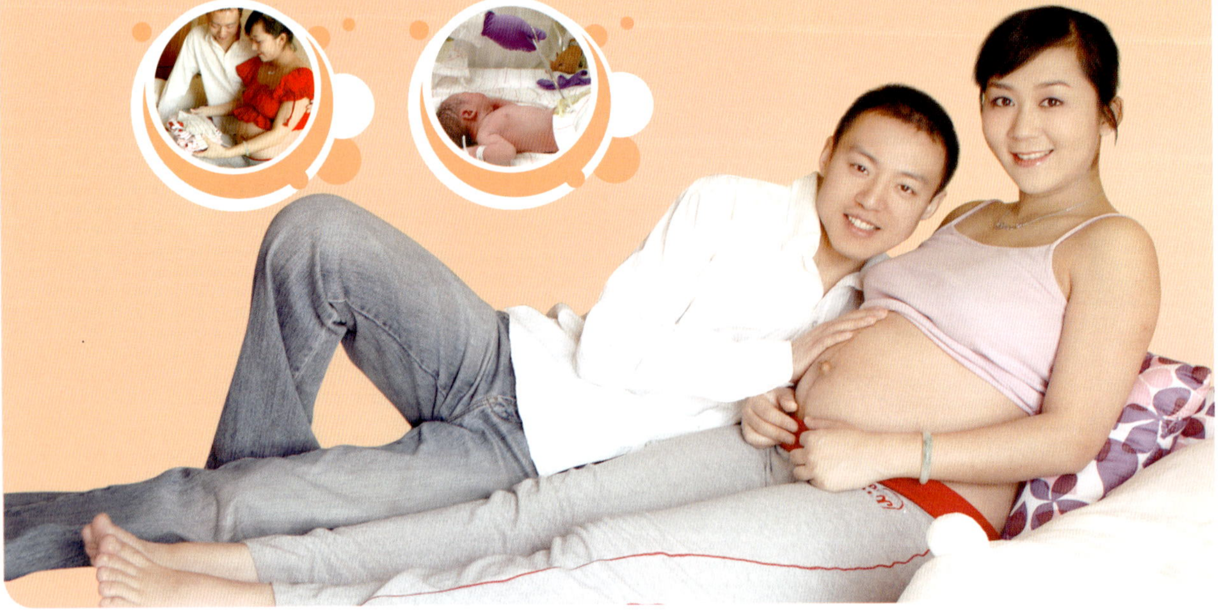

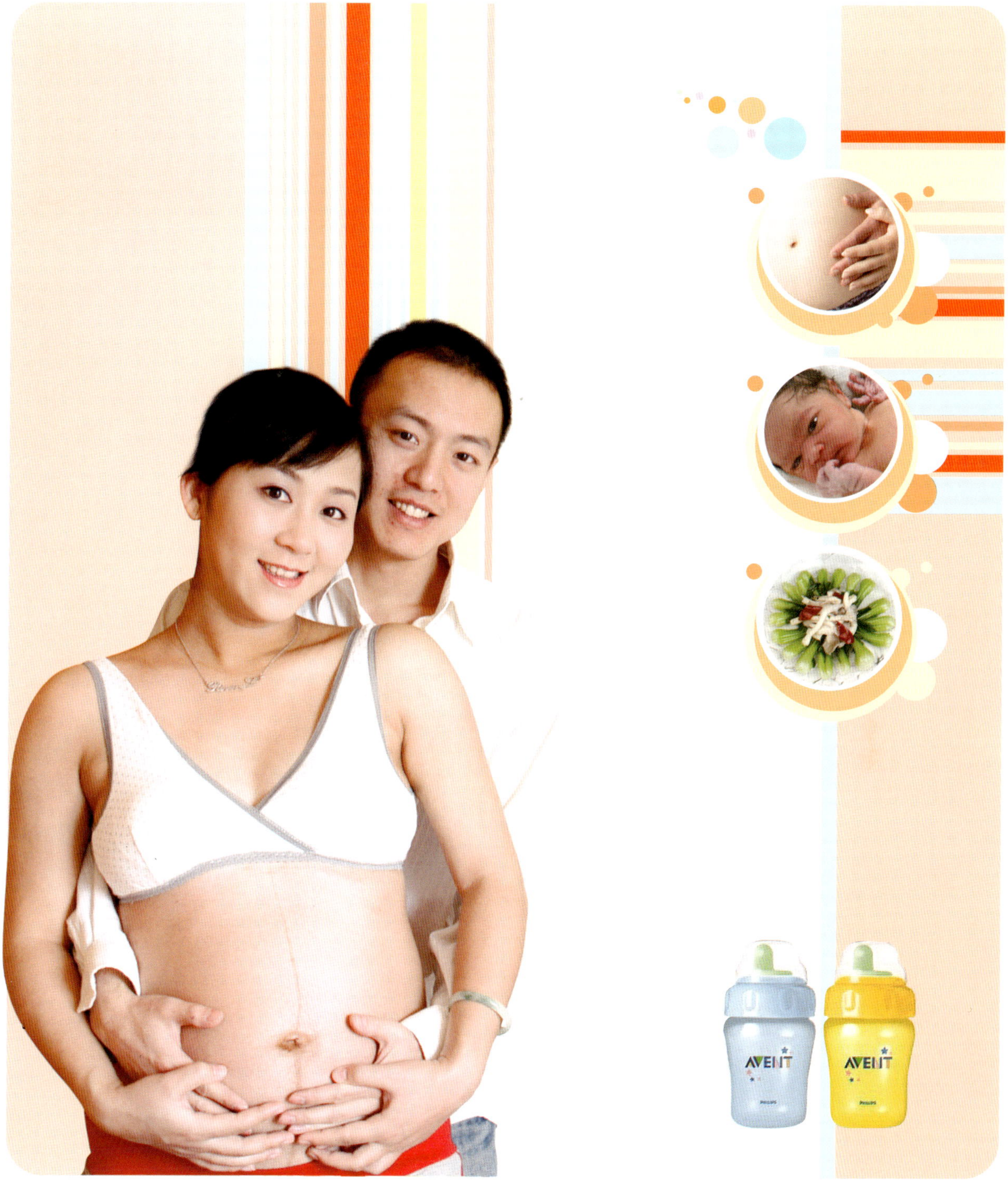

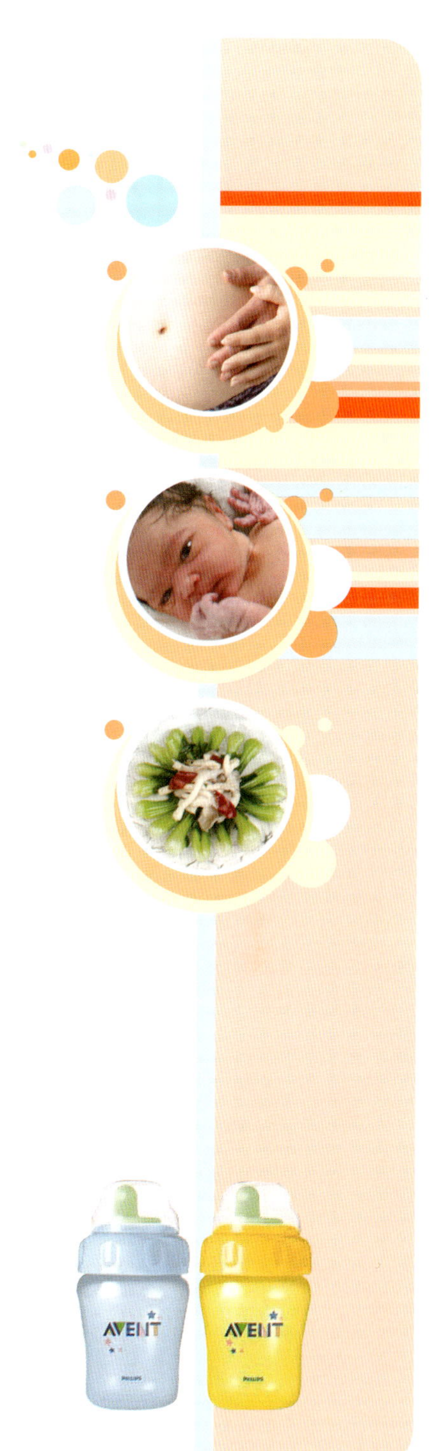
AVENT
AVENT

一、分娩相关知识

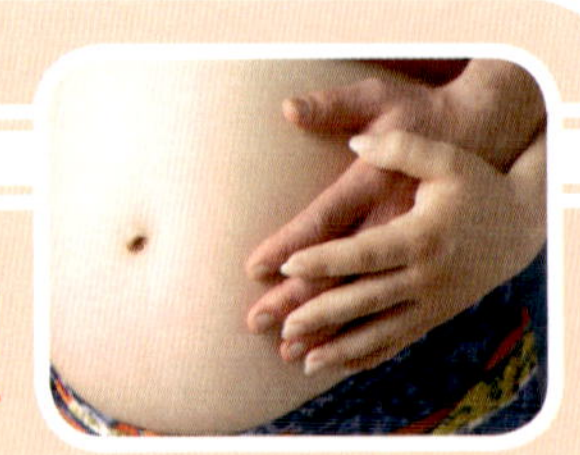

1. 确定住院分娩的时间

妊娠足月时，孕妇出现了有规律的子宫收缩，表明临产的开始，应立即到医院就诊。然而，若发生胎膜早破，虽然尚未开始宫缩，也应及时入院。

对有妊娠并发症的孕妇，医师会根据病情确定入院时间，孕妇及家属应予以理解与配合，不可自作主张，以免发生意外。

凡决定做选择性剖宫产者，应在预产期前1~2周入院；妊娠达41周者也应入院进行引产。至于有其他合并症者，还需与有关科室医师协商确定入院时间。

孕妇若无并发症则不需要提前入院，以免待产时间太长吃不好、睡不好，再加上受其他产妇的影响，加重思想负担，造成产前身心疲惫，而且增加了经济负担。

小贴士

需要急诊入院的情况有：重度子痫前期，子痫，突然发生的胎动或胎心异常及破水、见红等。

需要按计划提前入院的情况有：试产病例及需要行选择性剖宫产或引产者。

2. 住院分娩前后的准备

孕妇在妊娠37周后，随时可能临产而住院。在此之前，应该做好各项准备，以免临时手忙脚乱。

住院前的准备

备好现金或开好支票，随时可以办理入院手续；联系好交通工具，以备夜间临产可以及时送往医院；还要准备好日用杂物，包括洗漱用品、水杯、汤匙、餐具、消毒的卫生纸及卫生巾、乳罩和吸奶器等。最好再准备一些饼干或

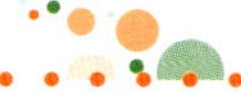

点心，以供产程中或产后食用。将各种物品整理打包，一旦需要，提起就走。

出院需带的物品

婴儿的衣服、尿布、包单、被子，天冷时还要准备帽子；产妇的衣服、鞋袜、头巾或帽子。

家中的准备

混合喂养或人工喂养者，应备好牛奶、奶粉及消毒的奶瓶与奶嘴；居室要清洁、干燥、通风，冬季要有良好的取暖设施。

3. 产力、产道和胎儿

决定分娩的三个要素是产力、产道（骨产道及软产道）和胎儿。胎儿能否顺利地通过产道从母体娩出，主要取决于这三个要素。如果这三方面都正常，并能相互协调，胎儿便可顺利娩出，就是正常分娩，否则将发生难产。

三个要素均正常是指胎儿发育正常，不过大，也没有畸形，胎位正常；骨产道没有狭窄，软产道也正常，伸展力良好；子宫收缩力强且规律。这样，良好的产力便能推动胎头在骨盆腔内进行旋转，从而促使子宫颈口扩张及先露部下降，最终使胎儿顺利地自阴道娩出。

4. 正常胎位

产道是一个纵行、长而且弯的管道，如果胎儿身体的纵轴和母亲身体的长轴相平行，则为纵产式。当纵产式的胎儿头在下方，臀在上方，即为头位。头位大部分情况能顺利分娩，是相对正常的胎位。

5. 异常胎位

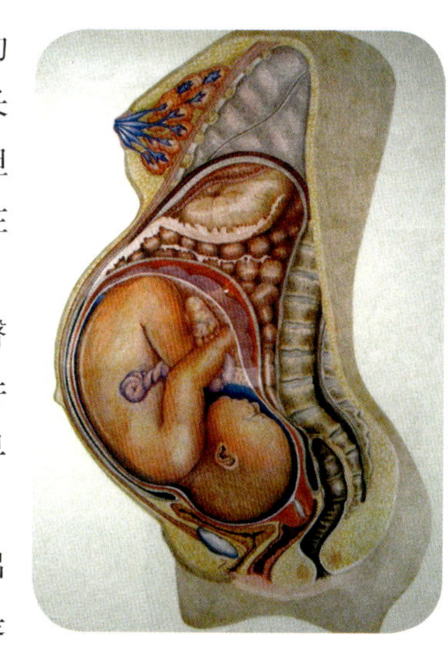

胎儿身体的纵轴和母体的长轴是一致的，但是胎儿的臀部在下而头在上方，这就是臀位。臀位在妊娠期的并发症，有胎膜早破及脐带脱垂；分娩时，先娩出的部分无论是臀，还是足，径线均较头为小，最后娩出胎头常会发生困难，容易引起新生儿窒息、颅内出血或臂丛神经麻痹等并发症。

胎儿身体的纵轴和母体的长轴互相垂直，也就是说胎儿横卧在子宫里，则为横位。横位时，通常胎儿不可能从阴道自然娩出，宜采用剖宫产分娩。忽略性横位往往导致胎死宫内，甚至发生子宫破裂，危及母、儿生命。

6. 头位

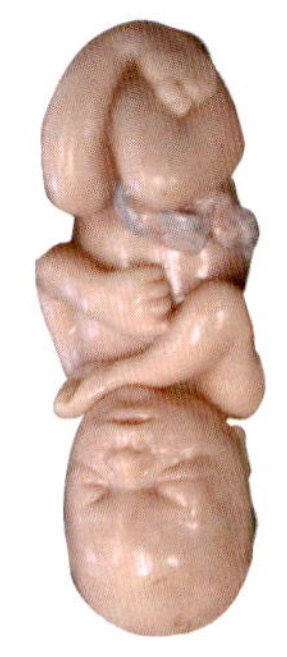

头位指胎儿在子宫内是头居下方，臀在上的倒立位置。通常说头位是相对正常的胎位，这并不意味头位就一定都能顺利分娩。

在分娩过程中，胎头必须随着骨盆各平面的不同径线和形状，进行一系列适应性转动，以其最小的径线通过产道，完成分娩机转。有少数头位，由于头盆衔接不正常或胎头在骨盆腔内旋转的异常，均可导致难产。常见的头位难产包括持续性枕横位、持续性枕后位、高直后位及前不均倾位，少见的有额先露、面先露。

头位难产往往在产程中才能被发现。持续性枕横位通过手法纠正，多可自阴道分娩；持续性枕后位，胎儿较大纠正困难者，宜行剖宫产分娩；高直后位、前不均倾位及面先露颏后位则须剖宫产分娩。若不能及时发现及处理，往往可以导致继发性宫缩乏力、产程延长，胎儿窘迫、新生儿窒息，甚或死亡，以及产后出血等母、儿并发症。

因此，即使为头位，也需要严密观察产程进展，以便及时发现异常，进行妥善的处理。

7. 陪产

对多数产妇来说，生孩子是一个正常的生理过程，多能平安而顺利分娩。但产程进展快慢与产妇的紧张、恐惧、焦虑等精神、心理因素有着密切关系。据统计，98％的产妇在分娩中有恐惧感，由于恐惧、焦虑及紧张会增加体内儿茶酚胺的分泌，从而诱发子宫收缩乏力，产程延长。

临产后，产妇被送入待产室，接触到的是陌生的环境与不熟悉的医护人员，再加上分娩的阵痛，则恐惧与焦虑便油然而生。据统计，100％的孕妇希望能有人陪伴分娩，大多数的初产妇，她们在产前检查时，往往提出希望有丈夫或家属陪伴分娩，殷切地希望医院能满足她们这一要求。

所谓陪产，是指在待产及分娩过程中由家属，通常是自己的丈夫陪在身边，直到胎儿顺利出生。陪产，在分娩过程中体现了人性化的关怀，在国外早已实行，国内有些医院也逐步开始了这项工作。对于产妇来说，在她最困难的时刻自然希望能与自己的亲人共同面对，度过难关。有丈夫陪产时，产妇的心理压力会减少，心情也会放松，还可以随时得到亲人的照顾与鼓励。经过陪产，丈夫也可以增强对家庭的责任感，并能加深夫妻感情。要做好一个陪产丈夫，在产前应陪妻子一起到孕妇课堂听课，了解有关妊娠、分娩及育儿知识，熟悉分娩过程中如何使妻子的心

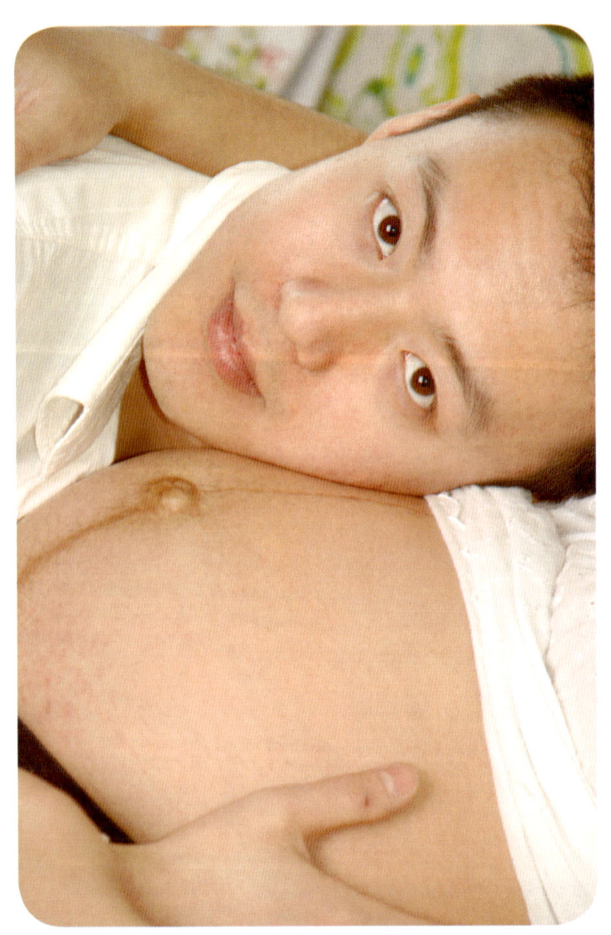

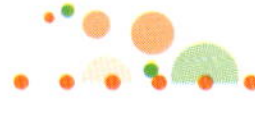

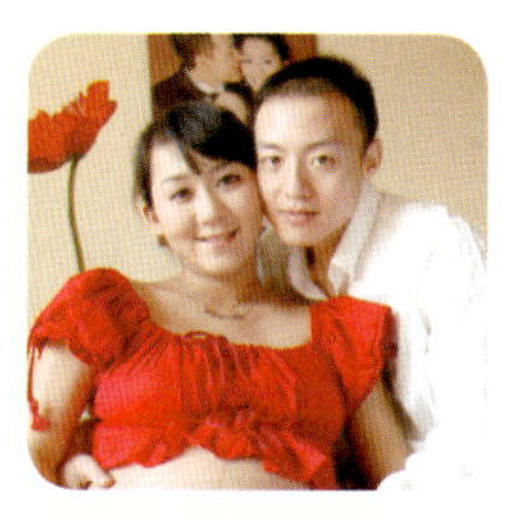
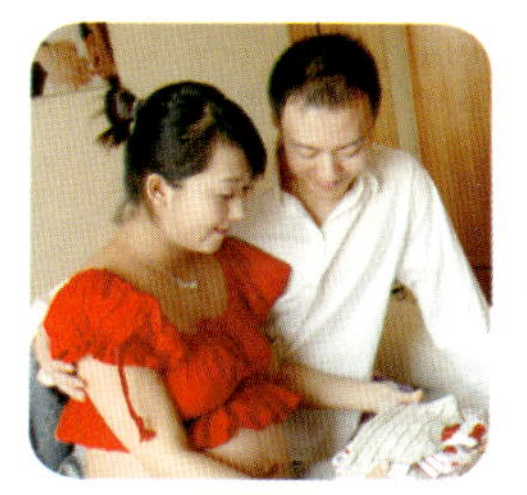
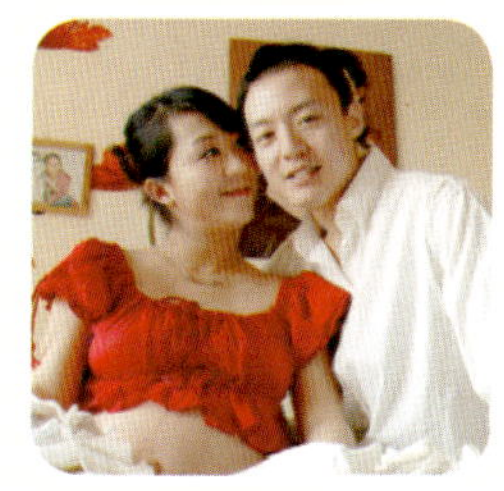
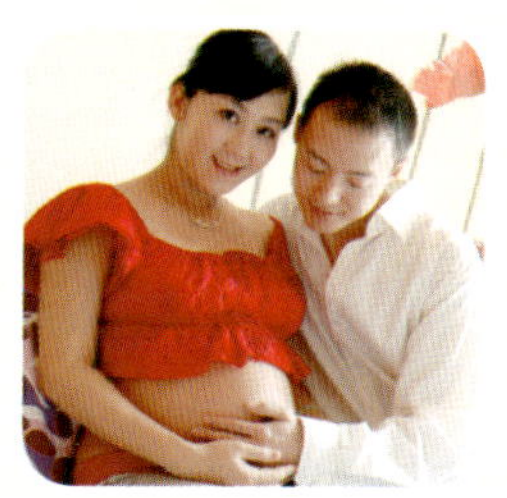

情放松以减轻疼痛，学会耐心照顾和鼓励妻子，并与接产人员配合好。临近妻子预产期时，丈夫要提前安排好工作，避免去外地出差，随时陪在妻子身边。产妇即将分娩进入产房时，丈夫必须严格遵守产房的规章制度，穿好消毒的隔离衣、帽、拖鞋并带好口罩才能进入产房。

小资料

1996年，美国开展了导乐陪产。选择一些有过生育经历、富有奉献精神和接生经验的女性担任导乐，进行全程陪产。目前已证明，陪产可有效地减少产妇的心理压力，消除恐惧、紧张及焦虑，从而保持良好的子宫收缩，缩短了产程并减少了麻醉药物的用量。

目前，国内各地许多医院也开展了导乐陪产，是由一些经过分娩导乐专业培训的妇女，或由一些具有爱心且经验丰富的助产士担任。这项服务体现了对产妇分娩过程中的人性化关怀，也反映了产科服务模式的转变。

8. 分娩辅助动作

第一期的辅助动作

分娩第一期，是指从规律的子宫收缩开始至子宫颈口开全。在子宫颈口开张的后半阶段，阵痛最强烈。辅助动作的目的是使全身放松，以减轻子宫阵缩及宫颈口扩张引起的不适。下面介绍几种简易有效的动作。

胸式呼吸：适用于第一产程早期。可以稳定情绪，减轻痛苦。

- 仰卧、略向侧方，双手放在胸前，用鼻子呼吸。
- 轻轻吸气，使胸廓扩张，吸足气后，再缓缓呼出。保持吸气与呼气相等，每分钟呼吸15次左右。

腹式呼吸：适用于子宫收缩较强时。

- 仰卧、略向侧方，双腿屈膝。
- 深吸气，使腹部隆起。
- 吸足气后，慢慢呼出，腹部随之落下。
- 每分钟进行15次左右。

松弛法：适用于宫缩的间歇期。采取自觉舒适的侧卧位，使全身的肌肉放松，以消除疲劳，稳定情绪，保持体力。

按摩与压迫法：适用于子宫收缩强烈时。

- 双手四指并拢，手掌置于下腹部两侧，配合腹式呼吸。于深吸气同时，双手向内上方推起。
- 呼气时，双手向下及侧方按摩。

• 腰痛者，单手或双手握拳垫于腰部痛处进行压迫。

上述辅助动作可于妊娠32周开始练习，要持之以恒。每日练习1～2次，每次练习5～10分钟。当微向侧方仰卧仍感不适时，可取半坐位进行练习。

第二期的辅助动作

分娩第二期，是自子宫颈口开全至胎儿娩出。进行辅助动作的目的是配合子宫收缩，正确地使用腹压，避免第二产程延长造成胎儿窘迫。在胎头即将娩出时，还要学会控制用力的强度，以免胎头骤然冲出，造成盆底及会阴组织的严重裂伤。

正确地使用腹压：

• 半坐位，双腿屈膝，两腿尽量分开，双足跟靠近臀部。

• 胸式呼吸，深吸气（假定宫缩开始），吸足气后，屏住气，然后像解大便一样，向肛门方向用力。用力时，下颌抵住胸部，后背紧贴床面。宫缩过后，再缓缓呼气。在分娩时，双手可紧拉产床两侧的铁环，更便于用力。

• 吸气、用力至呼气结束，约15秒钟。

练习张开口哈气、短促呼吸：

保持呼气与吸气相等，以控制用力的强度。当胎头即将娩出时，接生者会提醒产妇不要再用力了。此时，产妇应松开手中的铁环，双手放在胸前，张口哈气。

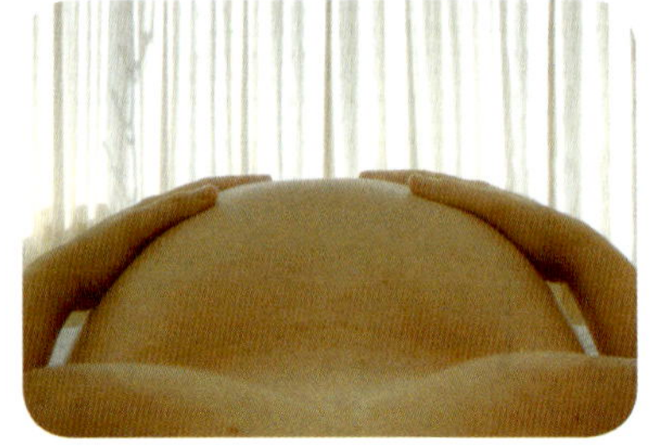

上述动作可以在妊娠36周开始练习，要持之以恒，要注意掌握要领，不要真正用力。每日练习1～2次，每次3～5分钟。有先兆早产或胎膜早破者不要练习，确诊骨盆狭窄或胎位不正需行选择性剖宫产者不需要练习。

9. 自然分娩

妇女妊娠和分娩都是生理现象，是人类繁衍后代的必经途径。怀孕40周左右，正像瓜熟蒂落一样就要分娩。

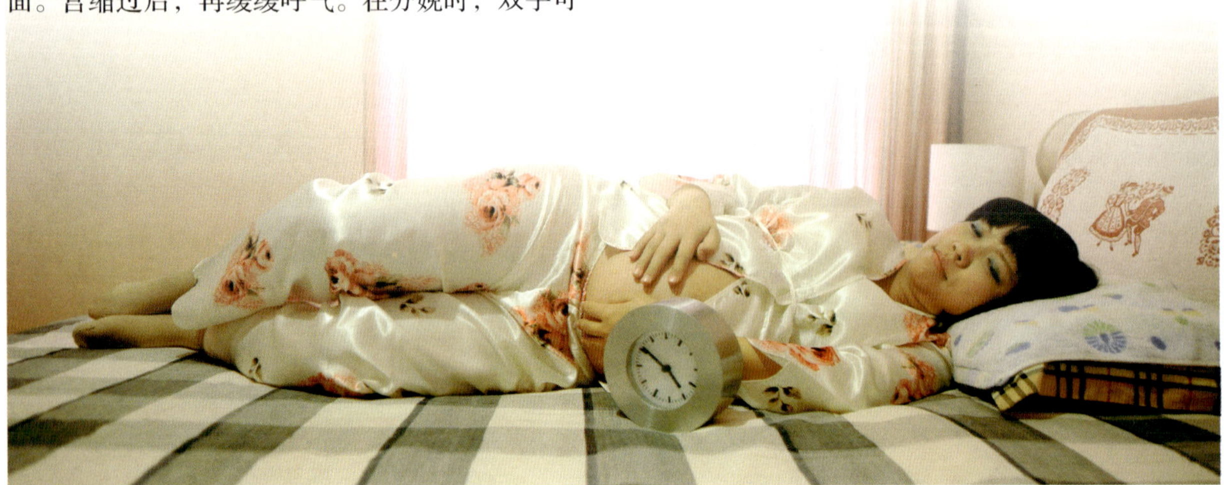

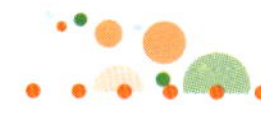

在妊娠期间，为了适应胎儿不断生长、发育的需要和准备分娩，母亲的生殖器官和体内的各个系统和器官都发生很大变化，为分娩做了充分准备。

妊娠足月，子宫肌肉出现有规律性的收缩，随之子宫的“大门”渐渐打开，胎儿通过产道，来到人间。产后母亲的生殖器官和其他器官相继恢复原来的状态，这是一种自然规律。自然分娩对母、儿都有利。

10. 剖宫产

剖宫产是一种手术，自然存在手术与麻醉的风险。由于医学的进步，麻醉与手术的风险已大幅度的降低，一般来说剖宫产还是一种比较安全的手术。如今许多剖宫产并不具备医学指征，而是为了免受分娩阵痛之苦或其他的社会因素，故

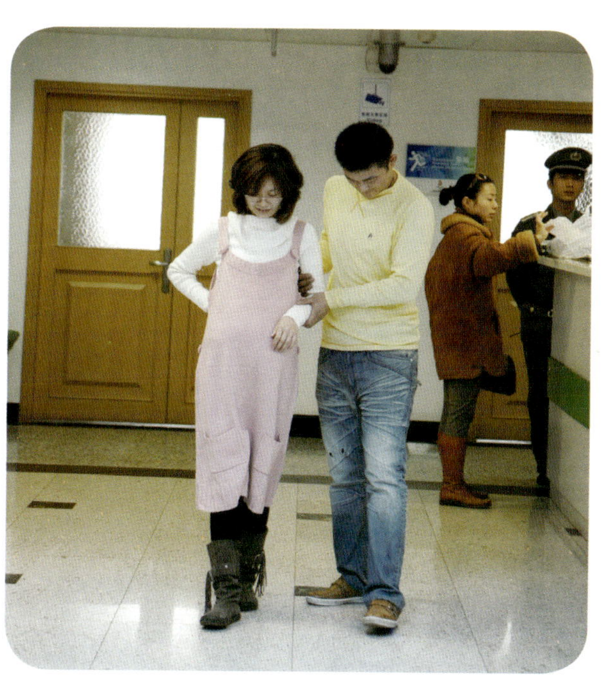

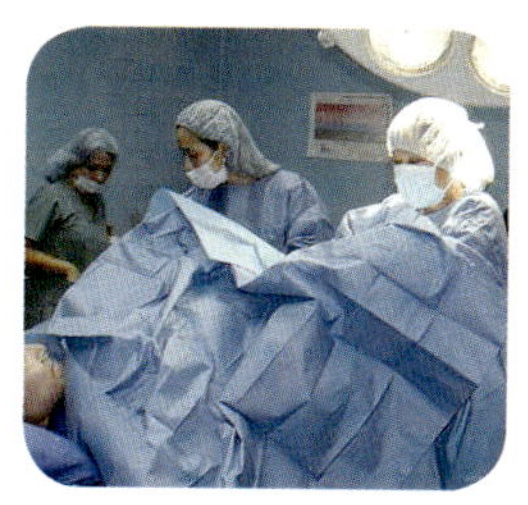

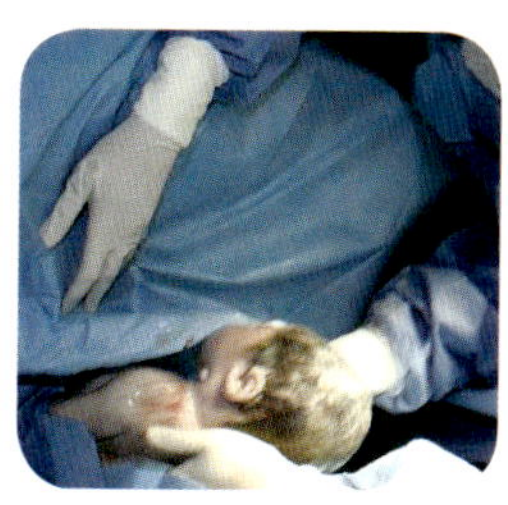

有必要对剖宫产术后可能发生的近期及远期并发症加以阐明，以引起孕妇的重视。

剖宫产的并发症

剖宫产是在麻醉下施行经腹切开子宫取出胎儿的手术，主要用于妊娠晚期骨盆狭窄、头盆不称、胎位不正，高龄产妇或孕妇患有严重的妊娠合并症或其他并发症，如严重心脏病、子痫前期、子痫、前置胎盘、胎盘早期剥离或胎儿窘迫等。剖宫产是解决困难分娩，及在危急情况下挽救母、儿生命的一项重要手段。

剖宫产术中发生脏器损伤是少见的，往往在术中能得到补救。如术中子宫大量出血，通过一般措施不能控制者，可行髂内动脉结扎或子宫切除，以挽救产妇生命。

剖宫产腹部切口感染是较常见的并发症，经过换药或扩创可以愈合。但若子宫切口愈合不良，可以造成产褥期子宫大量出血，需要予以介入治疗或再次手术，甚至需要行子宫切除，此种情况比较少见。腹壁切口感染如与子宫切口连通，则形成子宫腹壁漏，月经期经血可从腹壁的切口流出，经久不愈，需要行较为复杂的修复手术，这是一种罕见的并发症。

剖宫产与一般手术一样，术后可能发生盆腔粘连，有时引起小腹部疼痛不适，通常不需要进

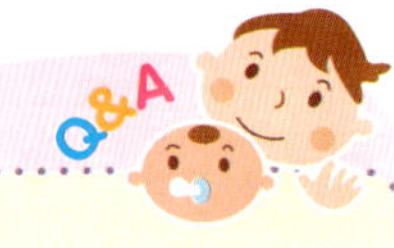

珊珊：

可以要求行剖宫产吗？

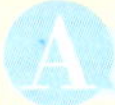

医师：

有的孕妇从怀孕一开始就有一个念头：生孩子时一定要做剖宫产。产前检查时，医生并没有发现母体、产道和胎儿有什么异常，往往会建议孕妇阴道分娩。临产后，有些产妇及家属却反复要求剖宫产，甚至还威胁说，如不给剖宫产，将来大人和孩子有问题，就和你们算账。我们认为，这种做法不但使医师为难，对产妇自己也不利，因此是不合适的，甚至是无理的。

我们做任何一件事情，首先要有一个目的，然后再考虑通过什么方式和方法才能达到预期的目标，以取得成功。生孩子也一样，用什么方式，采取什么方法最好，事先医师已经做了检查和充分估计。如果检查后，预计阴道分娩确有困难，或对母、儿不利，当然就会决定施行剖宫产。我们把这种理由，称作剖宫产的指征或适应证。没有手术指征者不能轻率地施行手术。如果您根本没有手术指征，只是为避免阵痛之苦，就轻率地要求医师给做手术，这是很不妥当的。须知手术、麻醉均有一定的风险及并发症，对日后妊娠、分娩也会带来不利的影响。决定阴道分娩的产妇要与医师合作，在严密的监测下，若产程进展顺利，则自然分娩；一旦发生了异常情况，随时能及时行剖宫产结束分娩，不会对母、儿造成危害。所以，手术与否，需要医师根据具体情况分析，然后作出决定。产妇及家属只要充分理解，密切合作，就一定会收到满意的效果，也能避免许多不必要的剖宫产手术。

行特殊治疗。个别病例发生粘连性肠梗阻时，则需要进行手术治疗。

剖宫产手术中即使十分小心，也难避免子宫内膜组织遗留在切口中，术后数月至数年，切口处可出现硬结，轻度疼痛，月经期间硬结增大，疼痛明显。病灶表浅者局部皮肤呈暗紫色，表明有切口子宫内膜异位症发生，需要进行手术治疗。

子宫切口愈合后会遗留瘢痕，特别是子宫切口愈合不良者再次妊娠，可能发生子宫切口破裂，危及母、儿生命。剖宫产后再次妊娠，发生前置胎盘或绒毛侵入子宫瘢痕，形成植入胎盘的

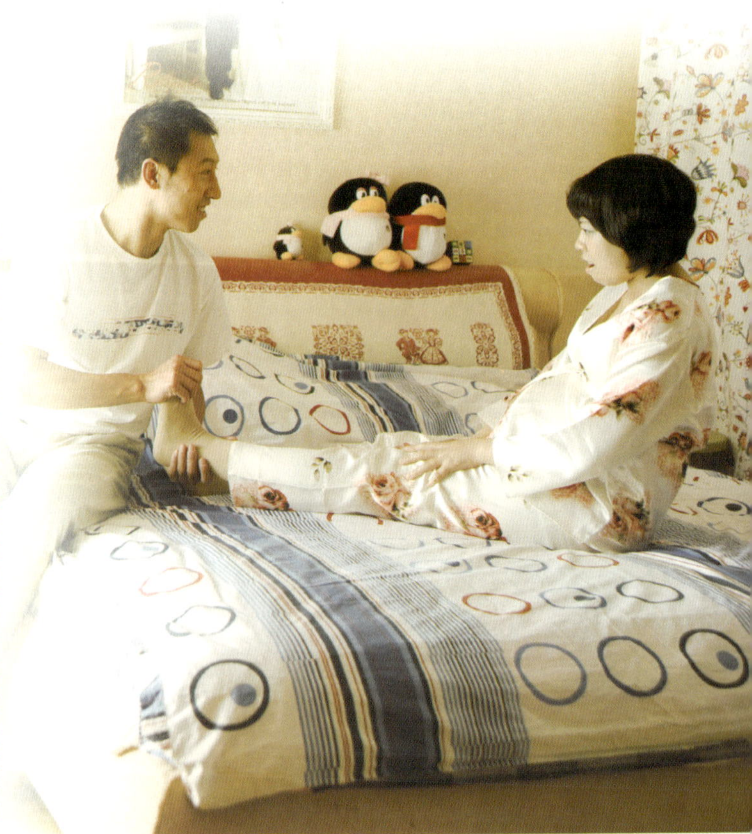

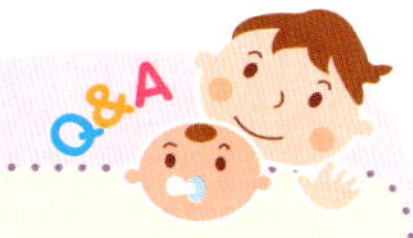

 **小淇：**

臀位都需要剖宫产吗？

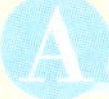 **医师：**

臀位俗称“立生”或“坐生”，在分娩时胎儿的足或臀部先从阴道娩出，是一种最多见的异常胎位。

妊娠6～7个月时，胎儿活动度大，臀位比较多见。到了8个月以后，其中多数都能自行转为头位。如果分娩之前仍未转为头位，即可诊断为臀位。

臀位分娩时，胎儿肩和头必须在一个很短的时间内按着一定的机转进行转动，才能娩出。如果条件合适，临产时助产人员采用堵臀及臀位助产等方法协助，还是能顺利分娩。

根据以上所述，臀位分娩不一定都需要做剖宫产。在产前检查时，根据产道、胎儿及母体的各项条件综合考虑有无手术指征，然后再决定是否需要剖宫产。如果有骨盆狭窄，胎儿偏大，臀位足先露估计后出胎头有困难；或怀孕不易，胎儿特别珍贵者；有产科并发症或有内、外科合并症者；35岁以上高龄初产妇；曾有难产史无活婴者，则应当考虑剖宫产分娩。

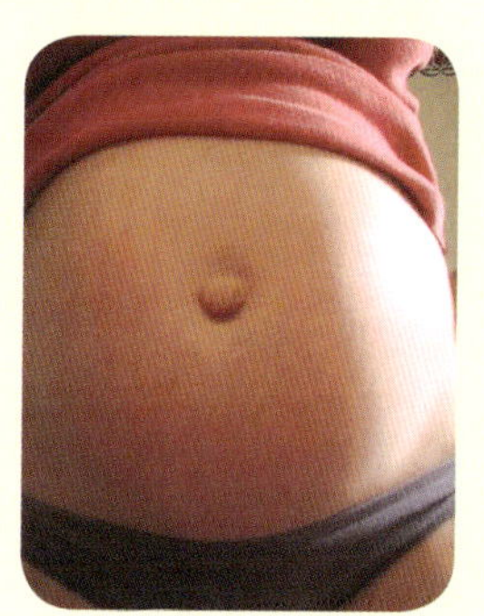

儿率增加，从而造成人工流产或分娩时难以控制的大出血。

另外，还有一些情况并不属于手术并发症，但对日后生活会产生不同程度的影响，如剖宫产术后半年才能放置宫内节育器；若在术后半年内怀孕，需要终止妊娠者，则属于高危人工流产；未经过阴道分娩的绝经后妇女做阴道检查，或经阴道手术时会有较多的痛苦与困难等。

希望大家了解，剖宫产术与其他的手术一样，都应该具有一定的医学指征。

剖宫产术的适用情况

剖宫产术是剖腹切开子宫，取出胎儿的手术。事先已估计到不能或不适合阴道分娩者，可采用选择性剖宫产术，多安排在孕38～39周时进行手术；当临产后，产程进展不顺利或出现异常情况不能继续分娩时，则需要行急诊剖宫产术。

哪些情况需要施行剖宫产术？这要从母亲和胎儿两个方面进行考虑。

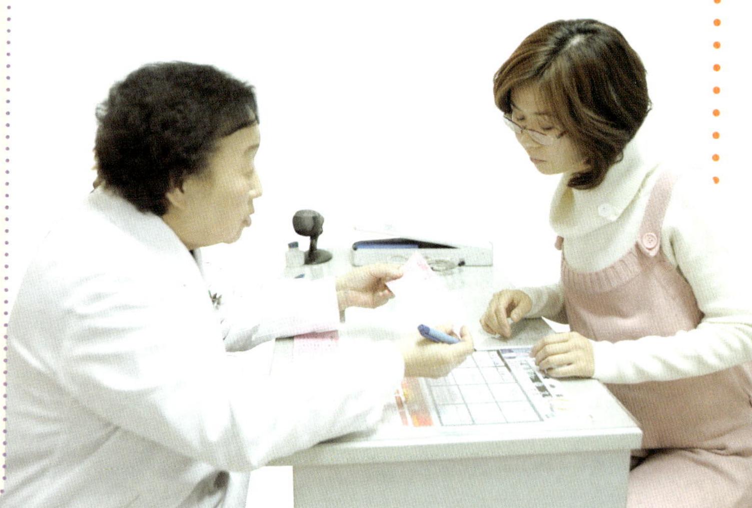

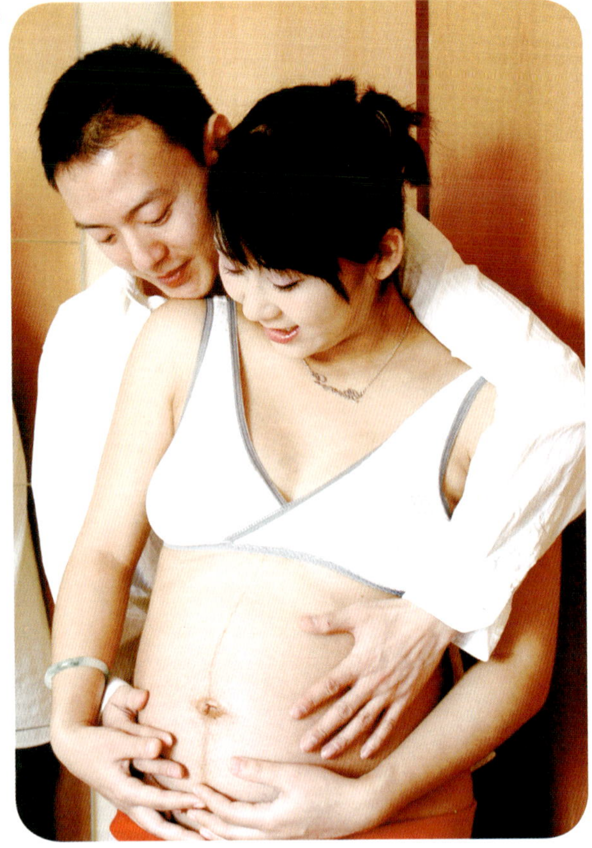

产妇方面的原因

• 骨盆狭窄、畸形，相对头盆不称或有产道梗阻，如阴道瘢痕狭窄、盆腔肿瘤、子宫下端大型肌瘤等，胎儿不可通过产道分娩者。

• 严重的合并症或并发症，如心脏病、重度子痫前期、部分性或完全性前置胎盘、胎盘早期剥离、先兆子宫破裂等，阴道分娩可能危及母、儿生命。

• 35岁以上的高龄初产妇或有多年不孕史者等。

胎儿方面的原因

• 胎位不正，如横位、臀位胎儿大或足先露。单羊膜囊双胎或臀头位双胎以及产程中发现头位难产无法纠正者。

• 孕期或产程中，出现胎心音变化或羊水严重粪染，表明胎儿窘迫；破膜后脐带脱垂，胎心音尚好，估计短时间内不能自阴道分娩者。

由此可见，剖宫产术是解决高危妊娠及分娩的重要措施，用得恰当可以挽救母、儿的生命；用得不当也会给母、儿带来危害。需强调，施行剖宫产术也和做其他手术一样，必须要有手术指征。上述种种仅是常见的剖宫产术的指征。

剖宫产手术及术后过锃

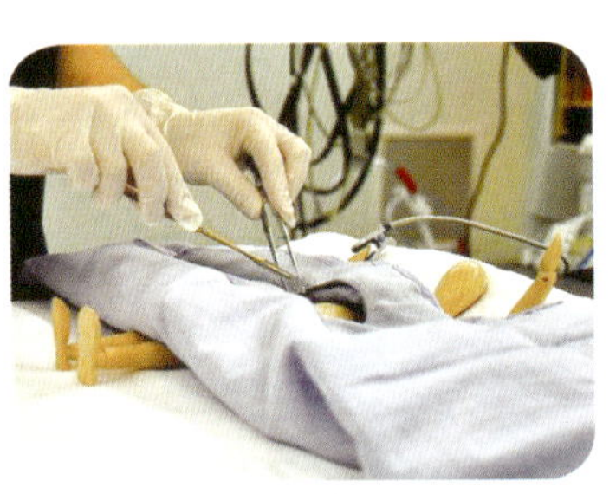

麻醉（一般采用局麻或硬膜外麻醉，有时也采用全身麻醉）后，切开腹壁及子宫，取出胎儿和胎盘，然后缝合子宫及腹壁的各层。手术时间为30～60分钟。术后7日拆除腹壁缝线，使用可降解缝合线则不必拆线。现在有主张手术不缝合腹膜，这样手术的时间相应缩短，术后不适也减轻，但对其远期后果还有待进一步验证。产褥恢复期约需10周。

剖宫产手术的麻醉

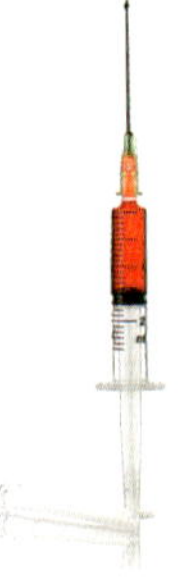

在施行手术之前，要向孕妇及其家属说明为什么要施行手术，术中将用什么样的麻醉，术中可能有些什么感觉，可能发生什么问题，使他们

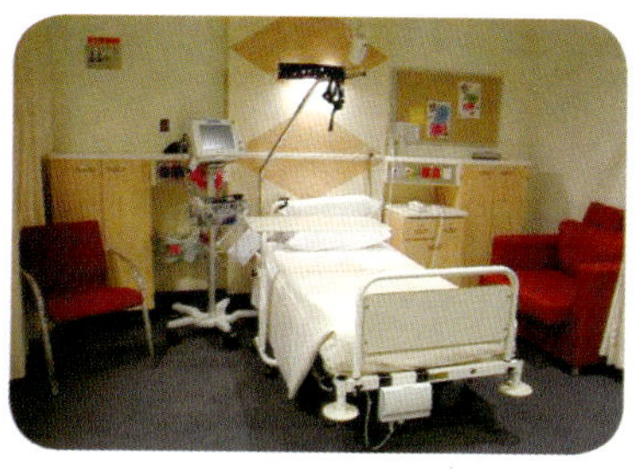

充分理解，并打消产妇的一切思想顾虑及不安情绪，以争取很好的配合。术前还需要产妇及家属签字。目前较常用的是硬膜外麻醉。采用此种麻醉时，产妇的意识是清楚的，甚至术中的一举一动全都知道，但不感到疼痛。由于产妇已经了解手术的全过程，并有充分的思想准备，从而产生了自信心和信赖感，术中便能很好地配合。

如果采用局麻进行手术，应告诉产妇在取出婴儿、胎盘及清理宫腔时，若有明显疼痛不适感，就应及时告诉医师和麻醉师，以便进行处理。手术中切忌大喊大叫，以免由于腹压的增加，使肠管挤出切口之外，不但影响手术操作，还由于吞咽大量气体，引起术后肠胀气。产妇自始至终应保持镇静，并与术者密切合作。如果麻醉效果差或麻醉平面不够，都要如实反映，切忌为了让麻醉师多给麻醉药而“谎报军情”，一旦术中碰这也痛，碰那也喊，弄得真伪难辨，不但影响手术的顺利进行，也会造成因过量使用麻醉药带来的不良后果。

11. 储存新生儿脐带血的意义

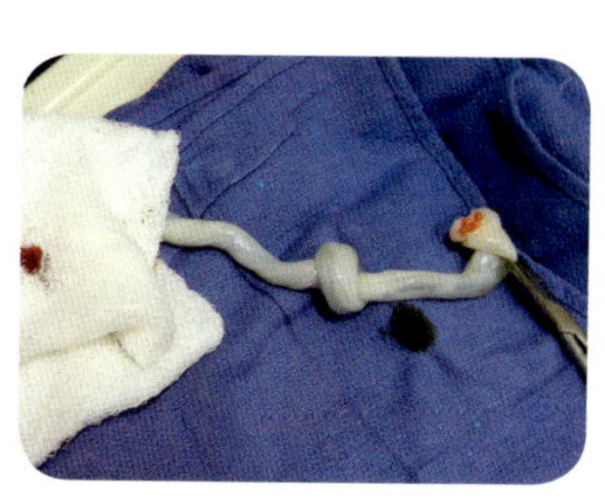

脐带血是新生儿出生时剪断脐带后残存在胎盘及脐带中的胎儿血液。脐带血中含有大量的造血干细胞，是

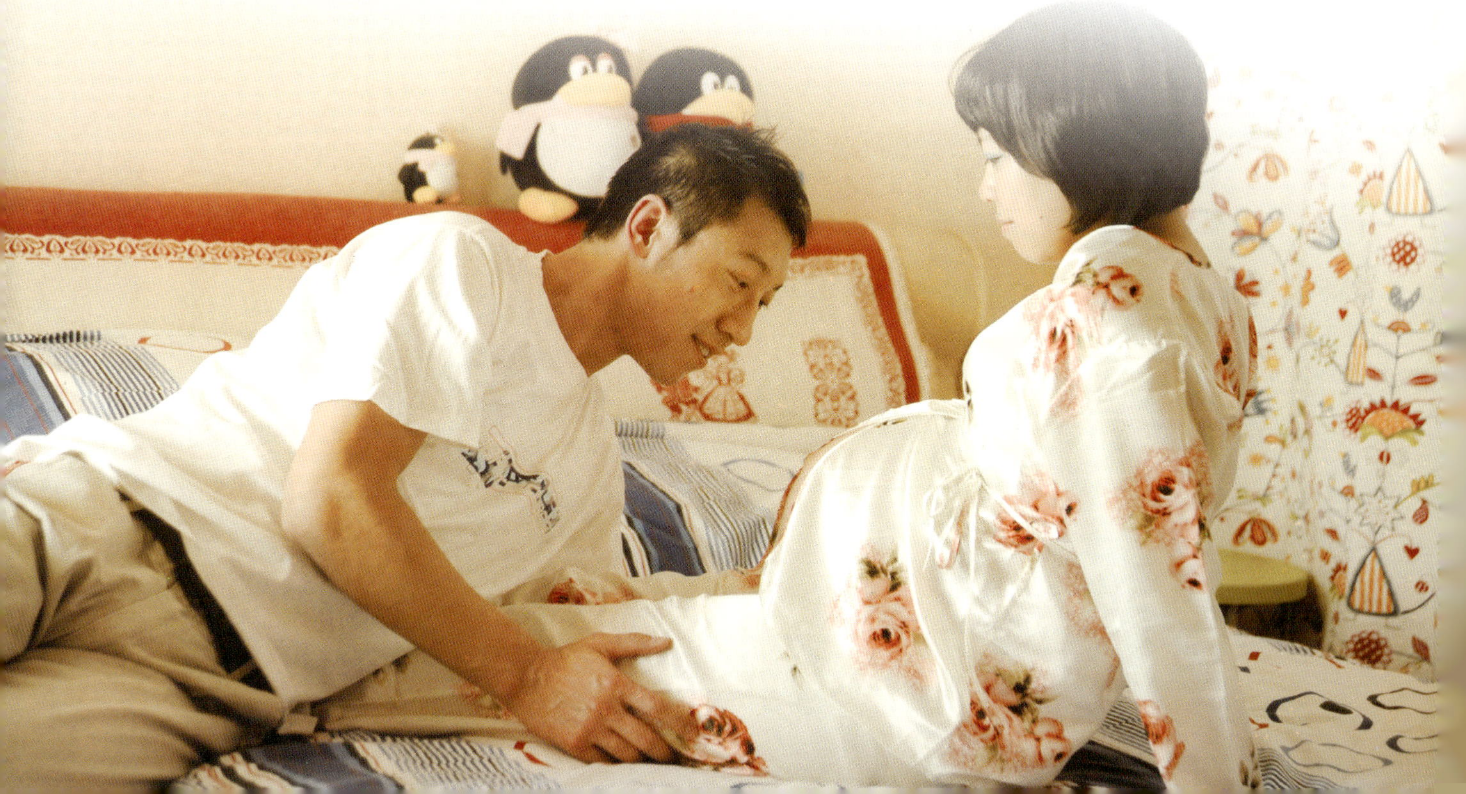

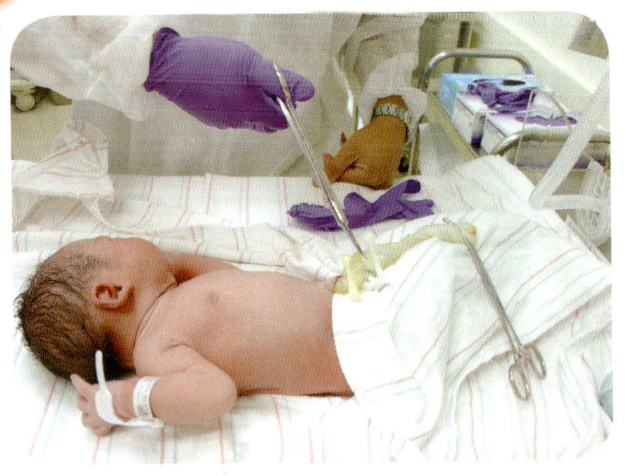

一种具有自我复制及多向分化潜能的细胞。应用干细胞可以治疗40多种疾病，它在骨髓移植，修复损伤或衰老的人体器官等方面有着广阔的应用前景。

干细胞除存在于脐带血中，还可来源于骨髓及外周血，脐带血的收集远较后二者更为简便，来源也丰富。采集脐带血对母、儿没有任何损害，是其优点。脐带血在过去并没有很好地被利用，而今脐带血已成为一种宝贵的生命医学资源。脐带血干细胞与骨髓及外周血干细胞的区别在于，它具有免疫不成熟性的特点。婴儿日后自身应用，具有不需配型、不产生排斥反应、价格低廉的优点。其在家族成员中可应用的几率也大，还具有快捷的优点；即使应用于人类白细胞抗原（HLA）配型不同的个体，移植后的免疫排斥率也低。

脐带血的采集，需要由受过专门培训的接生医师或助产士按操作规程进行。采集后，由卫生部颁发脐带血造血干细胞库执业许可证的工作人员，在一定时间内取回入库，进行科学的处理与保存。脐带血造血干细胞在目前的科学条件下可以长期地保存，这样更增加了它的使用价值。

父母为降生人世的子女储存脐带血，就是给孩子留下一份珍贵的生命备份，是一项有价值的健康投资，有利于个人、家庭与社会。准备为自己宝宝储存脐带血的父母，产前应与脐带血干细胞库人员取得联系，在住入产科病房后，要及时向产科医师提出申请并履行一定的手续。

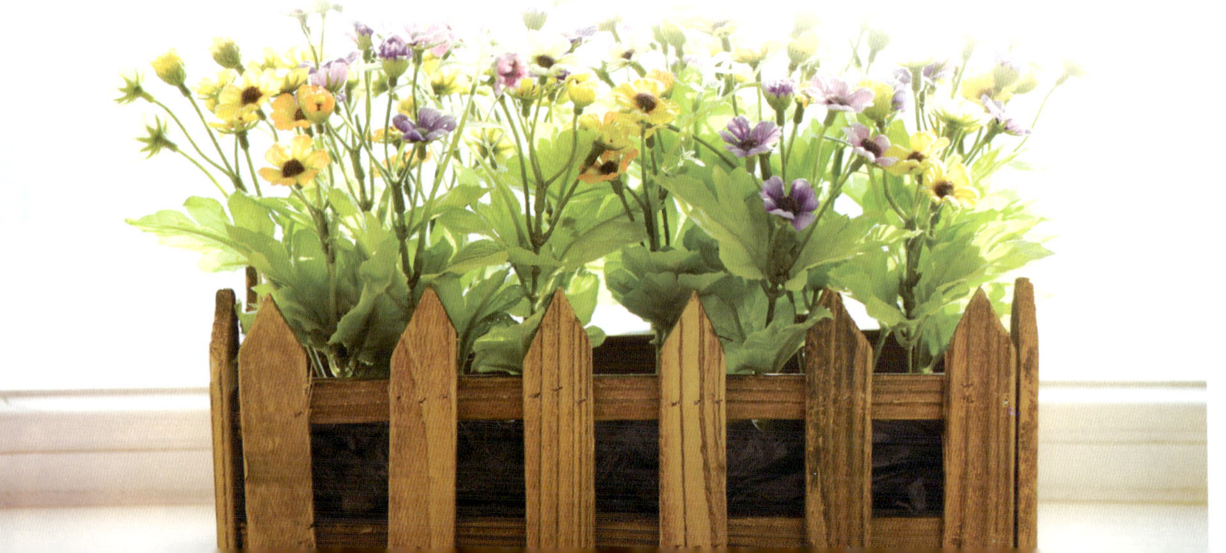

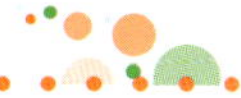

二、经历分娩

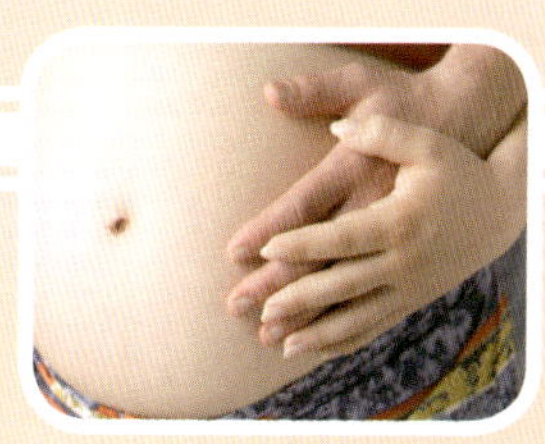

1. 临产

临产先兆

子宫不规律收缩的频率增加：孕妇常感到子宫发紧、变硬，提示子宫肌肉的敏感性增强。

阴道流出血性黏液：称为“见红”或“血先露”。这是由于不规律的子宫收缩频繁，致使子宫颈管变松，微小血管破裂，血液混入黏液栓中，自宫颈管流出所致，属正常现象。一般见红后一两日或更长时间才临产，如无规律的子宫收缩或胎膜早破则不急于住院，只需注意保持外阴部清洁。

阴道流水：突然大量流出似尿液或少量持续不断的阴道流水，极可能为胎膜破裂。破膜后，子宫腔与外界相通，增加了上行感染的机会；在胎头浮动或胎位不正时，还增加脐带脱垂的危险。

此时，无论有无规律的子宫收缩，均应及时就诊。一旦确定为胎膜破裂便应住院。为防止发生感染，局部应使用消毒的会阴垫。胎头浮动或胎位不正者，应就地取卧位转送医院，以减少脐带脱垂的风险。

临产标志

规律性的子宫收缩是临产的标志。正常情况下，妊娠末期不规律的子宫收缩逐渐频繁。当10分钟内有2次宫缩，其强度足以引起腹痛或腰酸的感觉，而每次宫缩持续时间能达半分钟或以上，即为规律的子宫收缩。其发展趋势是强度渐增，持续时间增长，间歇期逐渐缩短。频繁而强烈的子宫收缩使产妇不能入睡，并具有扩张子宫颈口及推动胎儿先露部下降的作用。这种有规律的子宫收缩又称为阵缩，是分娩开始的标志，通常称为临产。此时，无论是否见红或破水；均应准备住院。

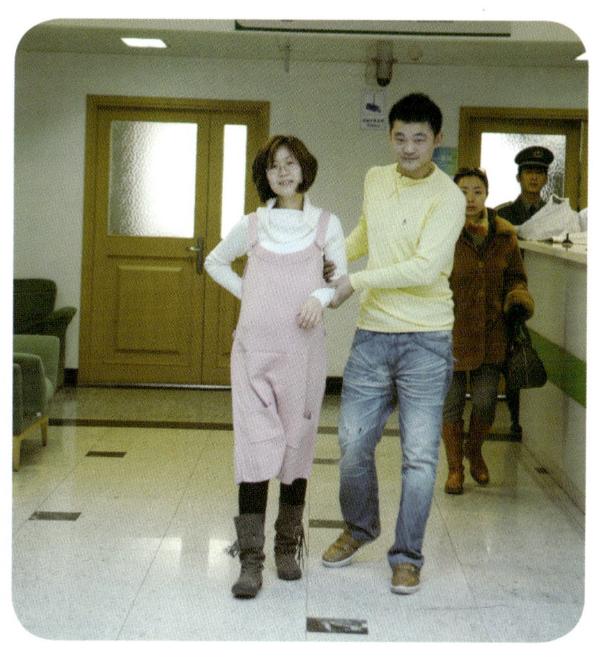

2. 入室试验

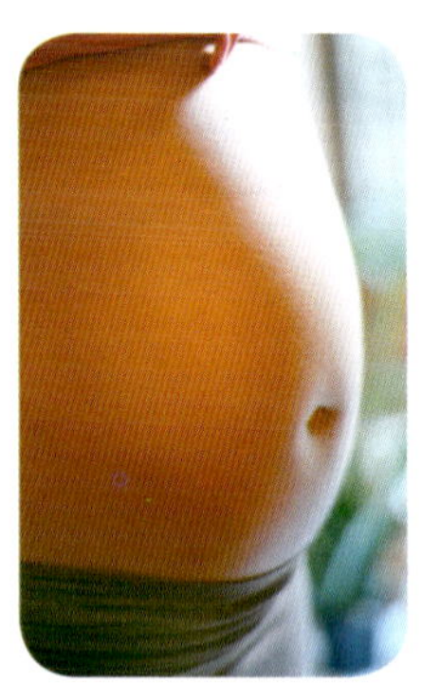

妊娠足月时，孕妇感觉到有规律的子宫收缩，在10分钟内有2次宫缩，每次宫缩持续达30秒钟或以上，而且子宫颈口逐渐扩张即为正式临产。产妇进入待产室后，应进行一次胎心监护，即入室试验。将胎心传感器探头固定在腹部胎心音最清楚的部位，宫缩探头固定于宫底正中稍下方，产妇取半坐位进行监护。

入室试验与宫缩刺激试验相似，前者是自然发动的宫缩；而后者是采用缩宫素诱发的宫缩，二者的目的是相同的，都是为了解胎儿对宫缩造成的短暂性胎盘供血中断的承受能力。正常胎儿能承受宫缩所造成的短暂缺氧，胎心监护不出现异常的变化。如因各种原因致使胎儿存在宫内慢性缺氧时，则不能承受宫缩所造成的短暂缺氧，在宫缩时胎心率往往出现减速，这提示胎儿面对不断增强及增频的宫缩，将会发生宫内窘迫或胎死宫内。通过入室试验，便能及时将这部分胎儿筛查出来，及早采用剖宫产分娩，从而获得母子平安的良好结局。

3. 产程护理及观察的新进展

目前，对产妇常规剃阴毛、灌肠（第一产程中无禁忌证者），以及产程中肛查提出了异议。认为剃阴毛会给产妇带来不适感，有时还会引起毛囊炎，如在接产时彻底清洗外阴和消毒，是可以达到接生区域的清洁，不必剃除阴毛。现认为灌肠也不一定刺激子宫收缩，相反灌肠后稀便的不断流出更易造成接生区域的污染。

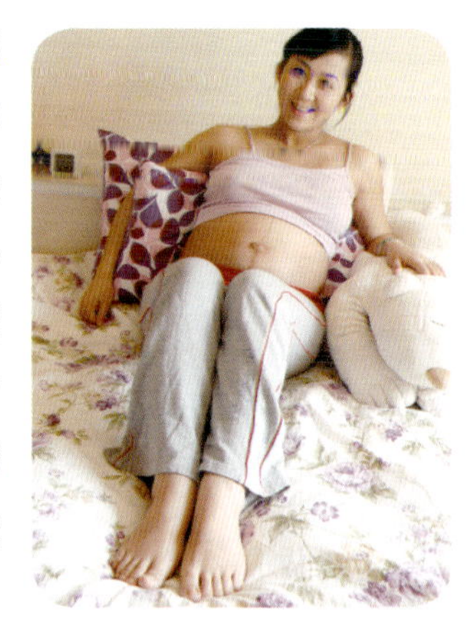

过去多通过肛查了解子宫口开大的程度及先露部下降情况，尽量不做阴道检查，怕由此引起感染。但肛查对子宫口大小及胎头的位置往往查不准确，易延误产程中的处理。现在采用阴道检查，则可以准确地了解子宫口的大小、胎头的位置、先露部的高低及胎头水肿、变形等。一般阴道检查在严格的无菌操作下进行，是不会引起感染的，故现在提倡

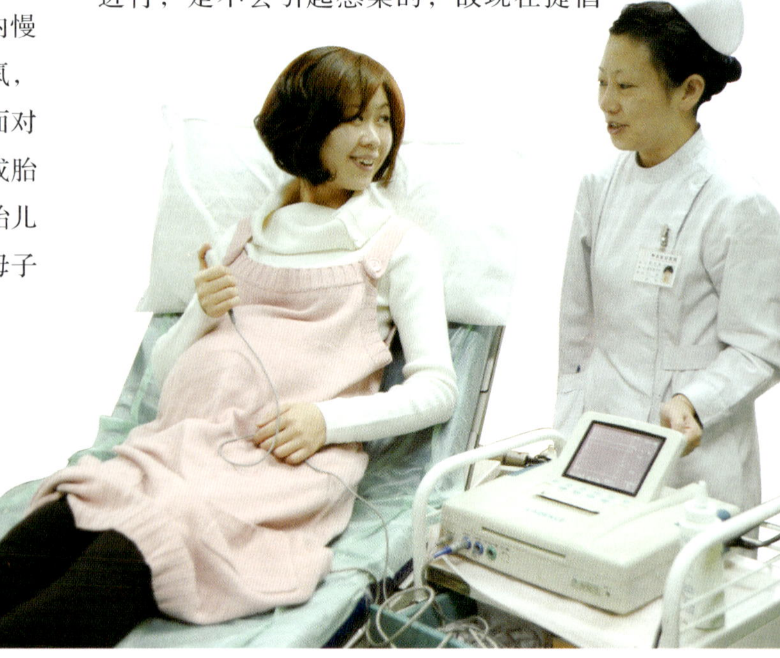

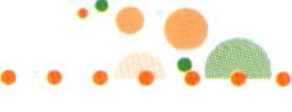

在产程中以阴道检查来代替肛查。

4. 无痛分娩法

所谓的无痛分娩法一般多指非药物性的精神预防性无痛分娩法。这种方法于50年代初由前苏联学者提出，曾在我国广泛实行，并取得了一定的效果。其主要内容是：

- 给产妇及其家属讲解妊娠和分娩有关的生理知识，使她们对分娩中所发生的阵缩疼痛有所理解，对分娩的安全产生信心。这对消除产妇恐惧及焦急心理，稳定大脑皮质功能以提高疼痛阈及保持强有力的宫缩，促进产程进展极为重要。
- 在进入产程的加速期后，每当宫缩时，指导产妇做缓慢的深呼吸动作，以减轻阵缩时的疼痛感觉。
- 产妇本人、医护人员或家属可在阵痛时，用手以顺时针方向按摩腹部子宫区，或双手掌从腹中线向两侧平推，也可以用拳或手掌按压腰骶部酸胀处，以减轻疼痛感觉等。
- 提倡待产及分娩时有家属陪伴。因为亲人在旁，产妇会感到无限安慰；家属可及时了解产妇的情况，不致牵挂；医务人员如发现新的情况，也能及时与家属沟通，这些因素都促使无痛分娩法取得成功。非医务人员进人产房可能带来更多的污染机会，但可经更换消毒衣、帽、鞋及戴口罩等措施避免交叉感染。

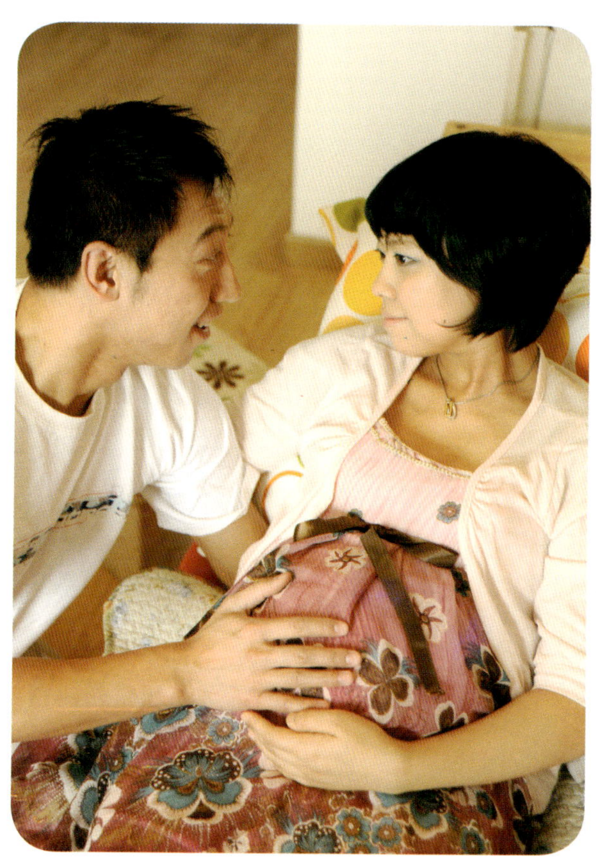

小贴士

有人在实行无痛分娩法的同时，配合应用针刺疗法，也有一定止痛效果。取穴简单，常用合谷、内关等穴。如果连接针麻仪，可使效果持续而稳定。针刺止痛对母、儿皆无弊端。

5. 镇痛、麻醉药

分娩是正常的生理现象，一般不需麻醉药。但每个人对疼痛的耐受不同，有的人过度紧张，从分娩一开始就疼痛难忍，有的人大声喊叫，因此有时需用一些镇痛、麻醉药。用药的要求为对母亲及胎儿无不良影响，不影响子宫、胎盘的血液循环及营养输送，不影响子宫收缩及产程的进展。镇痛剂一般多用于第一产程，当子宫口开大3～4厘米，宫缩强烈，产妇感到疼痛难忍时，可给予小量镇痛剂。现介绍常用的几种镇痛剂：

镇静药

为达到镇静、安眠、减轻恐惧及焦急的心理作用，静脉或肌内注射异丙嗪25毫克，可起到镇静、安神、止呕、止吐作用。其他较常用的还有安定，每次10毫克，肌内或静脉注射，该药有明显的镇静作用。

镇痛药

用于第一产程，最有效的镇痛药物有度冷丁和吗啡。度冷丁在临产止痛方面应用较广。一般用药量为100毫克，肌内注射或静脉给药。用药后2～3小时，血药浓度达到高峰。有时度冷丁与异丙嗪合用，用量为度冷丁50～100毫克，异丙嗪25毫克，肌内注射。吗啡是强镇痛剂，止痛效果好，但缺点为抑制呼吸，及引起呕吐等，因此很少用于分娩镇痛。

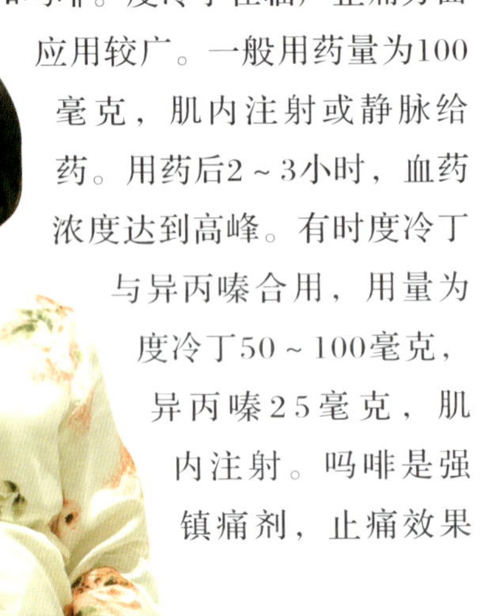

麻醉剂

在国外产科麻醉剂中应用较广的有氯胺酮，静脉给药后可立即产生镇痛作用。还有笑气（氧化亚氮）和氧气的混合气体，产妇在产程后期腹痛时随时吸入，直至胎儿及胎盘娩出为止。国外近20年来，第一产程中有采用硬膜外投药减轻产痛者。近年来，国内也逐步开展了腰麻—硬膜外联合投药进行分娩镇痛。

专家提醒：

产妇使用镇静、麻醉药，应在医师指导下应用，药量不宜过大。用药后应严密观察血压、脉搏、呼吸，以及用药后的反应，如胎心率的变化、宫缩情况及产程进展等。此类药物一般是比较安全的，如果适应证选择得当，不会因应用于产妇而增加用药的后遗症。

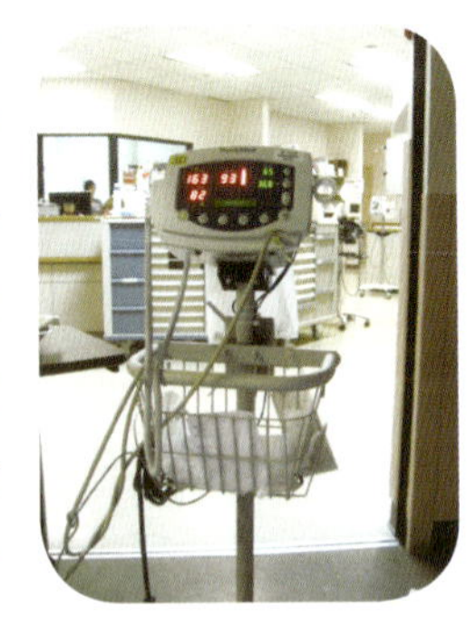

6. 分娩镇痛的新进展

分娩镇痛既往曾被称之为无痛分娩。它是采用心理治疗、药物或仪器等方法，使分娩的阵缩带给产妇的痛苦得到最大限度地减轻，实际上它并不能做到完全的无痛，故称之为分娩镇痛更恰当。

许多孕妇惧怕分娩时的阵痛而要求行剖宫产

术，这是近年来剖宫产率居高不下的重要社会因素。有些医院的剖宫产率甚至高达70%～80%，这显然是一种不正常的现象。欲解决这个问题，成功地开展分娩镇痛才是必由之路。

分娩镇痛广义上应包括精神、心理治疗，药物应用及仪器的使用。

精神、心理治疗：

就是将有关妊娠、分娩的知识教给孕妇及家属，使他们对分娩阵痛有所了解，增强对安全分娩的信心；目前提倡的亲属或导乐陪产均有助于消除产妇的恐惧及焦虑的心理，保证良好的子宫收缩，从而使孕妇顺利分娩。

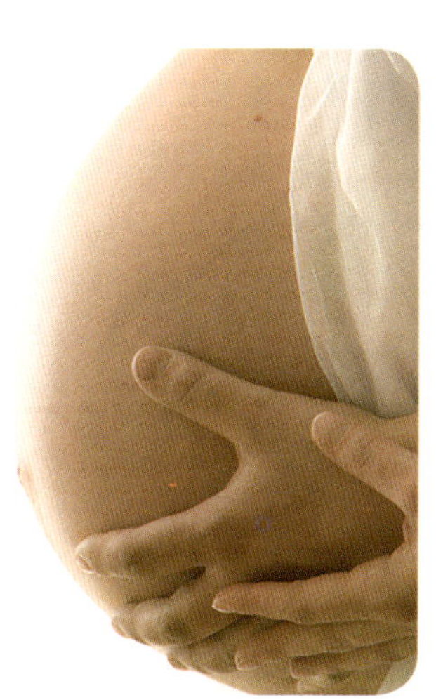

药物镇痛

要求所用药物对产妇及胎、婴儿无不良影响；药物起效迅速、作用可靠、使用简便；不影响子宫收缩；用药后，产妇意识清醒能配合分娩；采用神经阻滞时被阻滞的范围要得当。现将目前常用的几种方法介绍如下：

全身用药镇痛。如扶他捷，曲马多口服；杜冷丁单次肌内或静脉内注射，或通过自控的静脉滴注系统投以麻醉药品等，但需要在医师指导下使用，对用药时间及用药剂量都有严格要求，使用不当会影响产妇的子宫收缩或引起新生儿呼吸抑制。

小资料

在20世纪80年代，分娩镇痛已成为西方多数国家产科的常规服务项目。这项工作在国内开展较晚，统计资料表明，当今国内接受分娩镇痛的产妇不足1%，主要是在城市医院中，为落实这项造福于产妇的人性化服务措施，我们还需要做大量的宣传教育和普及工作。

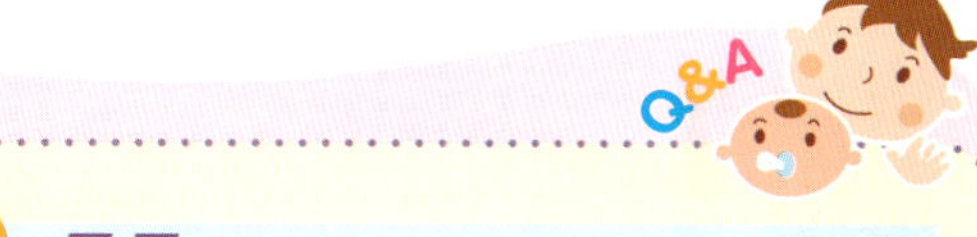

Q 丽丽：

哪种分娩体位好？

A 医师：

传统仰卧位分娩的弊端，是产妇的骶尾关节得不到充分扩张，骨盆出口可利用的空间减少；部分产妇发生仰卧综合征，影响胎盘血流，致使胎儿缺氧；产妇的活动也不自由。可见仰卧位分娩并不是分娩的最佳体位。有学者提出立式、坐式的最佳自然分娩法；还有主张在分娩过程中，产妇可以自由选择体位如站、蹲或跪，并可以自由变换体位，这样有助于胎头与骨盆互相适应。站立时体内分泌的内啡肽物质增多，且胎儿直接受地心引力的作用，有助于维持良好的宫缩、减轻疼痛及加速产程。目前，采取多种体位分娩，对产妇及医务人员都比较陌生，还需要在实践中摸索经验。

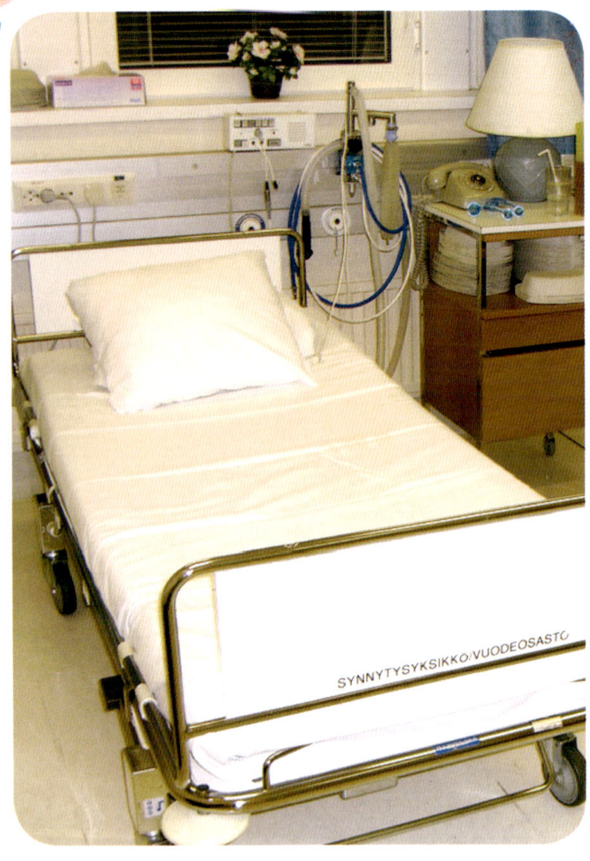

吸入法镇痛。多由产妇本人通过自我控制面罩吸入药品，具有起效快及苏醒快的优点。常用的吸入剂有笑气（氧化亚氮，一氧化二氮），多用50%笑气及50%氧气混合后吸入；其他还可使用甲氧氟烷或安氟醚。所用药物应由医师选择并在医师指导下应用。吸入镇痛在国外应用得较早，也较普遍，国内使用较少。

区域阻滞法镇痛。腰麻一硬膜外联合投药是目前最常用的分娩镇痛法。使用得当，它能有效地缓解宫缩的阵痛，不抑制子宫收缩，不抑制新生儿的呼吸；一旦阴道试产失败，可以及时行剖宫产，省去了再行麻醉的时间。

分娩镇痛是采用现代麻醉技术为产妇进行的一项人性化的服务，成功地开展分娩镇痛有助于降低剖宫产率。它的实施需要产科与麻醉科的协作，目前我国这项技术已经成熟。

7. 水中分娩

水中分娩在国外已经开展，但尚未普及。20世纪80年代后期，美国成立了首家水中分娩中心，估计已有6000名婴儿在水中出生。有条件施行水中分娩的医院，从1995年的10家发展到现在的150家。水中分娩，要求使用消毒水，水温在36℃～37℃，环境温度为26℃，整个分娩过程要换几次水，以免发生感染。水中分娩的优点，是产妇进入分娩水盆，在温水中身心得到放松，水的浮力有助于肌肉放松，包括盆底肌肉，但不影响子宫的收缩；在水中，身体可以自由活动采取不同姿势，以上种种都有助于子宫颈口的扩张和加速产程的进展。此外，新生儿在水中与在子宫内羊水里的感觉相似，可以形成感觉的过渡。水中分娩主要是减轻为时较长的第一产程阵痛的方法，能使产程缩短，从而减少母亲的不适和胎儿

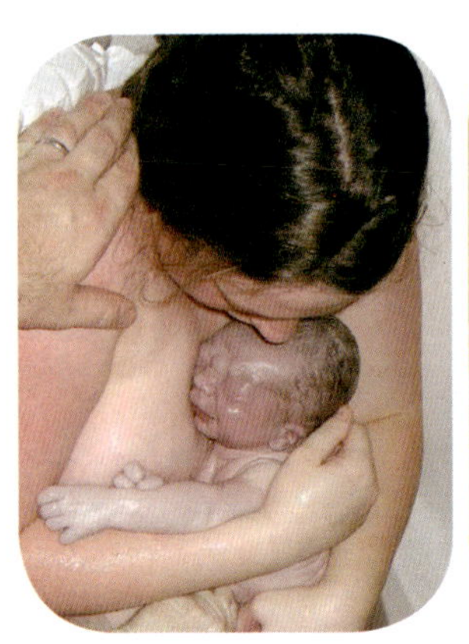

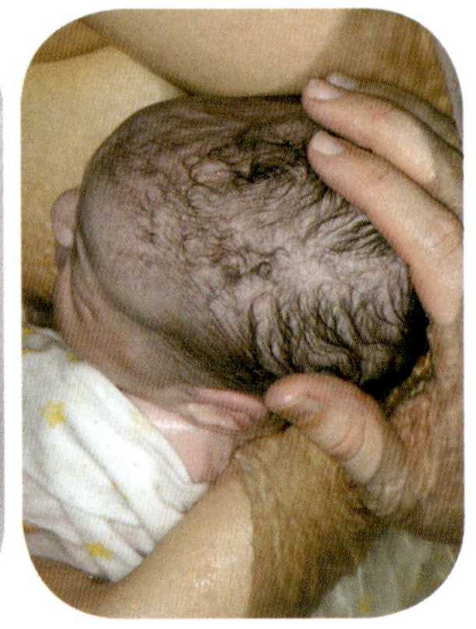

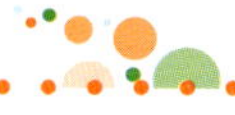

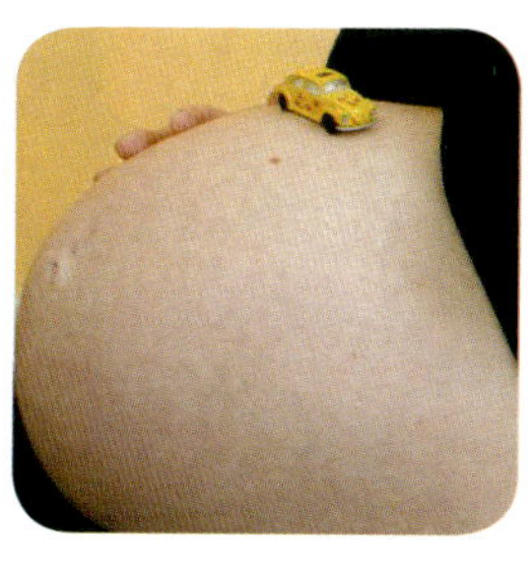

缺氧的危险。水中分娩的风险，是当胎头及部分身体娩出时，往往会开始呼吸，这样便可能发生溺毙或出现中、重度呼吸问题，应引起重视。婴儿出生后，在水中停留的时间不应超过1分钟。水中分娩不是每个产妇都适用，只有身体健康的产妇、胎儿体重在3000克左右才可以考虑水中分娩。实际上，也不是所有水中分娩的产妇都要将孩子生在水里；大多数产妇在胎儿即将娩出时，仍然走出分娩水盆到岸上（产床）分娩。在水中分娩的过程中，如母亲出现感染或胎儿出现异常时均需要及时上岸。

在国外对水中分娩问题也有不同的观点，在国内还处于酝酿阶段。上海及北京已有水中分娩的报道。目前对水中分娩也不必刻意追求，可以随条件成熟而逐步开展。

8. 分娩全过程

胎儿在母亲子宫内生长约280天（即10个妊娠月）就发育成熟，届时就需要脱离母体来到人

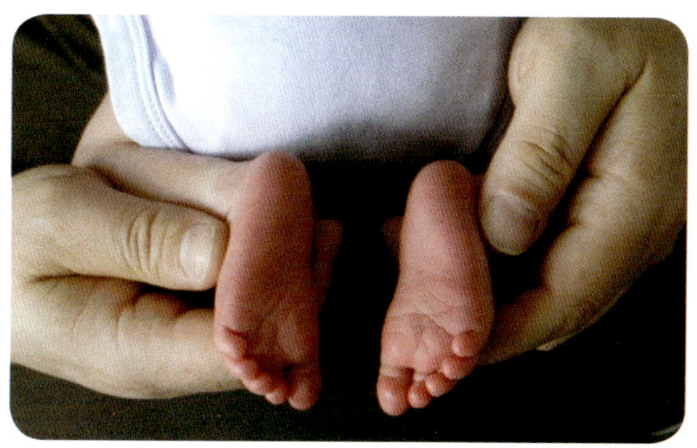

间。分娩过程，每个产妇都不尽相同，有快慢难易之分，但其共同的规律特点是需要有规律的子宫收缩，子宫颈口开大，胎儿在产力的推动下，才能通过产道而娩出。胎儿娩出后，还有胎盘的娩出。临床上，将分娩的全过程分为三个阶段，也就是通常所说的三个产程。

第一产程

从出现有规律的子宫收缩开始，直到子宫颈口开全为止。子宫收缩时，产妇感到子宫变硬，小腹或腰部疼痛，伴有下坠感。产程开始时，宫缩间隔10分钟左右，持续时间也较短，随着产程的进展，宫缩越来越频繁，间歇越来越短，最后每2～3分钟宫缩一次，每次宫缩可以持续40～50秒钟或更长，宫缩力量也逐渐加强；宫颈口随之逐渐开大，终至开全。通常在子宫颈口接近开全时，胎膜往往自然破裂，俗称破浆胞，随之有清亮、透明、混有胎脂的羊水流出。

第二产程

自子宫颈口开全至胎儿娩出为止。胎儿随着强力而频繁的宫缩逐渐下降，当胎先露部达骨盆底部压迫直肠时，产妇便会不由自主地随着宫缩向下屏气、用力，胎头也就沿产道下降而娩出，胎体也随之娩出。

第三产程

自胎儿娩出至胎盘娩出为止。胎儿娩出后，子宫体积随之缩小，当子宫再度收缩时，胎盘便自子宫壁剥离，并随子宫收缩而排出。胎盘的排出是产程的结束。

通常第一产程10～12小时，第二产程1～2小

时，第三产程为5～30分钟。个体间产程的差异往往是第一产程时间上的差异，第二产程及第三产程在临床上控制比较严格，通常不会有太大的出入。初产妇的总产程平均约为16小时；经产妇为10～12小时。初产妇产程超过24小时为滞产，小于3小时为急产。产程过长、过短对母、儿均不利。

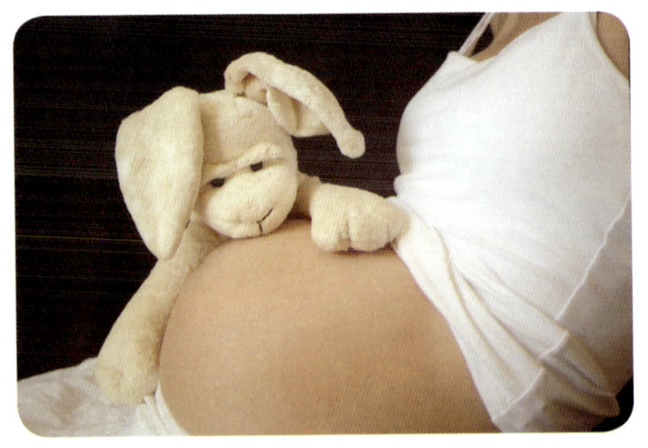

9. 分娩过程中，产妇的配合方法

第一产程

第一产程的时间较长，产妇的情绪波动也大。往往因为疼痛、精神紧张而不能很好地进食及休息，从而引起疲劳、脱水，甚至发生呕吐、肠胀气、排尿困难等。这些不但会影响子宫的规律性收缩，还会影响子宫颈口的开大，终致产程延长，胎儿也易受损害，使本来可以顺利地分娩变成难产。因此，产妇在第一产程中应该打消顾虑，尽量吃好、喝好、休息好，按时解大、小便，要与医护人员密切配合。饮食方面可吃些稀粥、鸡蛋、青菜、鱼和瘦肉等较为清淡的食物，多喝些糖水，以保证充沛的精力。因膀胱充盈对胎头下降及子宫收缩有影响，故应每2～4小时排尿1次。如胎位正常，胎膜尚未破裂，产妇可以在室内活动；胎膜已破而胎头仍浮动或胎位异常者，应卧床待产，以免发生脐带脱垂。

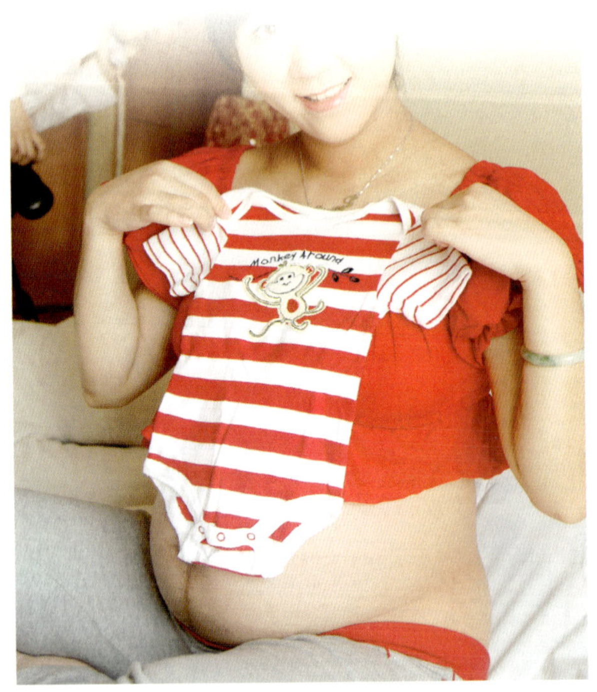

第二产程

当子宫颈口开全即进入了第二产程。此时，胎膜多已破裂，胎儿先露部下降达盆底，产妇开始有憋胀感。第二产程能否顺利进展，取决于产妇能否很好地配合。这时，除依赖强有力的宫缩外，还需要腹肌的收缩力协助，二者必须紧密配合，才能较快而顺利地娩出胎儿。

第二产程中，产妇正确地使用腹压是关键问题。正确运用腹压的方法是当宫缩一开始，产妇深吸一口气后憋住，随着子宫收缩力的加强，向下屏气、用力，直到宫缩结束为止。注意，屏气、用力不要用在头颈部，一定要向肛门方向用力。宫缩间歇期则安静休息，不再用力。反复的子宫收缩配合腹肌收缩加压便能加速胎儿的娩出。胎儿娩出为第二产程的结束。

第二产程时限为1～2小时，经产妇相对要快些。第二产程延长对母、儿均不利，可以采用产钳或胎头吸引器助产。

第三产程

第三产程，又称胎盘期，此时又分为两个阶段，即胎盘的剥离与胎盘的娩出。

胎盘的剥离：胎儿娩出后，子宫腔内的压力下降，子宫收缩也暂时停止，产妇感觉异常轻松，如释重负。数分钟后又开始了宫缩，由于胎盘却不能随之缩小而与子宫壁发生剥离。在胎盘剥离过程中，产妇不需用力；助产者也不可强行牵拉脐带，以免发生子宫内翻或脐带断裂。

胎盘的娩出：胎盘完全剥离的征兆是子宫底稍有上升，外露的脐带下降，并随之有血液自阴道流出。宫缩时，助产者一手轻轻按压子宫底部，另手轻牵脐带便可协助胎盘娩出。胎盘的娩出是第三产程的结束。

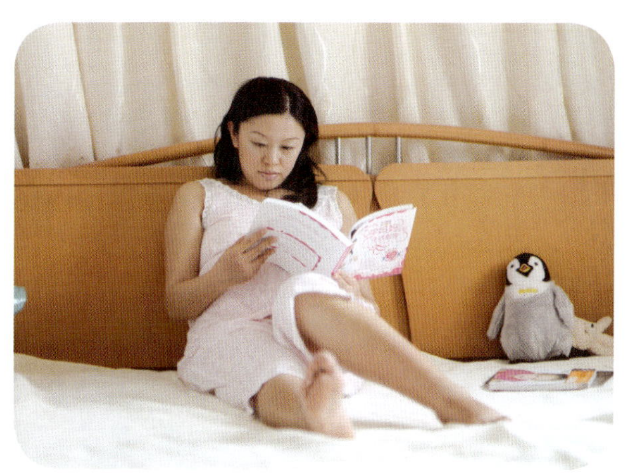

第三产程通常历时5～10分钟，若胎盘在胎儿娩出后30分钟仍未娩出者为胎盘滞留，需要进行手取或人工剥离胎盘；若虽未达到30分钟，但有活跃出血时，也要及时进行处理。胎盘娩出前、后的阴道出血量多在50～250毫升。

小贴士

第三产程结束后，产妇应在产房观察1～2小时，注意产妇的一般情况，血压、脉搏的变化，宫缩情况及出血量等，一切正常才可以送回休养室。

10. 会阴切开

分娩过程中，有时会发生会阴裂伤。阴道手术分娩，如胎头吸引术、产钳或臀位助产术时，初产妇容易发生严重会阴裂伤；若初产妇会阴体过长、过紧，胎儿较大，阻碍胎头娩出，致使第二产程延长或产程中发生了胎儿窘迫，需要迅速娩出胎儿以及母体疾病需要缩短第

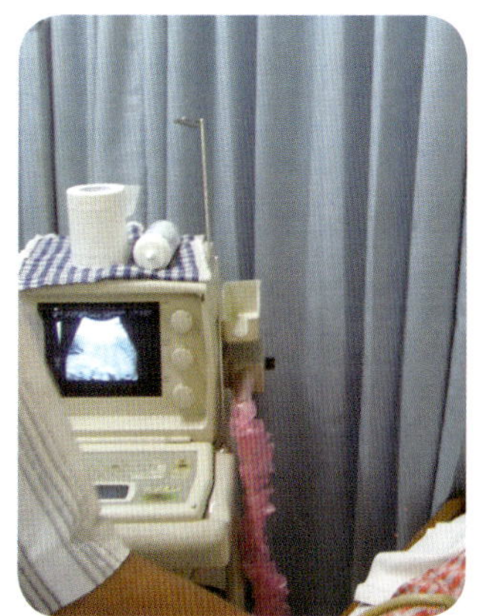

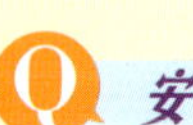

Q 安然：

每个初产妇分娩都需要做会阴切开吗？

A 医师：

不是的。如果是正常产，会阴体又不过长、过紧，胎儿也不太大，接生人员注意保护会阴，产妇听从指导，当胎头娩出的一刹那，双手放松，张口哈气，不向下用力，让胎头慢慢娩出，配合得好，会阴裂伤是可以避免的，并非每个初产妇分娩都需要做会阴切开。

二产程时，为了母、儿的安全都需要做会阴切开。

会阴切开并非大手术，无须担心。操作步骤是先消毒外阴，在拟切开处进行局部阻滞麻醉后，用剪刀向侧斜或正中方向剪开，长度一般为4～5厘米。分娩结束后再将切口对齐，逐层缝合。产后第五天拆除缝线。用可降解的缝线时，则不需拆线。

11. 胎头吸引术和产钳助产

在分娩过程中，有时需要缩短第二产程，如产妇患有心脏病、妊娠期高血压疾病或合并其他疾病不宜用力时，或出现胎儿窘迫需要迅速结束分娩时，可能需要采用胎头吸引术或产钳助产。这两种手术都是娩出活婴时最常用的方法，操作比较简单，易于掌握，使用得当对母、儿有利而无害。

常用的胎头吸引器是一个圆锥形的金属空筒，大的一端直径约5．5厘米，边上附有橡皮套。用时将大的一端扣在胎头上，抽出筒中气体150～180毫升，形成负压，使吸引器牢牢地吸附在胎头上。术者握住手柄向外、向下牵引胎头。如果胎儿枕部尚未转正，可边牵拉、边旋转，使胎儿枕部转向骨盆前方，再持续向外用力即可使胎头按正常分娩机转，慢慢下降并仰伸而娩出。

如果牵拉时阻力大，应改用产钳或一开始就用产钳助产。产钳共分两叶，每叶的一端均呈匙形，另一端为钳柄。应用时，术者先将胎头转正，再将产钳两叶分别置于胎头的左、右两侧，两叶间最宽距离为9厘米，正好将胎头扣于其间。放置妥当后，合拢钳柄，先向外、向下缓缓牵拉至枕部达耻骨联合下缘，即可取下产钳，待胎头仰伸而娩出。

专家提醒：

施行上述两种手术时，需要产妇充分理解和很好地配合。术前，医师要进行阴道检查以确定阴道分娩的可能性。如果决定阴道助产时，要再

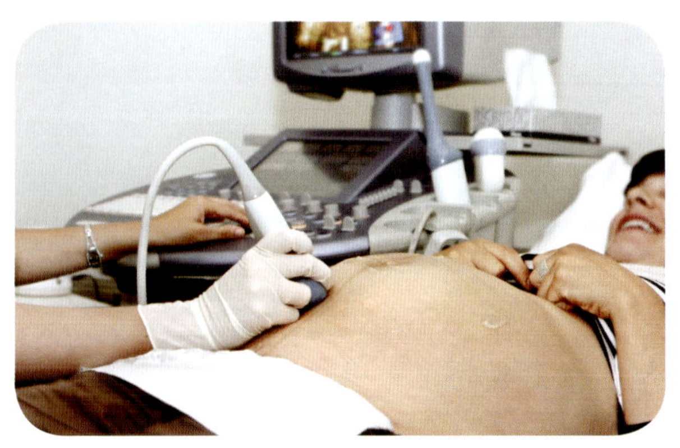

次消毒和导尿。胎头吸引术及产钳术一般不需要麻醉。初产妇要施行会阴切开，经产妇如会阴很松就不需切开。当吸引器或产钳放置妥当后，宫缩时，术者向外、向下牵拉；产妇亦应于子宫收缩时，配合向下屏气、用力，使胎儿迅速娩出。如果产妇配合得好，手术就会进行得顺利。这两种手术，如操作正确且进行顺利，则对母、儿均无损害，也不增加产妇更大痛苦，是当今较为安全及常用的助产方法。

12. 双胎妊娠的分娩

通常一次妊娠子宫内只有一个胎儿发育，如果有两个胎儿同时发育，就是双胎。双胎在分娩过程中的风险高于单胎妊娠。

双胎在分娩时容易出现一些问题，如子宫过度膨大，往往引起子宫收缩乏力，使产程延长。

第一个胎儿出生后，第二个胎儿因活动空间较大，容易转成横位；或因子宫骤然缩小，容易发生胎盘早期剥离，直接威胁第二个胎儿的生命。

在分娩过程中，有时两个胎儿头互相交锁，或两个胎儿头同时进入骨盆发生嵌顿，而造成难产。

双胎分娩的手术产率较单胎为高。胎儿娩出后，子宫收缩乏力，容易发生产后出血。

约有半数的双胎婴儿，出生体重在2500克以下；围生儿的病率及死亡率均较单胎妊娠为高。

根据上述情况，在双胎分娩过程中，要严密观察，耐心等待，注意胎心率变化，并做好输液、输血和抢救新生儿的准备。接生时要注意，在第一个胎儿娩出后应立即切断脐带，并扎紧胎盘端的脐带，以防单卵双胎的第二个胎儿失血。两个胎儿都娩出后，为预防子宫收缩乏力及产后出血，应及早给予子宫收缩剂，同时在产妇下腹部置一沙袋，以防由于腹压突然下降而发生休克。

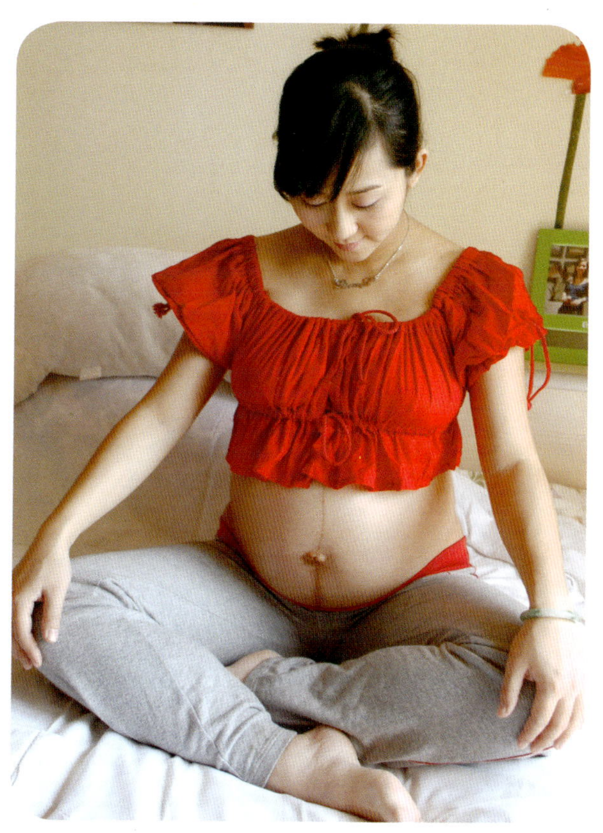

一般来说，多数的双胎是可以经阴道安全分娩的。

13. 臀位分娩

臀位的先露部为臀，是异常胎位中最常见的一种，其发生率占分娩总数的3%～4%。

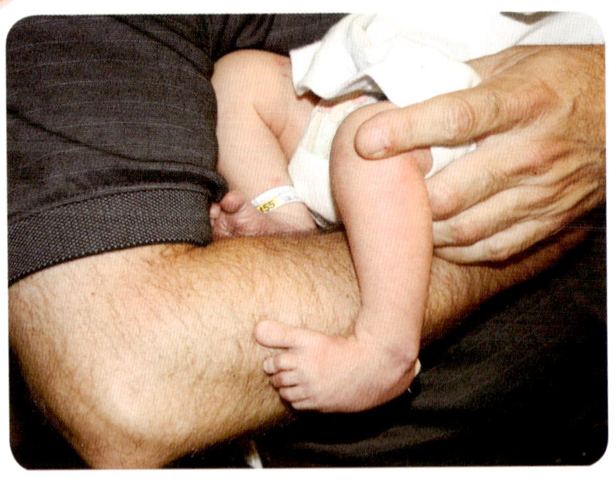

一般所说的臀位并不都是臀为先露部，这要根据胎儿下肢所取的姿势而定。

单臀位（伸腿臀位）

胎儿的双髋关节屈曲，双膝关节伸直，只有臀为先露部分称单臀位。这类比较多见。

完全臀位或混合臀位

胎儿的双髋关节及双膝关节均呈屈曲姿势，先露部既有臀又有足。这类也比较多见。

足位

是胎儿的一足或双足为先露部分，这类比较少见。

在胎体的各部分中，臀围比头围小，头不但大而且硬。如果臀先娩出，最大的胎头后出，而胎儿的肩部和头部的娩出，又必须按一定的分娩机转来转动，以适应产道的各种不同条件方能娩出，因此分娩时容易发生困难。当胎体娩出达脐部，胎头需在8分钟之内娩出，否则脐带受压时间过长，胎儿可因缺氧而死亡。因此，臀位分娩必须在子宫颈口开全，并按臀位分娩机转进行助产，才能减少臀位的围生儿病率及死亡率。

在单臀位和完全臀位时，当胎儿臀部下降到阴道口并已外露时，子宫颈口多已开全，阴道也得到了充分地扩张。而足先露时，即使在阴道口看到了胎足，子宫颈口往往也没有开全，有时才开大4～5厘米。此时，应给产妇消毒外阴，并敷盖无菌巾；接生者带无菌手套，于每次宫缩时用力堵住阴道口，以免胎足脱出，称为堵臀。当胎儿臀部随子宫收缩逐渐下降进入盆腔时，子宫颈及阴道被胎臀充分扩张，当胎足与臀均已降至阴道口，且宫缩力强已无法再继续堵住时，经阴道检查确认宫颈口已开全，这时才可按完全臀位分娩的方法进行助产娩出胎儿。故堵臀对臀位的顺利分娩至关重要，产妇应与医师很好地配合。另外，足先露破水后，脐带随时都可能从胎儿足旁的空隙滑下而发生脐带脱垂，故应经常注意胎心音变化，及早发现脐带受压或脐带脱垂，并予以相应处理。

因足位分娩所带来的问题较单臀位及完全臀位为多，故对分娩最为不利，为了婴儿的安全宜行选择性剖宫产手术。

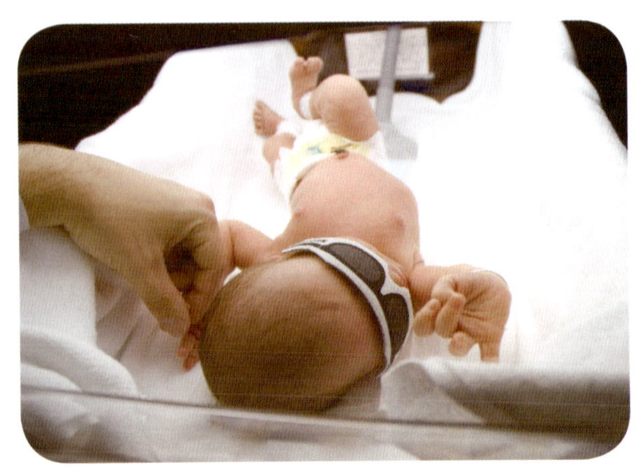

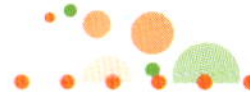

三、异常分娩

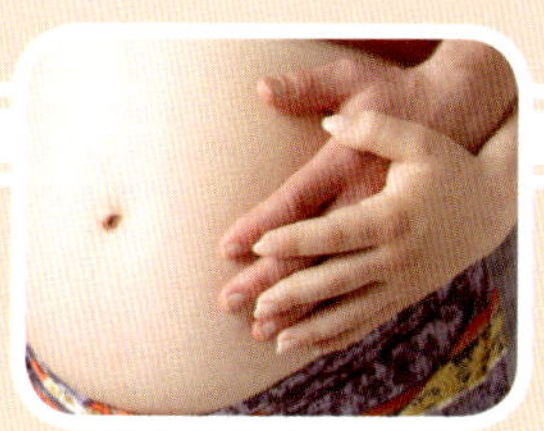

1. 宫缩乏力

分娩需要子宫规律性地收缩，宫缩要有一定的强度、频度和持续时间，才能使胎儿由子宫娩出。如果子宫收缩力量很弱，而且没有一定的规律，在子宫收缩高峰时不见子宫体向前隆起和变硬，宫缩持续时间短，间歇时间长而不规则，称为子宫收缩乏力。子宫收缩乏力会给母、儿带来不良后果。

母亲方面

由于子宫收缩乏力，产程必然延长。产妇不能很好地休息和进食，有的人甚至彻夜不眠，使体力大量消耗；再加上肠胀气、排尿困难等影响子宫收缩而形成恶性循环。由于不能正常进食，可引起脱水、酸中毒。产程时间长，手术产机会增多，阴道检查的次数增多，因此产妇感染的机会也增加。上述种种都会给母亲带来不良后果。

胎儿方面

由于宫缩乏力，在分娩进程中，胎头往往不能顺利地按正常分娩机转完成内旋转，造成梗塞性难产导致产程延长，还可以引起胎儿宫内窘迫。

所以，子宫收缩乏力，给母、儿都会带来不良后果。

2. 滞产

正常情况下全部分娩过程的时间，初产妇平均约

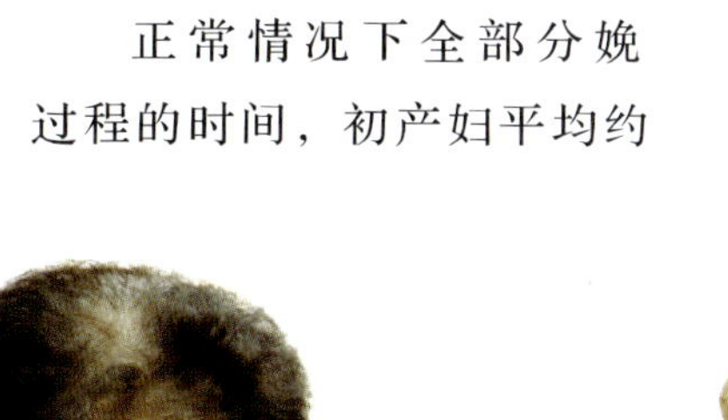

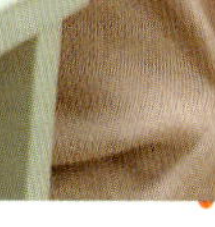

为16小时，经产妇为10～12小时。如果因为某些原因使产程延长，总产程超过24小时（初产妇），则称为滞产。另外，还有将初产妇总产程超过20小时，经产妇超过14小时定义为滞产者。

发生滞产最常见的原因是子宫收缩乏力，其次为胎位不正或胎儿过大等。

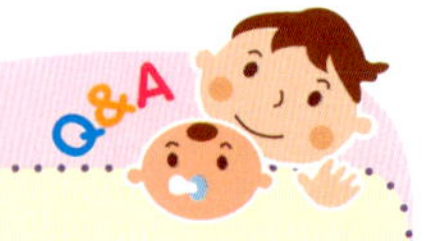

小雨：

如何预防子宫收缩乏力，避免滞产？

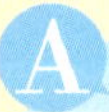

医师：

最重要的是要了解妊娠和分娩是一个生理过程，要想生出一个活泼可爱的孩子，就必须经过这个过程，从而消除一切不必要的思想顾虑和恐惧心理。

在整个妊娠期间，生活要有规律，注意饮食和休息，防止便秘。在妊娠期间要做力所能及的工作；到妊娠晚期，每天也应有适当的活动和锻炼；在无合并症及并发症的情况下，切勿过早休假静养。

为了防止滞产，除在妊娠期间要做好精神和物质上的准备外，还要强调规范的产前检查及住院分娩。只有这样才能及时发现异常，给予纠正及制定恰当的分娩方案；临产后，不要过分紧张，按时进食及大小便，宫缩间歇抓紧时间休息才能保证良好的宫缩。医师通过监测产程进展，及时发现及处理异常，便能避免滞产的发生。

专家提醒：

有少数人在预产期前几个月，就卧床休息，每天吃大量美味佳肴，以为这样才能储备足够的力量，迎接分娩时“最后的冲刺”。殊不知这样做的后果往往适得其反。另外，由于较长时间的休息，容易发生过期不生，胎儿过大，产程延长，发生滞产，甚或难产及产后出血。

3. 宫缩过强

宫缩过强是指子宫收缩的节律正常，但收缩力量过强，而且过频，以至在子宫收缩开始后不久，子宫颈口就已完全开大，在很短时间内结束了分娩。一般将子宫收缩过强，总产程不足3小时的，称为急产。从表面上来看，产程短，生得快，母亲少“遭罪”，是好事，但实际上，宫缩过强对母亲和胎儿也是有一定危害的。

对母亲的影响

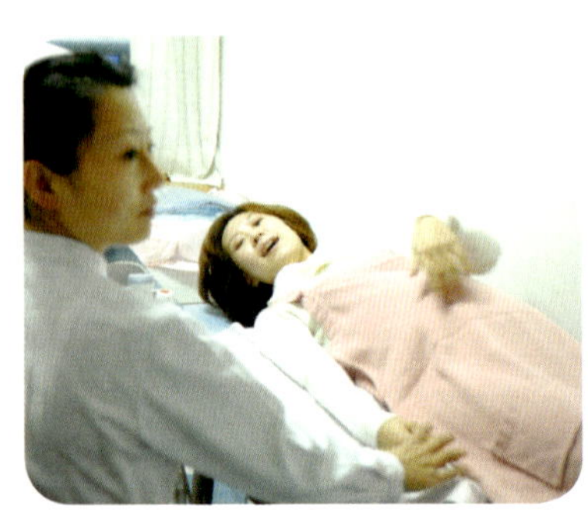

子宫收缩过强，羊膜腔压力高，产程短，但子宫颈、阴道、会阴等都未得到充分地扩展，而易发生严重的裂伤及羊水栓塞。生得太急，若没有做好接生的准备，来不及消毒，则容易引起产后感染。当产妇站立，尚未及卧倒，胎儿就已生出，则容易发生子宫内翻。急产时，也容易发生产后出血。

对胎儿的影响

由于子宫持续过强的收缩，胎盘血液循环受阻，胎儿在子宫内缺氧，容易发生胎儿窘迫、新生儿窒息，严重时可以致死。如果胎儿娩出过快，通过产道时的阻力及娩出后外界压力的突然变化，容易引起新生儿颅内血管破裂，发生颅内出血。更有因娩出过急，来不及接生，新生儿坠落于地面而发生骨折和外伤者。

专家提醒：

有急产史的孕妇，在预产期前1～2周就不宜外出，最好能提前住院待产。住院过程中，严密监测临产征兆，及时做好预防产后出血及抢救新生儿窒息的各项准备。

4. 剧烈腹痛

产妇在分娩过程中突然感到剧烈腹痛，甚至痛得大声喊叫，烦躁不安，这时首先要想到先兆子宫破裂。

除先兆子宫破裂外，还应想到盆腔肿瘤（多为卵巢囊肿）破裂。如肿瘤上的血管也断裂时，

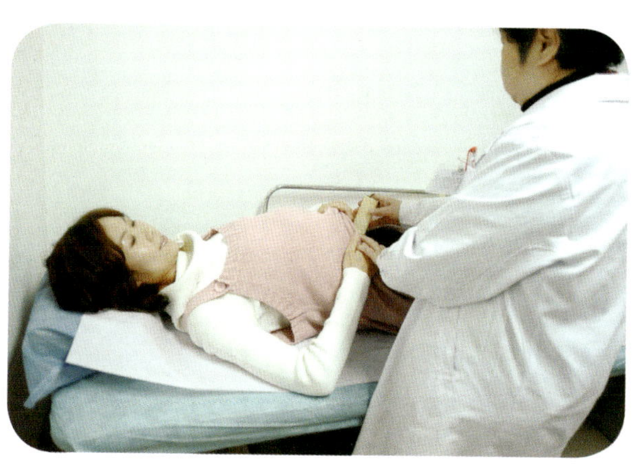

还可发生腹腔内出血，并导致休克。此类产妇常有卵巢或盆腔肿瘤的病史。

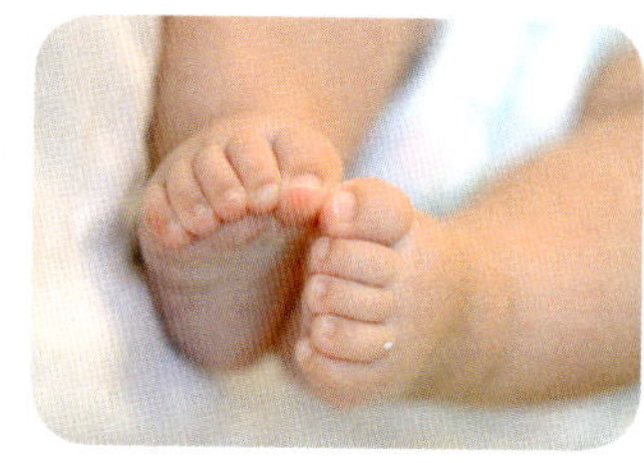

另外，应想到卵巢肿瘤蒂扭转，或其他外科情况，如肠扭转、阑尾脓肿破裂等。

此时，医师会根据病史，体格检查作出判断并加以处理，必要时还要请外科医师会诊，协助处理。

5. 难产

难产，医学术语叫做异常分娩。发生难产的原因很多，但不外乎产力、产道、胎儿这三个因素，其中任何一个或一个以上的因素发生了异常，分娩的进程就会因受阻而发生难产。顺产和难产在一定条件下可以互相转化。如果顺产处理不当，可以变为难产；反之，难产处理及时，也可能变为顺产。

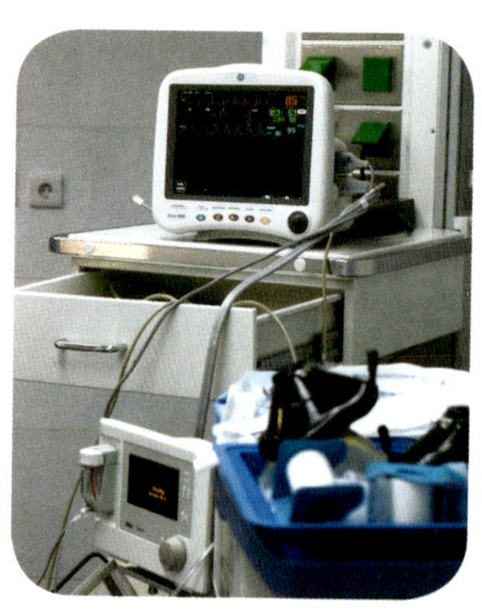

难产发生的原因主要是因为有些孕妇从未到医院进行过系统的产前检查，也没有测量过骨盆，更未经医师鉴定是否具备阴道分娩的条件。临近产期或是已经临产，甚或在家中发生难产后才到医院就诊。这时，医师对产妇的情况缺乏全面了解，临时发生问题往往措手不

及，难产的机会自然增多。提倡孕妇做系统的产前检查，遵从医师指导，这样便可以有效地减少难产的发生。

6. 胎肩难产

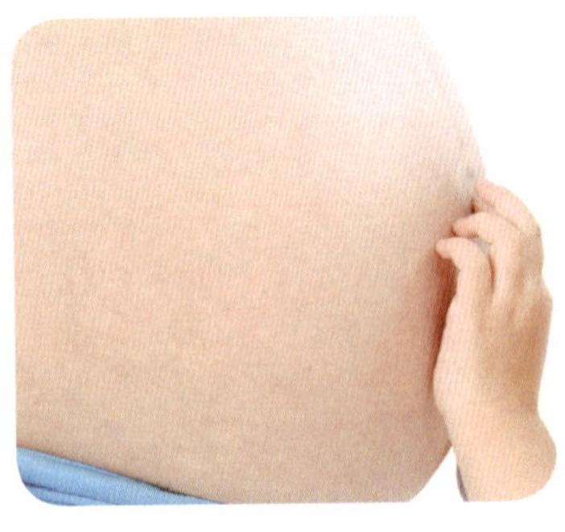

正常胎儿身体径线最大的部分是胎儿的头部。头位分娩只要胎头能够娩出，娩肩就不会成为问题。胎肩难产常见于巨大儿，特别是糖尿病孕妇分娩的巨大儿。这类胎儿由于在宫内的代谢问题，体型大，胎肩的径线超过胎头。当胎头娩出后，胎肩的娩出常会发生困难。胎肩经久不能娩出时，胎儿胸部被挤压于阴道中，头虽然已娩出却不能呼吸，遇有脐带受压或脐带绕颈，在胎头娩出后已切断脐带时，则完全终断了胎盘的氧气供应，势必导致胎儿死亡。接生者遇此惊险情况，多半会焦急万分，千方百计旋转或下压胎肩，希望迅速娩出胎儿。由于过度的用力可能造成新生儿锁骨骨折，臂丛神经麻痹；也可能造成产妇会阴严重裂伤。

专家支招

胎肩难产，应以预防为主。妊娠37周作产前评估时，要注意估计胎儿的大小。若因胎儿过大有可能发生胎肩难产者，以进行选择性剖宫产术为上策。分娩过程中发生了胎肩难产，产妇要很好地配合医师。在医师指导下，采用过度膀胱截石位以扩大盆腔容积，再经医师协助适当旋转胎肩，往往也可化险为夷。

7. 脐带绕颈

胎儿在子宫内活动于羊水中，脐带缠绕胎儿颈部或躯体是常见的事。接生时，发现脐带缠绕颈部者可达半数或更多，也就是说绝大多数脐带绕颈的胎儿可以安全分娩。然而也有极少数病例是由于脐带缠绕而发生胎死宫内，或在分娩过程中发生问题，包括死产、新生儿窒息、颅内出血等。

脐带绕颈是否导致胎儿窘迫或分娩过程中发生问题，主要取决于有效的脐带长度（脐带总长度减去绕颈的部分）、绕颈的周数及缠绕的松紧度。孕期尚无法测量有效脐带长度，只能在下推

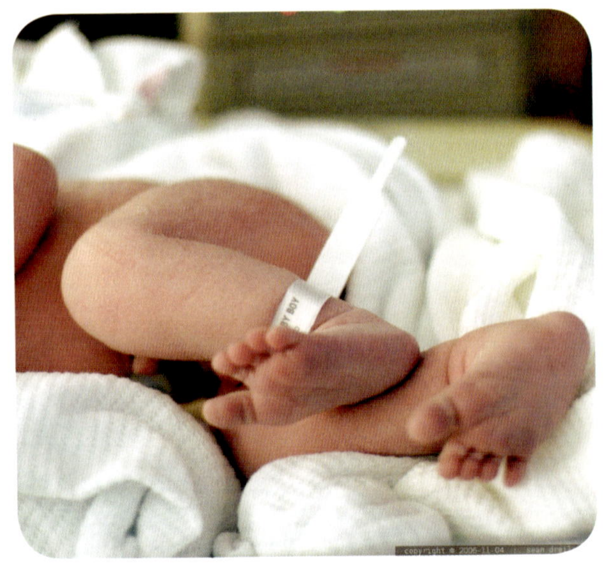

胎头时观察胎心变化，或临产后子宫收缩胎头下降时观察胎心的变化，以间接推测是否存在有效脐带过短，或通过B超了解脐带绕颈的周数及缠绕的松紧度。

经过观察，如怀疑有效脐带过短，或脐带缠绕胎儿颈达3周或缠绕过紧者，宜行选择性剖宫产；在孕期加强胎动自我监测，远程胎心监护及产程中胎心监护，及时发现异常并予以处理，有助于保证胎儿安全。若一切正常，便可以自阴道分娩。

8. 脐带脱垂

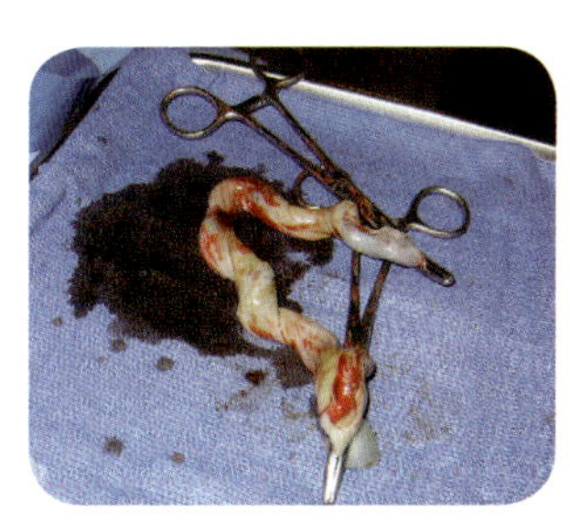

脐带是由胎儿腹壁的脐轮连接到胎盘胎儿面间的一条索状物，长50～60厘米，直径1. 5～2. 0厘米，中间有两条脐动脉和一条脐静脉通过，是母、儿进行物质与气体交换的重要通道。通过脐带，胎儿可由母体不断地获得营养，并排出体内的代谢废物。

妊娠期或临产后，当胎膜破裂，脐带经子宫颈口脱出至阴道内或阴道口之外时，就称作脐带脱垂。脱垂的脐带往往被挤压在胎先露与骨盆壁之间，脐带血流受阻，中断了母、儿间的气体与物质交换，从而导致胎儿窘迫甚或死亡。因此，脐带脱垂是威胁胎儿生命的严重并发症。

发生脐带脱垂的原因：常常是胎儿的先露部未与骨盆入口衔接，或由于某种原因，使其衔接得不好，二者之间留有空隙造成。如异常胎位

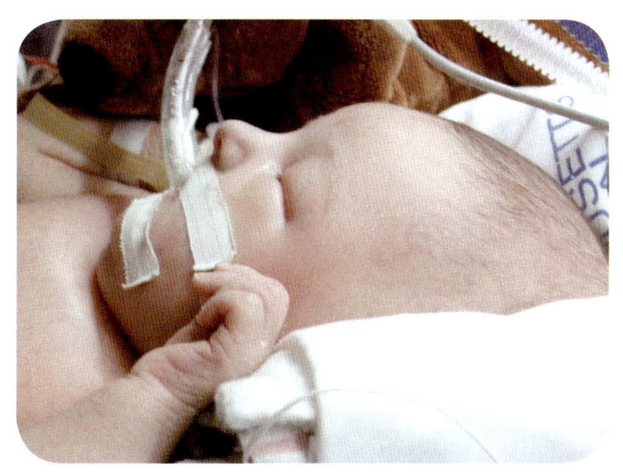

时，较多见的臀位或横位（肩先露），胎膜破裂后，脐带就可由先露部旁的缝隙滑下；有时亦可见于骨盆狭窄、胎儿过大、头盆不称，胎头高浮于骨盆入口之上时，一旦胎膜破裂，脐带即可随流出的羊水自胎头旁滑出。在羊水过多时，胎位易于变动，先露部不易衔接进入骨盆入口或脐带附着于胎盘的部位接近宫颈口时，也都是胎膜破裂后发生脐带脱垂的危险因素。

专家提醒：

如果孕妇具有上述各种异常情况时，有条件者可在预产期前提前入院待产或临产后及时住院，以免胎膜破裂发生脐带脱垂而措手不及。在产程开始后，先露部尚未入盆时，产妇应卧床待产，不要下地活动。接生人员应尽量少做阴道检查，以防胎膜破裂发生脐带脱垂。

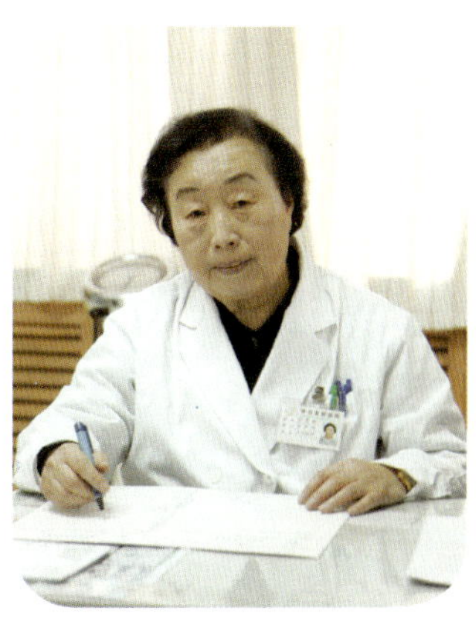

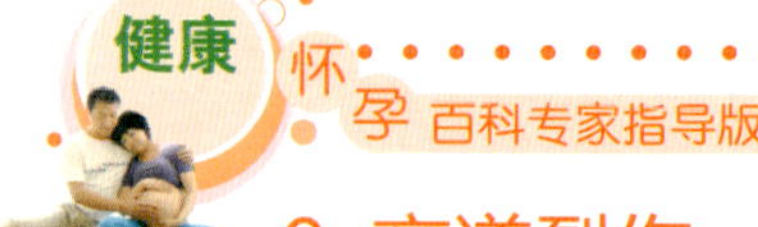

9. 产道裂伤

这里所谈的产道裂伤是指分娩时软产道发生的裂伤。软产道包括子宫下段、子宫颈、阴道和会阴。

在妊娠期间，软产道为适应分娩而发生一系列的改变，如组织变得松软，弹性增加并具有一定程度的伸展性等。虽有这些变化，但胎儿经过产道娩出时，所需扩张的程度较大，多数产妇尤其是初产妇在分娩时，子宫颈、阴道及会阴往往仍会发生不同程度的损伤。

阴道和会阴裂伤

阴道壁和会阴部的裂伤是产妇在分娩时最常见的并发症。轻者只限于黏膜或皮肤的损伤，重则累及阴道壁深部、盆底的肌肉组织和筋膜，甚至肛门括约肌和直肠前壁亦被撕裂。发生撕裂后，肉眼即可见到撕裂处有出血，裂伤重而深者，出血量亦多。发生会阴裂伤后，不论程度轻、重，均应立即进行修补。

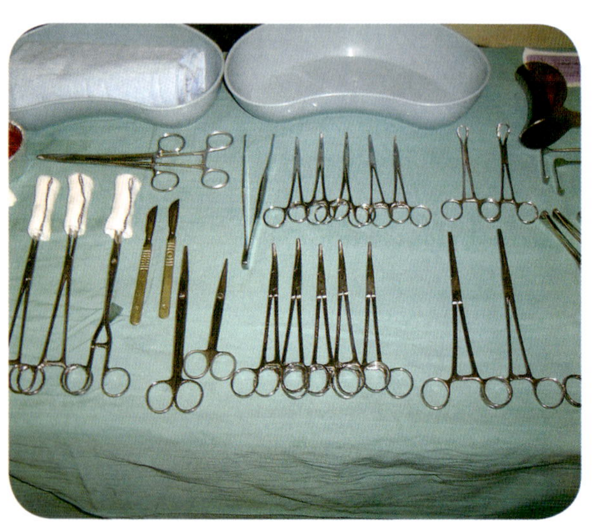

子宫颈的裂伤

初产妇分娩时，子宫颈常有损伤，程度轻者不需处理，子宫颈发生较深的裂伤时，随胎儿娩出，可有多量鲜红血液流出，重度裂伤可达阴道穹隆部，出血量多，应及时进行修补。

10. 子宫破裂

子宫破裂是产科极为严重的并发症，如处理不及时，往往引起母、儿双亡。新中国成立以来，由于各级医疗保健机构的建立，以及人民生活水平的提高，子宫破裂的发生率和由此引起的孕、产妇死亡率都有明显下降。

子宫破裂发生的原因

梗阻性难产。分娩过程中，凡能阻碍胎先露下降的情况都可以引起子宫破裂，如骨盆狭窄、胎位不正、相对性头盆不称、胎儿脑积水或盆腔内有肿瘤阻塞等，都可使胎先露下降受阻。此时，强烈的子宫收缩却不能使胎儿下降，子宫下段过度地被牵拉而变薄。若梗阻仍得不到解除，子宫下段会越来越薄，终致破裂。

瘢痕子宫或子宫壁薄弱。前次剖宫产史、子宫肌瘤剔除术史、子宫穿孔史等或多次人工流产、子宫畸形、子宫发育不良等。再次妊娠或分娩就容易在原瘢痕处或子宫薄弱处破裂。

滥用催产剂。是引起子宫破裂的常见原因。缩宫素可使子宫平滑肌收缩，常用于引产和催产；近来还有使用米索前列醇进行引产。以上药物使用时，必须严格掌握适应证及正确的使用方法。适应证掌握不当或使用的剂量或方法不当

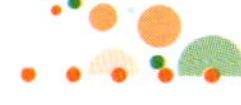

等，均可导致子宫破裂。

某些产科手术也可造成子宫破裂。如内倒转术，或子宫颈口尚未开全时，就忙于施行臀牵引术或产钳手术，便可造成子宫下段破裂或子宫颈裂伤。

预防措施

上述各种原因造成的子宫破裂，几乎都是可以预防的。如做好计划生育工作，减少人工流产手术；加强围生保健，发现胎位异常，要在医生指导下予以纠正；严格掌握剖宫产指征，严格掌握催产剂的使用指征和正确的使用方法。对有剖宫产及子宫肌瘤剔除术史者，要警惕发生子宫破裂的可能。凡有子宫破裂高危因素者，临产后要严密观察产程。如疑有子宫破裂先兆时，千万不可坚持阴道分娩，应立即施行剖宫产术，以防子宫破裂的发生。遇上述各种情况，产妇也应和医师很好地配合。

11. 产后出血

在胎儿娩出24小时内，阴道出血量超过500毫升时，称为产后出血。产后出血是引起产妇死亡的主要原因。出血大多发生在产后2小时之内。短时间内大量失血，产妇很快就会陷入休克状态，如不及时抢救，往往危及生命。

产后出血发生的原因

子宫收缩乏力。这是产后出血最常见的原因，占产后出血总数的70%～75%。由于某些原因导致产程延长，麻醉过深，羊水过多或双胎致使子宫过度膨胀，多产妇子宫的结缔组织增多，肌纤维减少，以及子宫发育不良或子宫肌瘤等，都可引起子宫收缩乏力而发生产后出血。过度充盈的膀胱也可以影响子宫正常收缩，导致产后出血。

胎盘剥离不完全。在第三产程，如果胎盘剥离不完全，小部分胎盘滞留在子宫腔内，便可以影响子宫收缩及血窦的关闭而致出血不止。若部分胎盘和子宫壁粘连，或部分胎盘植入子宫肌层内不能完全自然分离时，出血量往往很大。

产道撕裂。有时也可引起大量出血。巨大儿、急产或手术产时，均可使产道发生不同程度的撕裂。撕裂重时可发生大出血。即使行会阴切开术，若不注意止血或缝合不当，也可能造成出血过多。

凝血功能障碍。如果产妇患有全身出血性疾病，如白血病、再生障碍性贫血、血小板减少性紫癜等，均可引起产后出血。重症病毒性肝炎或妊娠期急性脂肪肝等也可引起产后出血，虽不多见，但后果非常严重。

产科的弥漫性血管内凝血。常引起产后大出血。弥漫性血管内凝血常发生于胎盘早期剥离、妊娠期高血压疾病、死胎滞留、羊水栓塞等疾病。遇有上述疾病就应想到有发生产后出血的可能，应事先做好输液和输血等抢救的准备。

产后出血的预防

产后出血是引起产妇死亡的主要原因，也是产科常见而又严重的并发症，预防产后出血十分重要。

首要是要做好计划生育工作，避免生育过多、过密或多次行人工流产、刮宫，从根本上预防产后出血的发生。预防产后出血应从妊娠、分娩及产后各个时期加以防范。

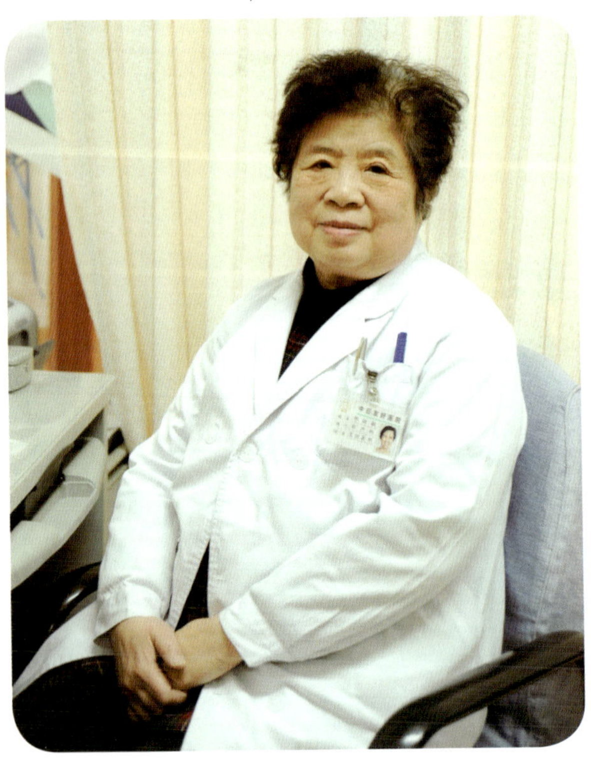

妊娠期：预防及纠正贫血。对有产后出血高危因素的孕妇，如多胎妊娠、羊水过多、妊娠期高血压疾病或以往有产后出血史者，均必须住院分娩；临产时做好输血准备。

第一及第二产程：消除产妇思想顾虑，鼓励进食及休息，督促排尿，维持体力，防止产程延长。第二产程中，在医师指导下适时运用腹压以促进胎儿娩出。必要时，进行会阴切开以免发生重度会阴裂伤引起出血；对于有出血高危因素的产妇，应于胎儿前肩娩出时，静脉或肌内注射缩宫素剂，以促进子宫收缩减少出血量。

正确处理第三产程：胎盘未剥离时，不可揉挤子宫或牵拉脐带，以免干扰胎盘的自然剥离过程。胎盘娩出后，应仔细检查胎盘及胎膜是否完整，以免胎盘残留或副胎盘遗留宫内，如发现残缺应立即取出。经助产手术分娩者，产后应常规检查软产道，以便及时发现裂伤，进行修补。

产后出血量多且持续不止时，应迅速查明出血原因，针对原因进行处理。

产后要仔细测量出血量，并继续观察1～2小时，了解出血量及全身情况，待情况稳定后送回病房。回到病房仍要定时观察，3～4小时应督促排尿，以免膀胱充盈，影响子宫收缩引起出血。

产后出血的治疗

一旦发生产后出血，产妇可在短时间内因大量失血而陷入休克状态。因此早期发现，及时诊断和积极治疗具有重要意义。在治疗时，要注意总失血量，子宫收缩情况及产妇的血压、脉搏、呼吸、表情等。治疗原则为止血与防治休克。

胎盘未剥离或未娩出前出血的处理：若胎盘已与子宫壁分离，但膀胱过度充盈影响排出时，应先导尿排空膀胱，再用手按摩子宫使之收缩，并轻压子宫底，另一手轻轻牵拉脐带，协助胎盘娩出。胎盘与子宫壁粘连不能自行分离，或部分胎盘剥离而发生出血，则应于消毒后更换无菌手套，进行人工剥离胎盘，取出胎盘。必要时，可在全身麻醉下施行。若胎盘全部植入于子宫肌层不能用手剥离时，可酌情开腹行髂内动脉结扎或子宫切除，还可以采用超选择性子宫动脉栓塞等治疗方法。切不可勉强用手剥离抠取胎盘，以免引起子宫穿孔及致命性出血。

胎盘娩出后出血的处理：子宫收缩乏力是胎盘娩出后最常见的出血原因。因此，必须设法刺激子宫收缩，促使子宫壁血窦闭合以止血。常用的方法包括：

- 按摩子宫。为最简便有效的方法。
- 药物治疗。按摩子宫的同时，应肌内或静脉注射缩宫素10～20单位，也可经腹壁将药物直接注射于子宫体部肌肉内。

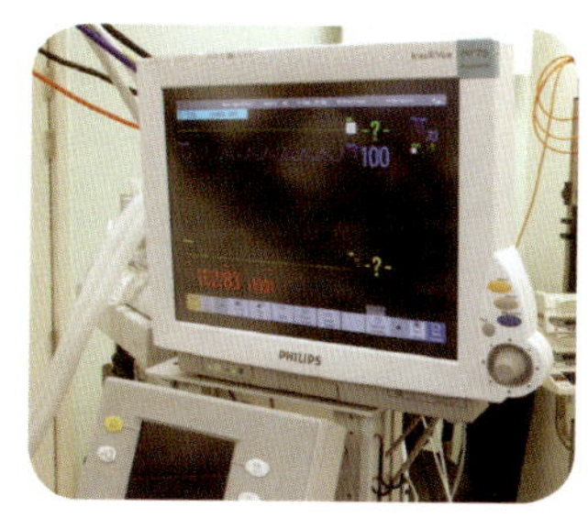

如子宫收缩时紧时松，出血持续不止，可将缩宫素10～20单位，加入5%～10%葡萄糖500毫升内静脉点滴，以维持子宫处于良好的收缩状态。

其他药物还有卡前列腺素（PGF2α的衍生物），用量为0.25mg，经腹部注入子宫肌层，或用米索前列醇及卡前列甲酯（卡孕栓）等置于阴道穹隆部或肛门内，均可有效地加强子宫收缩。

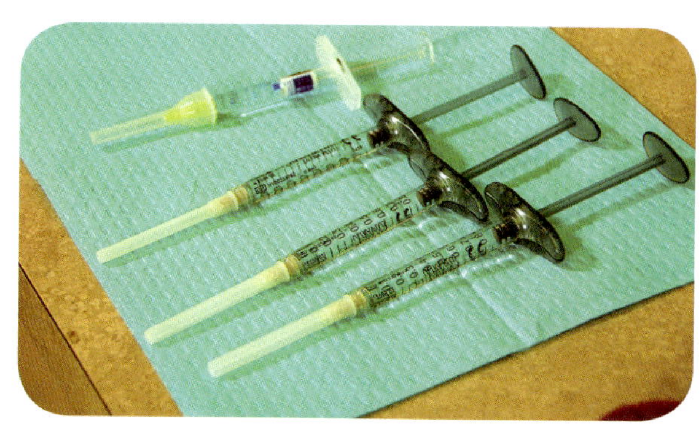

- 手术治疗：上述各种止血措施仍无效或出血十分严重时，可在输血的同时施行髂内动脉结扎或栓塞术，还可酌情行子宫切除等手术。

软产道损伤出血时，应查明裂伤部位，立即缝合。凝血功能障碍性出血者，流出的血液往往不凝，并应做相应的化验检查，明确诊断后进行针对性处理。

- 防治休克：止血的同时，必须进行抗休克治疗，如平卧位或头低位、保温、吸氧、输液、输血，迅速补充血容量等。
- 防治感染：产妇失血过多，机体抵抗力下降，再加以过多的手术操作，易发生产褥感染。故应给予大剂量广谱抗生素预防感染，继续纠正贫血，加强营养以增强机体抵抗力。

12. 胎盘滞留

胎儿娩出后，子宫因收缩而骤然缩小，胎盘不能相应缩小而自子宫壁分离，凭借腹压、宫缩及助产者的协助而娩出。如胎儿娩出后半小时，胎盘尚未娩出时，称为胎盘滞留。

胎盘滞留的原因

子宫收缩乏力影响胎盘剥离是引起胎盘滞留

最常见的原因。胎盘全部不能剥离时，并不引起出血。胎盘部分剥离时，影响血窦的关闭，常随之有多量出血。极个别的情况，如部分胎盘与子宫壁粘连，或部分胎盘绒毛长入子宫肌层中（植入胎盘）导致胎盘不能全部剥离，造成胎盘滞留及大量出血。

治疗

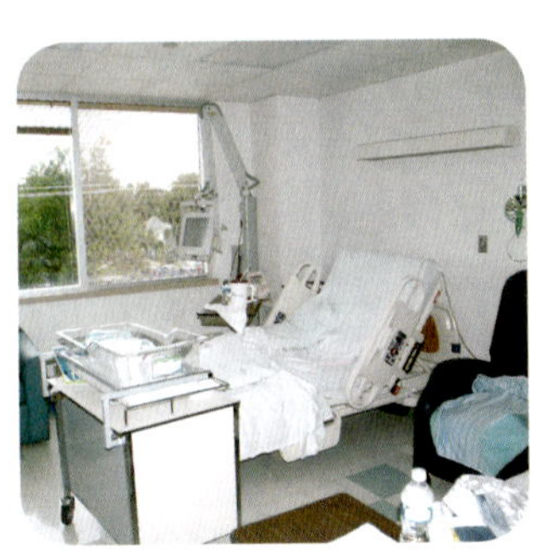

若胎盘已经与子宫壁分离，只是排出受阻使胎盘滞留宫内时，阴道出血量多少不定。此时，可让产妇排尿或予以导尿。膀胱排空后，鼓励产妇往下用力，再加上助产者的协助，胎盘多可顺利排出。如果因为子宫收缩不协调，发生子宫狭窄环或子宫颈内口痉挛，使胎盘嵌顿在子宫腔内时，在全身麻醉下，再次消毒外阴，助产者可协助取出胎盘。若胎盘未剥离或有部分粘连，术者可用手取出胎盘并辅以刮宫术。遇到少见的植入胎盘出血不止时，不可强行剥离，而需进行手术止血，甚或切除子宫。

13. 子宫翻出

子宫翻出又称子宫内翻，是一种很少见，但又非常严重的产科并发症，一旦发生，可引起出血、休克和感染，对产妇的健康威胁很大。

症状

子宫翻出一般发生在第三产程，偶可发生在产后24小时之内。根据翻出程度的不同，分为不完全性及完全性子宫翻出。

产妇常突然感到剧烈腹痛，继之出现休克，并有多量出血。这时胎盘可能已经剥离或尚未剥离。如果胎盘完全没有剥离，可能没有出血；如果剥离一部分，使血窦开放，就会有大量出血。也有极少数产妇子宫翻出，而症状不明显，以致当时没有被发现，日后经检查才被证实。

常见原因

子宫翻出最常见的原因是第三产程处理不当，如有的接生人员在胎盘尚未剥离时，就猛力向外牵拉脐带，或用力向下压子宫底部，如果胎盘附着处的宫壁薄弱，又很松弛，而宫颈口又未关闭，子宫底部就容易从开大的宫颈口翻到外边来；有时由于脐带过短，胎儿出生时脐带过度地牵拉胎盘，也会使子宫翻出；站立或坐位分娩，或急产都有导致子宫翻出的危险。

治疗

一旦发生子宫翻出，应立即给予度冷丁或吗啡镇痛，在抗休克治疗的同时，接生者应迅速更换无菌手套，用手还纳翻出的子宫，困难时可辅以麻醉。

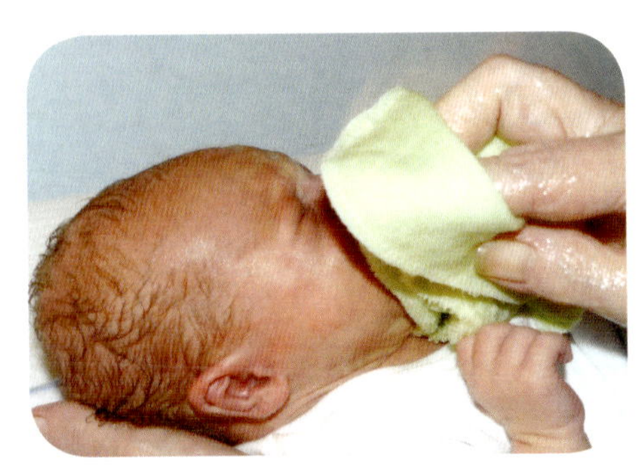

四、专家热线——孕产妇常见问题

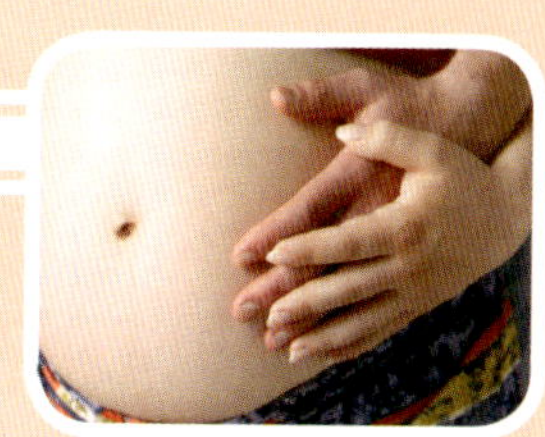

1. 到预产期就一定分娩吗

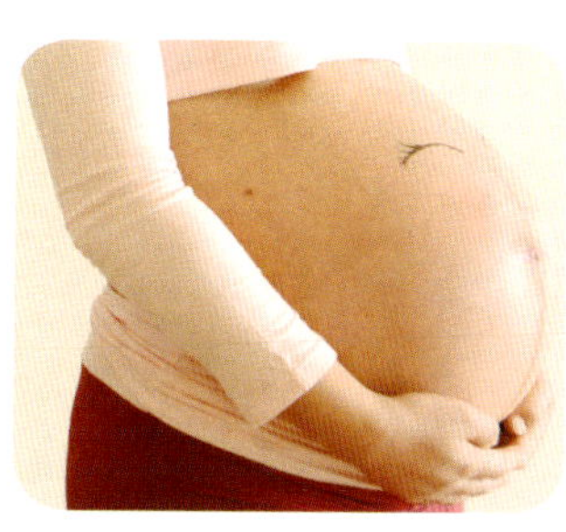

月经周期为28天的妇女，自末次月经第一日计算，满40周（280天）时，即是预产期。人类胎儿在母体内发育过程，平均需要280天。鉴于排卵日期可能提前或错后，胎儿的成熟及分娩又存在一定的个体差异，实际上只有5%的孕妇恰好在预产期那天分娩，绝大多数在预产期前3周内或后2周内临产，故妊娠37～42周分娩者，均属足月产。超过预产期未分娩是常见的情况，不属异常，对此不必过分忧虑。

超过预产期的孕妇，仍应按时进行产前检查。经医师仔细核对预产期，若确定已超过预产期1周时，应遵照医师要求及时入院，并接受适当的引产措施，以保证在妊娠42周前顺利分娩。

2. 产妇在产程中大喊大叫有什么危害

分娩顺利进行与否，取决于产道、产力、胎儿这三个方面是否互相协调。若产妇的产道和胎儿都是正常的，只要分娩时有良好的产力，就多能顺利分娩。有的产妇对分娩异常恐惧，精神十分紧张，临产时正常的子宫收缩所引起的疼痛对她来说都成为难以忍受的异常疼痛。产程开始不久，宫口刚刚开大，就已忍不住大喊大叫，拒绝饮食，不能睡眠，处于高度紧张状态，这是非常有害的。

产妇大喊大叫，会吞入大量气体，引起肠胀气，进一步影响正常进食，随之脱水、呕吐、排尿困难等便接踵而来。由于腹胀及排尿困难时有憋胀感，再加上宫缩时过早的向下屏气用力，产妇很快便会精疲力竭，子宫收缩也逐渐会变得不协调或引起宫缩乏力，宫口

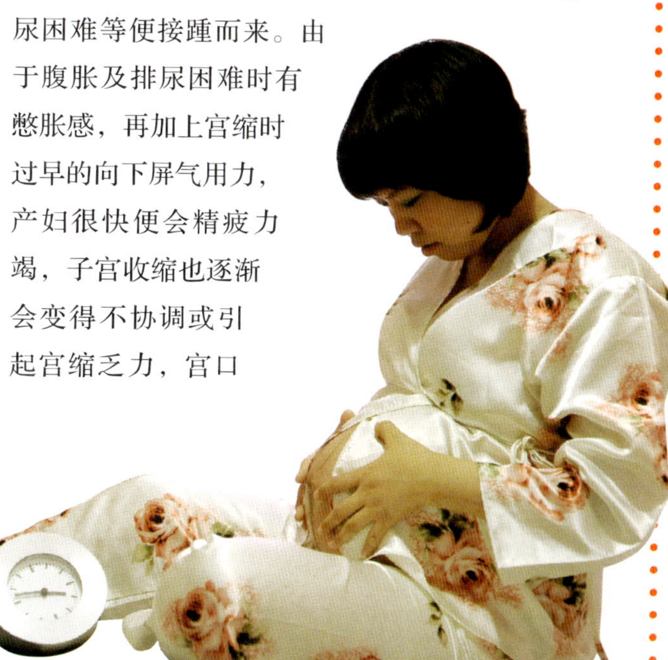

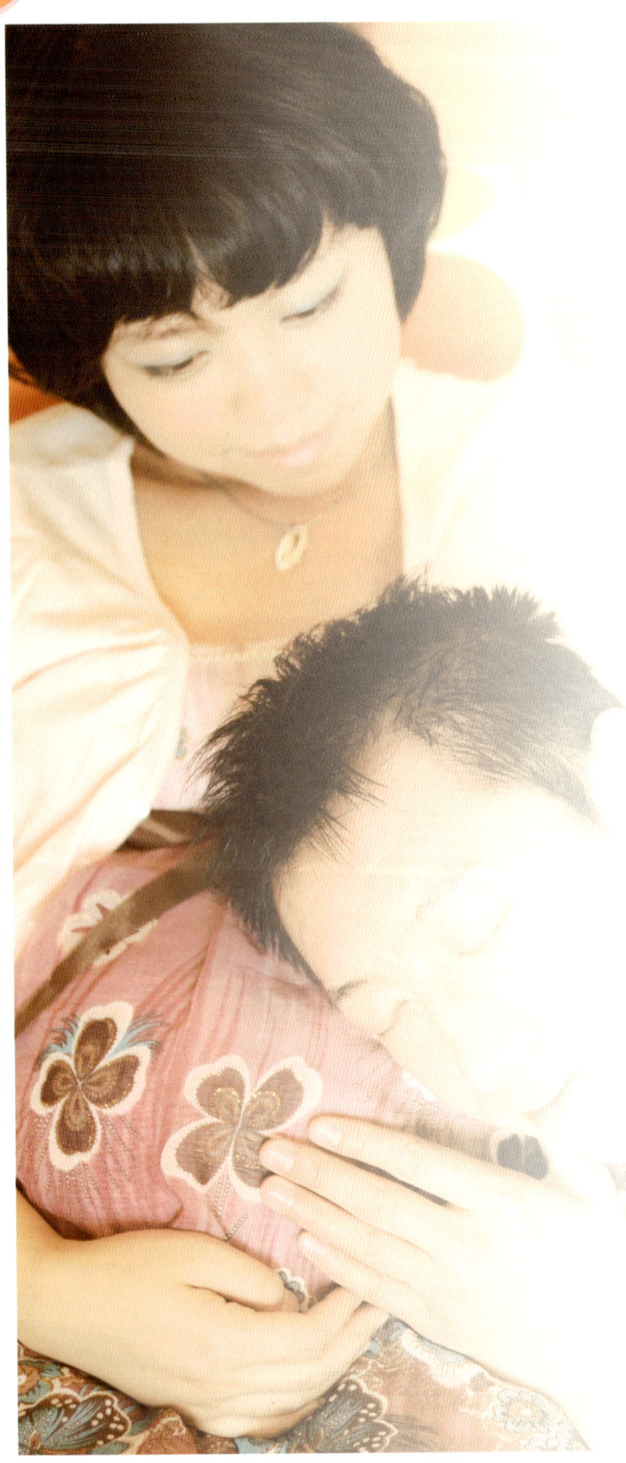

迟迟不能开大，产程停滞；有时宫颈因受压时间过长而发生水肿；即或宫口开全，进入了第二产程，产妇亦因全身力气消耗殆尽，不能有足够的力量来增加腹压以娩出胎儿。由于宫缩乏力，胎头往往不能按正常分娩机转顺利下降及内旋转，结果本来可以顺利完成的分娩，最终变成了难产，胎儿也因此而受到损害。胎儿娩出后，第三产程还有可能发生产后出血。

因此，产妇临产后应做好自我调节，镇静自若，注意休息，按时进食和排尿，主动和医师配合，必要时还可采用分娩镇痛，以保证产程的顺利进展。千万不可大喊大叫，过早地往下使劲，否则是十分有害的。

3. 产妇在产程中还要注意胎动吗

分娩开始后，我们不但要经常听胎心音，注意胎心率变化，还要注意胎动情况。因为胎儿在子宫内由于某种原因缺氧时，常首先表现为躁动不安，胎动频繁。产妇在分娩过程中如感到胎动异常频繁，甚至连续不断，这就表明胎儿在子宫内可能存在缺氧的情况。遇此情况，一定要告诉助产人员，使之认真查找胎动频繁的原因，以便及时处理。否则胎儿长时间或严重缺氧，胎动将由频繁而逐渐减弱，次数也渐减少，最后胎动消失而胎儿死亡。

4. 产程中，医师为什么要经常听胎心音

听胎心音是检查胎儿在子宫内安危的重要手

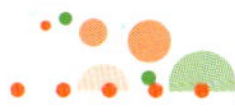

段之一。在分娩开始后，要时时注意胎心率的变化，以便及时发现胎儿窘迫。正常胎心率每分钟为120～160次。

当子宫收缩时，子宫壁的血管暂时受压，胎盘血循环暂时受阻，这时用听诊器往往听不清胎心音；宫缩过去后，才可以听到胎心音，有时胎心率可能减慢；宫缩完全停止后15～20秒钟，胎心率恢复正常。如果宫缩停止后，胎心率久不恢复，或胎心率过快、过慢，都属异常，需要及时给予处理。在第一产程中，每隔1小时左右，于宫缩间歇期，听1次胎心音；第二产程每隔5～10分钟听胎心音1次。

对于高危妊娠，往往采用胎心监护仪来监测胎儿。医生根据监护仪描记的胎心率曲线进行综合分析，可以更详细地了解胎儿在子宫内的情况，较听诊器听胎心音更为精确。胎心监测的结果往往是医师处理分娩的依据之一。

5. 胎儿娩出前，产妇发生阴道多量出血是正常现象吗

产程中，胎儿尚未娩出就有多量血液从阴道流出来，肯定是不正常现象，一定要查找出血原因。比较常见，也应首先考虑的是胎盘因素引起的出血。

胎盘早期剥离，是引起出血的较为常见的原因之一。在胎儿未娩出前，部分胎盘就和子宫壁先分离而发生出血，即为胎盘早期剥离，简称为胎盘早剥。胎盘边缘出血或胎盘后积血促使胎盘剥离，并可突破胎盘下缘向外流出，所以在胎儿尚未娩出前，就有血液从阴道流出。

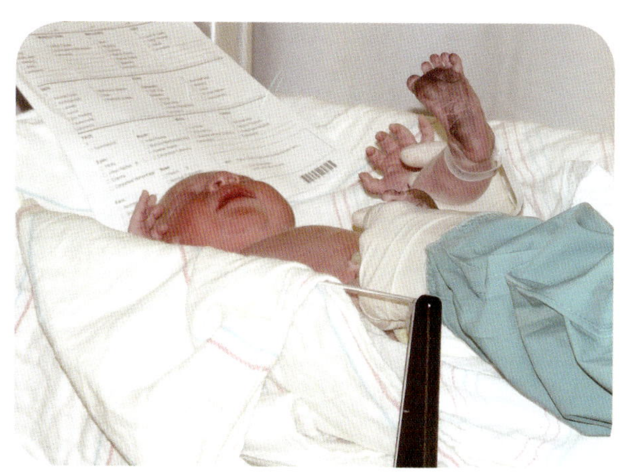

另外引起出血的常见原因是前置胎盘。正常妊娠时，胎盘附着于子宫体的前壁、后壁或侧壁。如果胎盘的下缘部分或全部覆盖子宫颈内口，则为部分性或完全性前置胎盘。此类胎盘往往引起产前出血。低置胎盘或边缘性胎盘，即胎盘的下缘位于子宫下段或子宫颈内口的边缘时，往往临产后才发生出血。

除了上述胎盘问题发生的出血外，还有少见的原因，如前置血管破裂或阴道壁的静脉曲张破裂等。

无论上述哪种原因引起的阴道流血，对母、儿均有不利影响，必须及时就诊查清原因，针对原因进行处理。

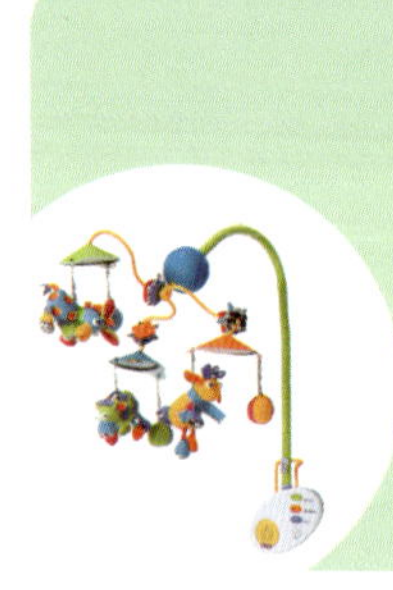

第四章　爱宝宝，也要爱自己——产后康复

你和那个小生命围绕在彼此健康的臂弯中是最美的，那满满的爱所承载的深情是让家人放心的最好体现。

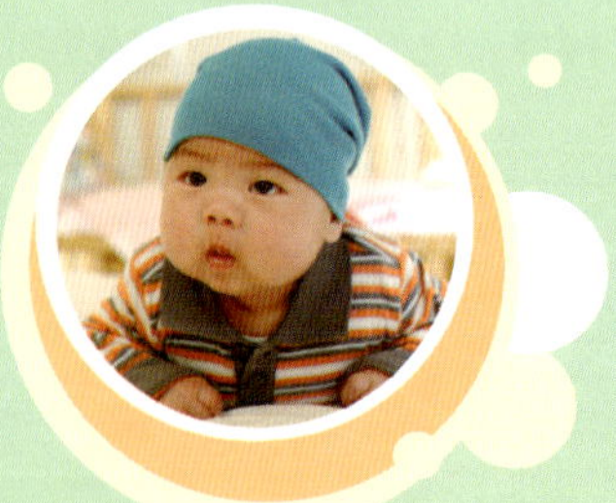

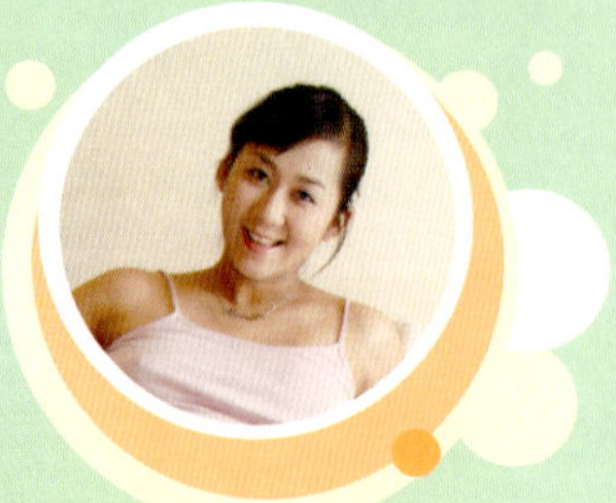

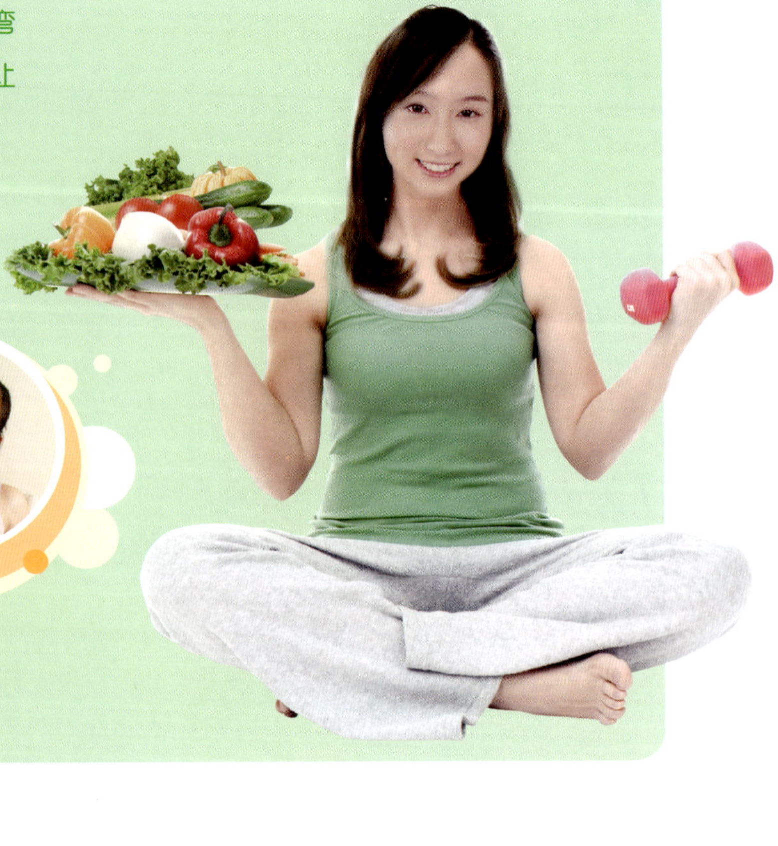

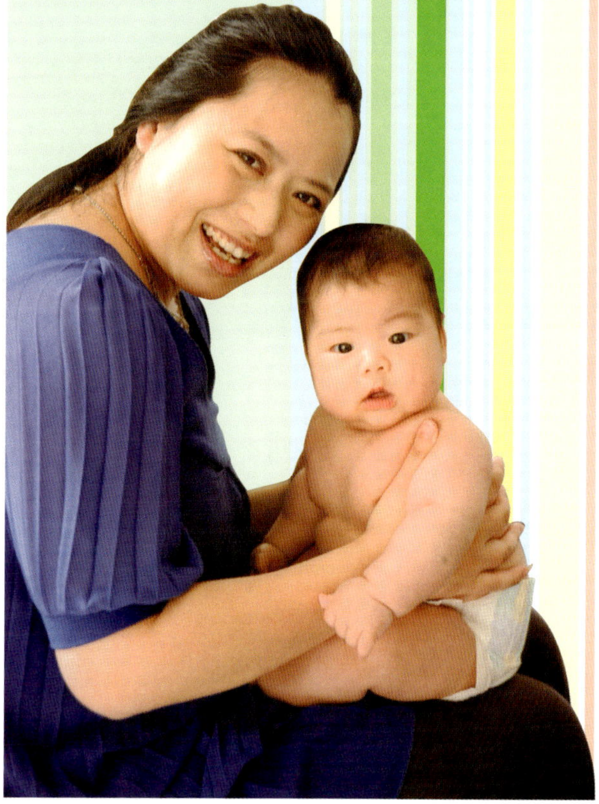

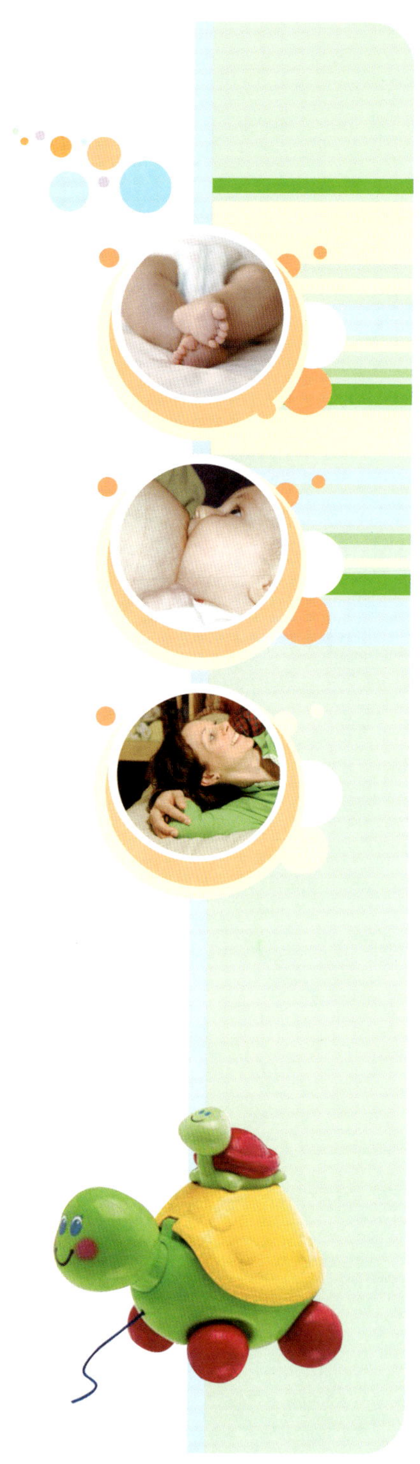

一、产褥期的相关知识

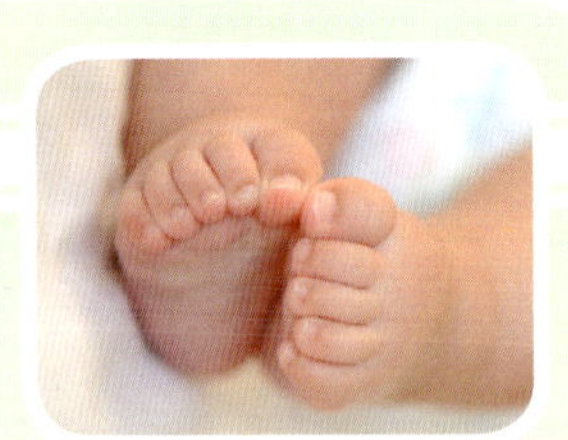

1. 产褥期

胎儿娩出后，胎盘自母体排出，从这时开始，产妇进入产后恢复阶段。在妊娠期间，母体的生殖器官和全身所发生的一系列变化，都要在产后6～8周内逐步调整，至完全恢复，医学上将这段时间称为产褥期。

胎儿和胎盘娩出后，产妇会立刻感到十分轻松，但却非常疲倦。有的人就想休息，希望好好地睡上一觉；也有的人感到饥饿，想饱餐一顿，这些都属于正常现象。多数产妇体温是正常的，遇有产程延长或过度疲劳时，体温可能略有升高，一般不超过38℃，次日多能恢复正常，一般不需特殊处理。产后由于胎盘循环的停止，子宫缩小，再加上卧床休息，以及分娩后的情绪放松等原因，脉搏往往比较缓慢但很规律，每分钟60～70次，于产后1周左右逐渐恢复平时状态。妊娠期间的生理性贫血，多在产后2～6周逐渐自然纠正。腹壁松弛恢复的快慢与程度，和产后的运动或锻炼有关。产后早期开始在床上做康复体操，并继续进行锻炼的人，腹肌张力恢复得就快。腹壁正中线的色素可逐渐消退。腹壁妊娠纹变窄将在数月内由红色变成银白色条纹。

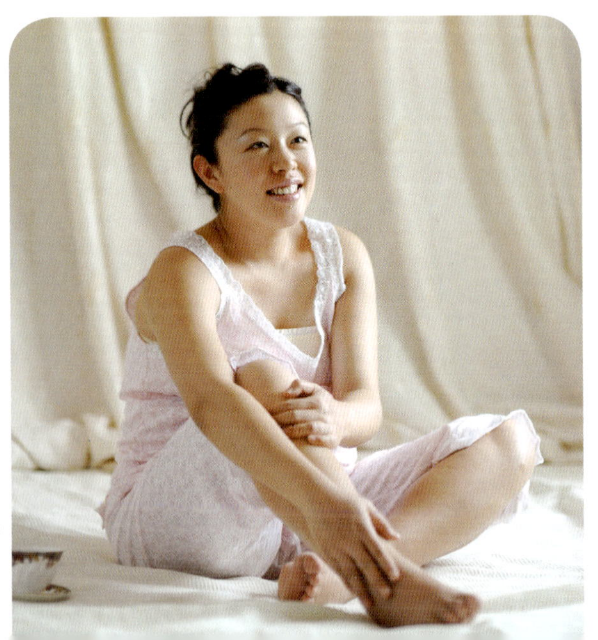

2. 褥汗

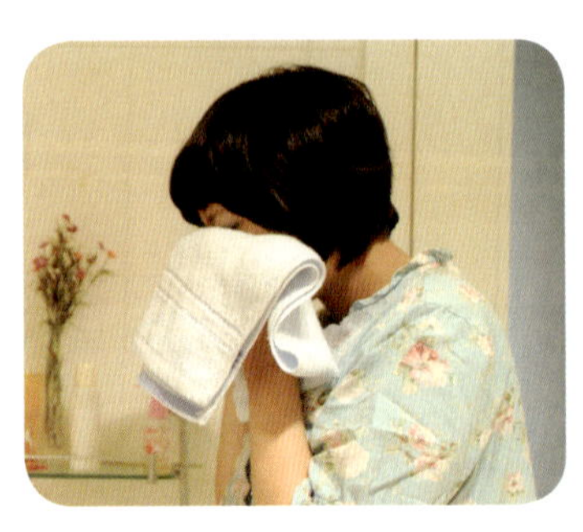

产后妇女容易出汗，一觉醒来总是满身大汗，遇到夏天出汗就更多了。这是因为产前体内潴留的水分要及时排出；产后恢复过程的代谢废物也需要排泄，故产妇皮肤的排泄功能比较旺盛，出汗多，尤其在入睡后和初醒时更为明显，属于正常的生理现象。

这种汗称为褥汗，分娩后数日会自然减少，

不必治疗。但要随时用干毛巾擦汗，最好每晚用温水擦澡1次，还应勤换内衣裤，以防感冒。

3. 便秘

大多数产妇都有便秘，有时产后好几天都未解一次大便。这是因为产后最初几天，产妇的食欲差、进食少；卧床时间较多、缺少运动，以致肠蠕动功能减弱；腹肌及盆底肌肉松弛、腹肌力弱，无力解大便等原因，导致便秘。

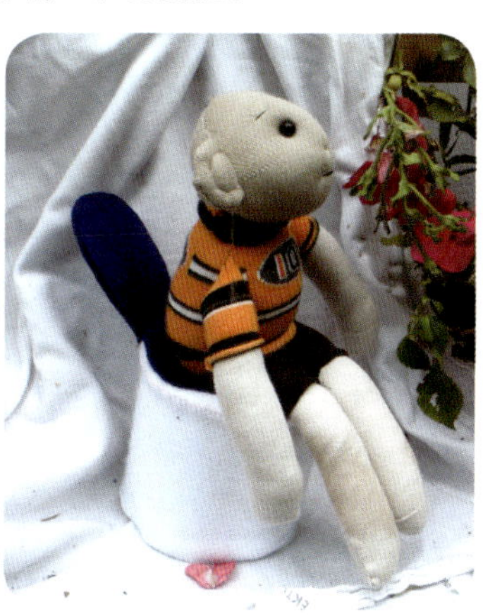

产后便秘不可用强力泻药，以免腹泻影响乳汁分泌。可采用乳果糖液口服，每日清晨服15～30毫升；或用开塞露，每日1～2支，注入肛门，以刺激直肠引起排便反射；还可以采用温肥皂水灌肠，将积存在直肠内的干粪块清除。通便后产妇会感到轻松舒适。

小贴士

为了防止产妇便秘，除了进食富有营养、易消化的食物外，还应多饮水，多吃些青菜和水果等富含纤维素的食物。产后早期下床活动，做康复体操，进行锻炼，都可促进肠蠕动，防止便秘。此外，还应注意养成每日定时排便的习惯。

4. 产后宫缩痛

有些产妇在产褥期的最初3～4天，由于子宫收缩而引起下腹部剧烈疼痛，称为产后痛。这种疼痛多发生在经产妇，特别是双胎或分娩过快者。初产妇的宫缩痛较轻。

产后宫缩痛的原因，是由于子宫复旧过程中持续且强烈的子宫收缩引起局部组织缺血、缺氧，或神经纤维受压而出现剧烈阵痛。疼痛时，于下腹部可摸到或看到隆起而变硬的子宫。哺乳时，婴儿吸吮乳头，反射性地加剧了子宫收缩，故在哺乳时宫缩痛更为显著；疼痛时，自阴道排出的恶露量亦较多。这种宫缩痛，通常在分娩3～4天后自然消失，不是什么病症，不必担心。

宫缩痛不重者不必治疗，重者可给予镇静、止痛药，或做下腹部按摩。

5. 恶露

产后从阴道排出来的分泌物称为恶露。产后最初几天恶露量比较多，颜色鲜红，称为血性恶露，其中除血液及坏死的蜕膜组织外，还可以有胎膜的碎片等。分娩3～5日后，恶露变为淡红色，所含的血液量较少，而有较多量的宫颈黏液及阴道渗出液，还有坏死的蜕膜、白细胞及细菌，这种恶露称为浆液性恶露。产后10～14日，恶露呈白色或淡黄色，内含有大量白细胞、蜕膜细胞、阴道

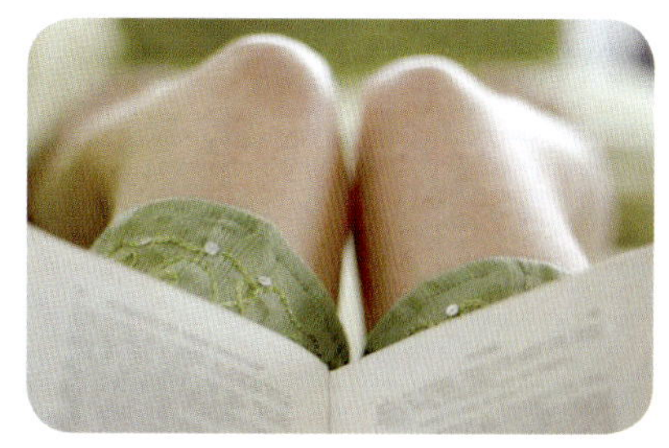

上皮细胞、细菌及黏液等，称为白恶露。

正常恶露有血腥味，但无臭味，通常在产后3周左右就干净了，少数可达6周。通过观察恶露的质量、颜色及气味的变化，以及子宫的大小，便可了解子宫复旧的情况及有无感染存在。

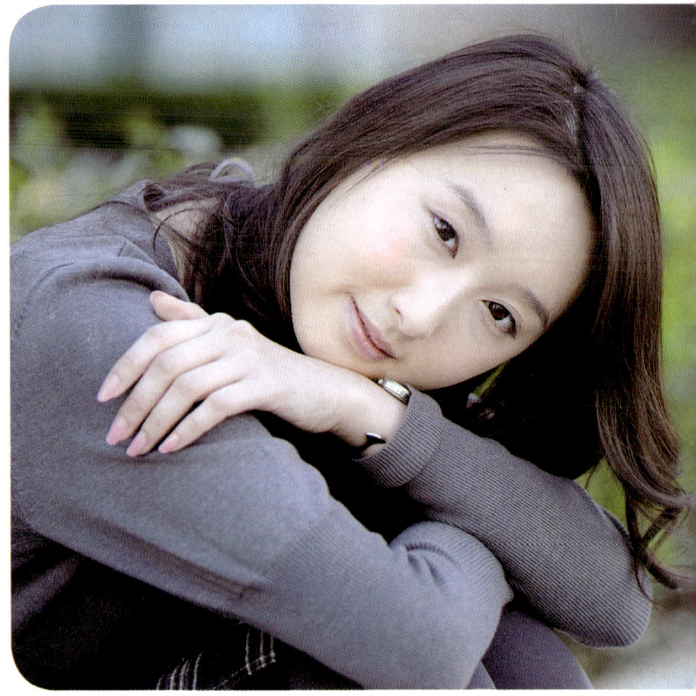

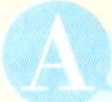

桃子：

如果恶露量多，呈土褐色，混浊，并具有恶臭，伴有下腹压痛及发热或血性恶露持续时间长，说明什么？

医师：

这些现象提示发生了产褥感染，你应立即到医院诊治，以防感染扩散，病情加重。如果血性恶露持续时间长，淋漓不尽，并有臭味，同时子宫复旧也不好，除应考虑产褥感染外，还应想到子宫腔内是否有胎盘或大块胎膜组织的残留，遇此情况，产妇也应及时去医院检查，以防发生产后晚期出血。

6. 外阴卫生

外阴部由于其生理特点，易被尿液、粪便及阴道分泌物所污染，尤其在产后，恶露自阴道流出，外阴部更易受到污染。如不注意卫生，便容易发生产后感染。具体的方法是：保持外阴清洁，垫以无菌的会阴垫；住院期间，每日清晨会有护理人员给予外阴冲洗及消毒；出院后，自己可以用温水棉球或纱布，在大、小便后擦拭外阴部，拭去恶露。擦拭时，应先擦阴阜部及两侧阴唇，最后擦至肛门，不可由肛门开始向前擦。产妇早期下床活动，可以促进恶露排出，还可减少污染机会。

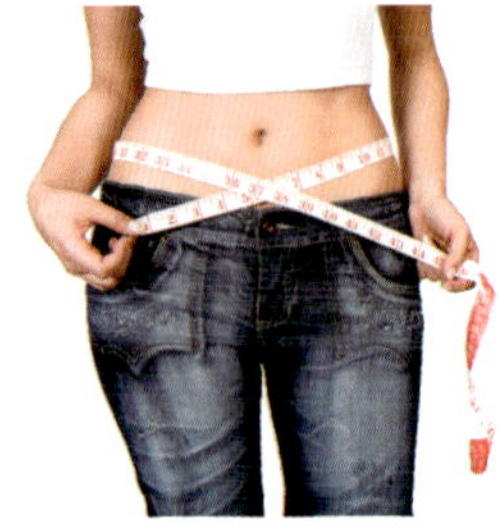

会阴部有裂伤或侧切伤口时，伤口肿胀、疼痛还可用50%硫酸镁溶液湿热敷于患处，卧床时，应卧向侧切伤口的对侧，以防恶露流出污染伤口而增加感染的机会。

7. 早期活动

自然分娩的健康产妇经6～8小时休息，多能自产程的疲劳中恢复过来，可以在床上活动。

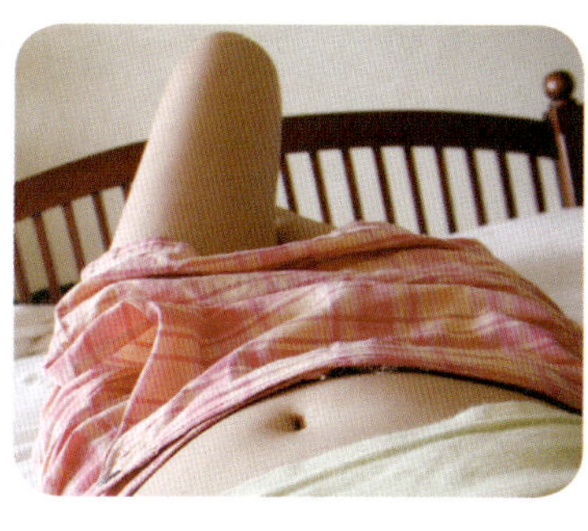

8～12小时后，可以自行上厕所。次日，便可在室内随意活动及行走。剖宫产分娩的产妇平卧6～8小时后，可以翻身活动及侧卧。拔除导尿管后，便可以坐起，在床上活动。手术后24～48小时，输液完毕后，在他人协助下，可开始在室内活动。

早期活动，能促进机体各种功能的恢复，如膀胱功能的恢复，减少泌尿系统的感染；增强胃肠道的功能，提高食欲、减少便秘；有利于盆底肌肉、筋膜紧张度的恢复；促进子宫的复旧及恶露的排出；还可以减少下肢深静脉血栓的发生，特别是剖宫产分娩者及患某些心脏病的产妇。总之，产后早期活动，可以促进身、心的康复。

产后，应避免仰卧，最好取侧卧或俯卧位。这样不但可以防止子宫后倾，而且有利于恶露的排出。

对于那些体质较差、产后大出血或难产手术后的产妇，要根据他们的具体情况安排活动，不要勉强过早下床活动，但是要把早期活动的好处告诉她们，让她们量力而行。

专家提醒：

我们提倡产后早期下床活动，是指轻度的床边活动或做简单的日常家务，并不是让产妇过早地进行体力活动，更不是过早地从事重体力劳动。产妇在分娩后3个月内，应避免做重体力劳动或剧烈运动，避免久蹲及搬、扛重物，以预防发生阴道壁膨出或子宫脱垂。

8. 居室通风

科学地安排好产褥期的生活，将给产妇和婴儿的健康带来很大好处。在我国，民间流传着许许多多的旧习俗，其中有的很好，有的则不够科学，甚至有害健康。有些不良习俗至今仍存在于人们的脑海中，甚至为一些人采用。例如，产后的“捂月子”就是其中的一种。“捂月子”的内容包括：不管天气如何炎热，居室的门窗都要紧闭；产妇要包头巾、盖棉被、穿长袖衣服，扎紧袖口和裤腿；不许出门、不许擦身或洗澡等，为的是“怕受风”。这样一来，夏季产妇捂得全身长满痱子，痱子化脓形成疖肿，甚者融合成片。捂得厉害，体内的热量不能散发，使体温升高，往往又会被误认为是得了风寒感冒，而给予与防暑降温措施相反的治疗。最后产妇出现无汗、呕吐、脉搏增快、血压下降、昏迷，体温升高达

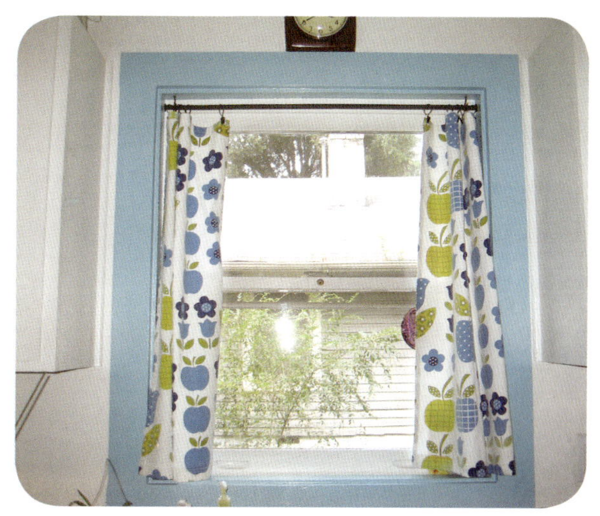

41℃～42℃，发生中暑而死亡，或者留下永久的残疾。因此，我们要积极纠正这种不良的习俗。

产妇的居室要清洁舒适，空气新鲜，定时通风换气。夏天更要打开窗户以利通风，但要避免强大的对流风直吹，以防引起肌肉、关节酸痛。夏季温度过高时，可以采用扇扇子、电风扇或空调等降温，将室温保持在26℃～30℃，并维持恒定；要否铺凉席可根据个人的喜好来定，不必强求一致。冬季时，也要注意适当的短时间通风。

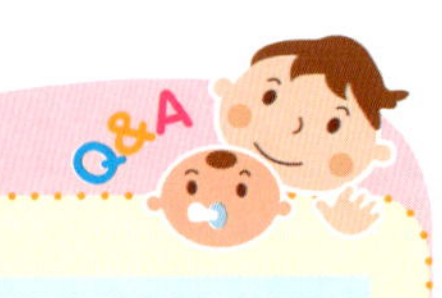

小诺：

产妇“坐月子”能出屋吗？

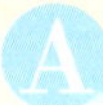

医师：

顺产的产妇在产后1周，在春、夏或秋季天气晴朗时，便可到户外活动。如果你是手术产或有妊娠并发症，应酌情推迟，在户外，可以呼吸新鲜空气、晒晒太阳、活动四肢，会使人精神愉快、心情舒畅。冬季或天气不好，如遇刮风或下雨，就不要出去了。应该注意不要着凉或过度疲劳，要量力而行。开始时，每天可出外1～2次，每次不超过半小时，以后再逐渐增加活动量。

9. 洗脸、刷牙和梳头

有些产妇听说产后不能洗脸、刷牙，更不能

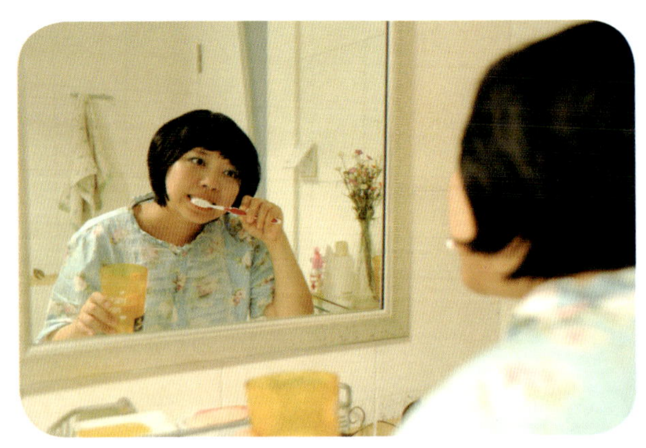

梳头，以为会带来不良后果。这种说法其实毫无根据，既不符合卫生要求，又影响身体健康。

产妇在经历10余小时的分娩过程后，往往已精疲力竭，无暇顾及洗脸、刷牙，更不会去梳理头发，看上去是蓬头垢面的。胎儿娩出后，腹内空空感到饥饿，这时就应当好好地进餐，一般在产后1～2小时即可进食。进食前需先洗手、洗脸、刷牙、漱口。

以后也要和正常人一样，每天照常梳洗。不但要梳头，而且还要经常清洗头发，尤其在夏天，由于炎热多汗，头发更应勤洗。但产后应注意洗脸、刷牙、洗头时，最好都用温水，水温不要太高，以产妇不感到烫手，觉得舒适为宜。

10. 沐浴

产妇什么时候可以洗澡？采取什么方式洗澡？这要看分娩是否顺利、会阴部有无裂伤或切开伤口的愈合情况，是不是剖宫产，以及母亲是否发热或患有其他疾病等来决定。

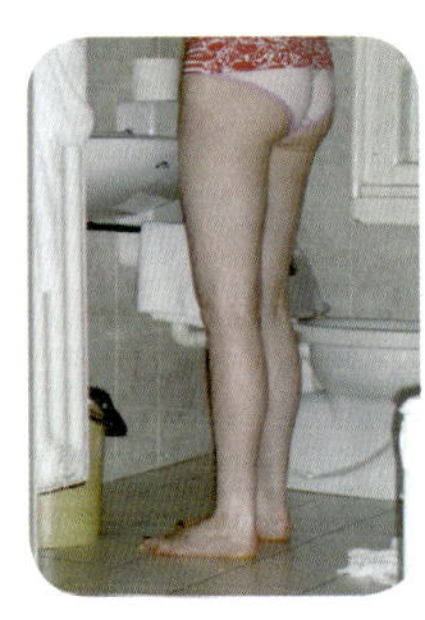

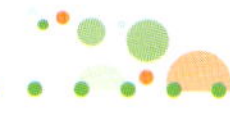

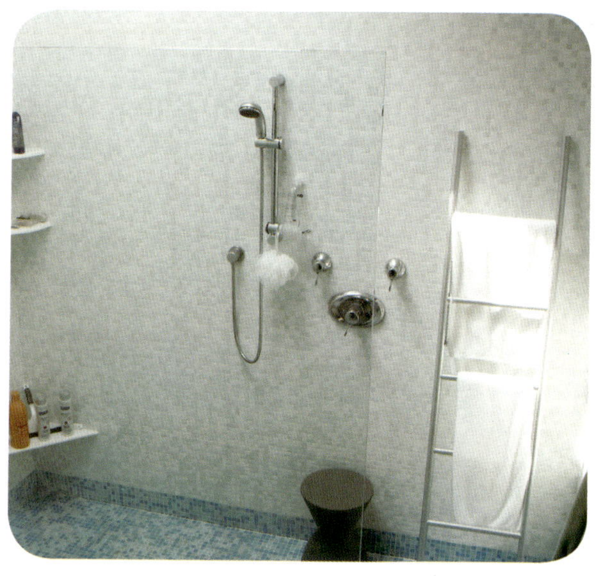

如果分娩顺利，又无上述各种情况，产妇经休息体力恢复后，就可以擦澡或洗澡。因为产妇出汗多，需勤洗澡、勤擦身及勤换内衣，以清除皮肤的汗污和积垢，保持身体清爽、干燥，还可以预防感冒。如果产妇身体过于虚弱有发热，腹部或外阴部伤口尚未愈合，则可由他人协助用温水擦身。不论洗澡或擦身，都要注意室温不能太低或过高。夏季一般室温就可以，冬日以28℃～30℃较为合适。水的温度也要适宜，夏天水温应略高于体温，冬天还应适当高一些；洗澡时，避免水温忽冷忽热以防着凉、感冒。

小贴士

洗澡时，应紧闭门窗，以免受风引起肌肉及关节疼痛。产后1～2周内应避免盆浴，以免污水进入阴道，导致产褥感染。

11. 读书、看报

女性分娩后，体内所发生的各种改变都会逐渐地恢复到妊娠前的状态。如果没有严重并发症，如妊娠期高血压疾病等，或其他合并症，分娩过程也很顺利，产妇经休息体力恢复后，便可以读书、看报。

最初几天，产妇最好是半坐位，在舒适的位置及合适的照明条件下看报或读书；不要躺着或侧卧位阅读，以免影响视力；阅读时间不应太长、不要阅读小字的书报，以免造成视力疲劳；光线不要太强，以免刺眼，也不应太暗，亮度要适中。产妇不要看惊险或带有刺激性的书籍，以免造成精神紧张；看书也不要看得很晚，以免影响睡眠。

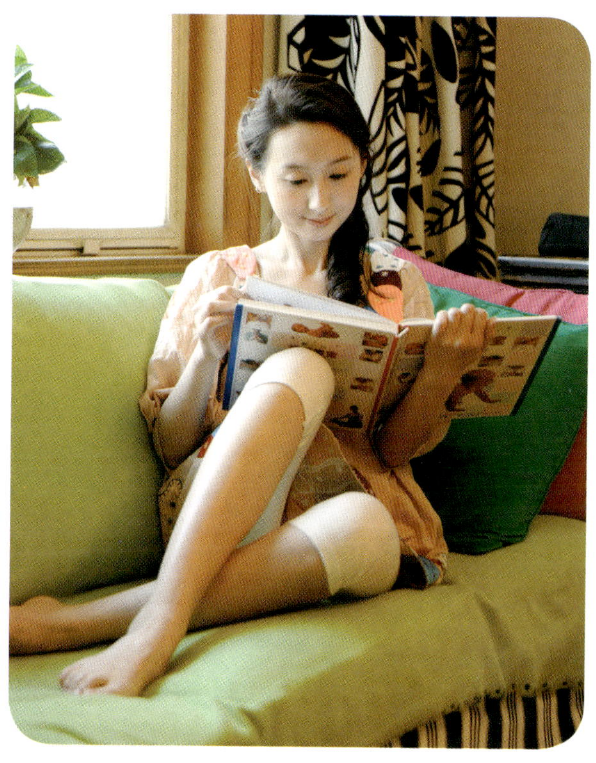

12. 产妇的饮食

我国女性对产后的营养补充都很重视。在产后1～2天最好吃些清淡而易消化的食物，以后再逐渐增加含有丰富蛋白质、糖类及适量脂肪的食物，如奶、蛋、鸡、鱼、瘦肉、肉汤、排骨汤及豆制品，还要多吃些新鲜的水果和蔬菜等。有条件者还可以服用复合维生素及补充钙质等。为了防止便秘，应该多吃些粗粮。

产后哺乳的妇女每日需要的热量约为3000千卡，其中蛋白质100～120克，相当于每千克体重1.5～2.0克；钙2克，铁15毫克。如果每日能进主食500克，肉类或鱼类150～200克，鸡蛋2～6个，豆制品100克，豆浆或牛奶250～500克，新鲜蔬菜500克，每顿饭后吃水果1个（苹果、橘子或香蕉

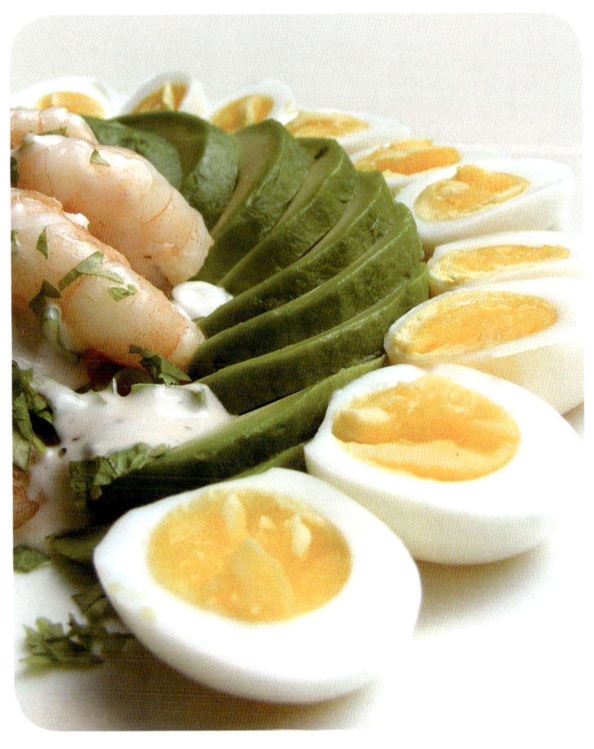

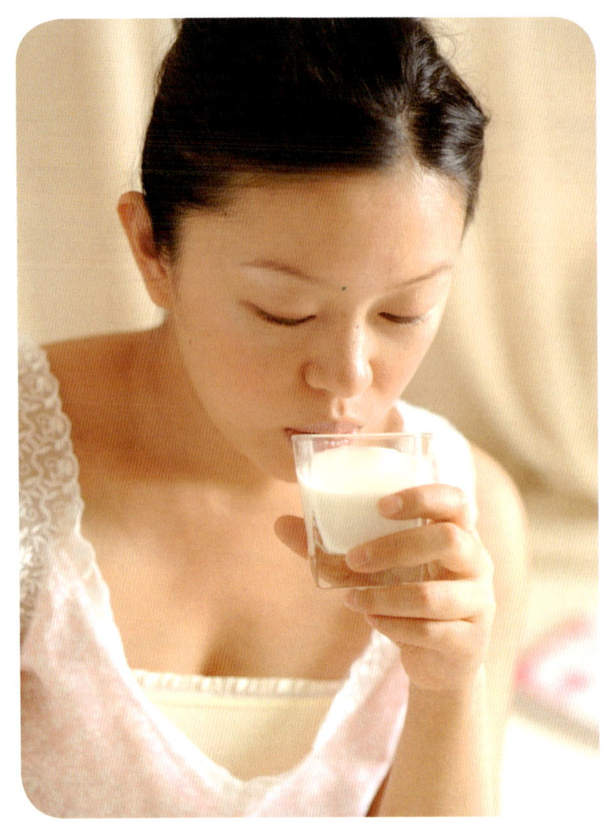

都可以），就基本上可满足乳母的营养需要。需要指出：营养要均匀的分配到每日3～5餐中，营养过剩不利于产妇日后形体恢复。

专家提醒：

不注意乳母的营养，将会影响乳汁的质量，这既不利于婴儿的生长和发育，也不利于产后母体的康复。因此，对产妇的饮食应予以足够的重视。

13. 产褥期的康复体操

产褥期的康复体操有助于腹壁及盆底肌肉张力的恢复，预防张力性尿失禁，及促进形体

的恢复。

产褥康复体操在做任何动作之前所取的姿势均相同，即身体仰卧，头平直，胸部挺起，双臂放在身体的两侧。运动开始时先深吸一口气，在运动中暂时憋住气，然后慢慢将气呼出。顺产者于产后第二日即可开始，每日做5～10次，以后逐渐增加运动次数。

腹肌运动

仰卧，两臂上举达头的两侧并与双耳平行。深吸气时，腹肌收缩，使腹壁下陷，并使内脏提向上方，然后慢慢呼气，两臂复原。产后2～3月，如身体条件许可，在硬板床上可以做仰卧起坐，以锻炼腹肌。

加强臀肌及腰背部肌肉的运动

仰卧，髋与膝稍屈，双脚平放在床上，两臂放在身体的两侧。深吸气后，尽力抬高臀部，使背部离开床面，然后慢慢呼气并放下臀部，恢复原位。

加强提肛肌的运动

仰卧，双腿屈曲，双膝分开，双足平放床上，双臂放于身体两侧。用力将双腿向内合拢，同时收缩肛门，然后再将双腿分开，并放松肛门。除上述运动外，产妇平时在床上随时都可做收缩肛门及憋尿的动作，每日30～50次，分批练习，逐渐增加次数，以促进盆底肌肉张力的恢复。

平时卧床时，不要总是仰卧，应当采取俯卧或侧卧，以防子宫后倾。

小贴士

有些产妇在月子里不注意运动，吃饱了就睡，养得胖胖的，还误认为是喂奶影响了体形，将喂奶和发胖联系起来，这种看法是不正确的。产褥期妇女除注意调整饮食起居外，还要加强锻炼，做康复体操，这样不但有益于健康，对体形的恢复也大有好处。

14. 产后42天做妇科检查的重要性

妇女妊娠期间体内所发生的解剖和生理上的变化，在产后都要逐渐恢复到原来的状态。为了解恢复的情况，当产褥期结束时，应给产妇进行一次全面的体格检查。发现问题或异常，可以及时进行卫生指导及处理，从而保障妇女的身体健康和劳动能力。这项检查通常安排在产后6～8周施行，若有特殊不适，可以提前进行检查。

医师首先通过询问病史，了解其产后生活、婴儿喂养情况及恶露是否干净。检查的内容包括，测量血压、体重，检查子宫复旧及两侧附件的情况，腹部及会阴部伤口愈合情况，盆底托力，乳房及泌乳量等。凡1年内未检查过宫颈抹片者应予以补查。

有妊娠期并发症或合并症者，除上述一般检查外，还应根据各自不同情况进行必要的检查。例如，妊娠期高血压疾病需要检查尿蛋白；贫血者，要复查血红蛋白及红细胞计数；有泌尿系统感染者，要做尿常规检查，必要时做尿培养；妊娠期糖尿病患者，则要复查尿糖及血糖，并安排做糖耐量试验等。

另外，还要进行生活指导、育儿及计划生育知识的宣传，并协助选择适当的避孕方法。

15. 产后性生活

产后什么时候可以过性生活？这需要通过产后6周的检查，根据产妇身体恢复的情况来定。无特殊异常情况者，最好在产后2个月恢复性生活。

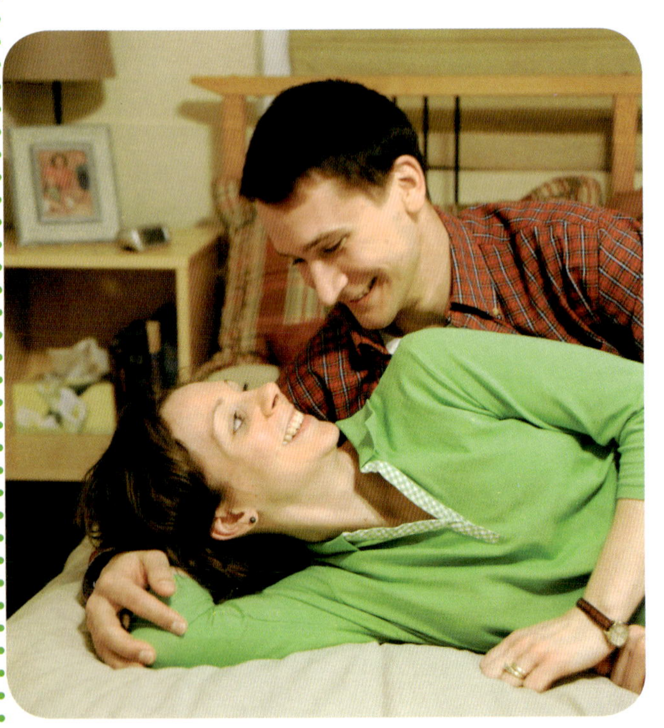

小贴士

产后，特别是母乳喂养者，由于卵巢功能低下，阴道黏膜脆弱，柔润度和弹性都较差。有些产妇会感到性交疼痛，故性交时体位要合适，可配合使用一些润滑剂，动作要轻柔，以免发生损伤。当然，还应当注意避孕。

需要等待这么一段时间的理由是因为女性生殖器官大约需要8周时间才能完全恢复正常。分娩时，阴道、会阴的损伤需要恢复；在子宫颈口尚未完全关闭前性交，细菌就会通过子宫颈口侵入子宫，导致产褥感染。

在此期间，夫妇双方要互相体谅、合作，并应充分了解不应过性生活的原因。待女方身体完全恢复后，再开始性生活。罹患产褥感染的妇女，或由于难产、剖宫产等身体恢复较慢者，则应当延长到疾病痊愈、身体完全恢复健康后，再过性生活。

16. 哺乳期避孕

有些妇女生孩子后，在哺乳期还没有来过月经就怀孕了，因此感到莫名其妙。其实这并不奇怪，因为在来月经前2周已经排卵了，这时性交就可能怀孕。怀孕后，当然不会再来月经了。目前，尚无简便方法预测妇女在产后什么时候开始排卵，若想等来月经之后再开始避孕则为时已晚。所以，产妇只要有性生活，就应当采取避孕措施。

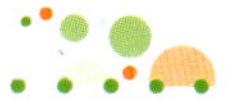

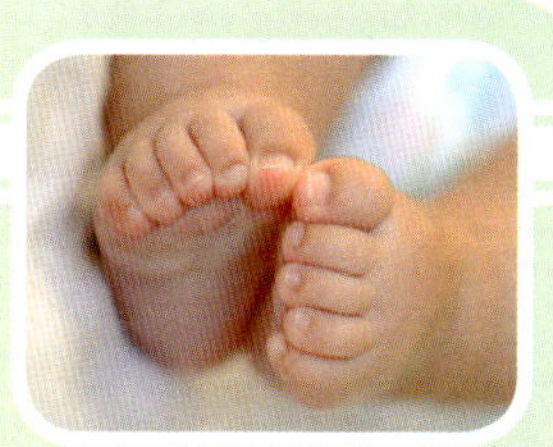

二、母乳喂养

1. 产褥期女性乳房的变化

产后2～3天乳房增大更为明显，并变得坚实，皮下静脉充盈，表面血管怒张，局部温度增高，并开始分泌乳汁。开始乳汁分泌量较少、色黄、质较稠，称为初乳。1～2周后，乳汁分泌量逐渐增多，并转为白色。

产后，有少数妇女发现单侧或双侧腋前方有包块隆起，双侧者居多，并感到局部肿胀、疼痛；有些肿块的中央可见到色素较深的突起，偶在突起处可挤出少量乳汁，这就是副乳房和乳头。副乳是胚胎发生过程中未完全退化的残留乳房。

产后发现副乳房者，暂时无需做任何处理，日后可酌情考虑手术切除。

2. 产妇下奶的时间

妊娠后期，少数妇女挤压乳房可见到点滴稀薄的黄色液体从乳头流出，量很少，但这不是下奶，正式的乳汁分泌要在分娩以后。大多数妇女在产后第二天就可从乳头挤出少许乳汁，叫做初乳。由于哺乳，婴儿吸吮乳头的刺激，乳汁的分泌量会日益增多。当建立了牢固的条件反射后，母亲每听到婴儿哭声就立即会有乳汁分泌。

Q&A

丽冬：

产后为什么就有乳汁分泌呢？

医师：

这是由于孕期胎盘分泌的孕激素可刺激乳腺腺泡的发育，而所分泌的雌激素可刺激乳腺腺管发育，综合的作用是促使乳房进一步增大。但仅有这两种激素尚不能使乳腺得到完善的发育，还要有体内其他许多激素的协同作用才能完成。妊娠期乳腺的充分发育为泌乳做好了准备，但妊娠期并不分泌乳汁，这是因为体内大量的雌激素有抑制乳汁生成及分泌的作用。

分娩后，胎盘排出体外，雌激素水平迅速下降，解除了对乳汁生成及泌乳的抑制作用，从而开始分泌乳汁。持续的乳汁分泌，在很大程度上要依赖于哺乳的刺激。哺乳时婴儿吸吮乳头，引起排乳反射，从而保持乳腺不断地及按需地泌乳。

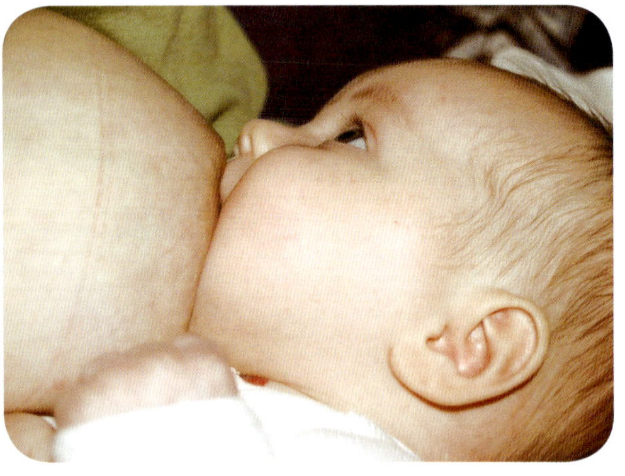

3. 乳房胀痛

一般妇女于产后2～3天感到乳房发胀，并可挤出少量乳汁。此时，并没有大量的泌乳，主要是由于乳房充血引起的胀痛。胀痛时，最好戴合适的乳罩托起乳房，以利于血液循环，使疼痛减轻。如果胀痛不减，而且更为加重，可能是由于刚刚开始下奶，乳腺管不通畅所致。为疏通乳腺管，可以采用手法按摩，方法是由乳房的四周，向乳头的方向轻轻按摩，可以自己操作或由别人协助；也可用干净的木梳背蘸些滑润油，从乳房的四周向乳头的方向，按顺序滑动，均可起到疏通乳腺管的作用。产后早期开始哺乳，婴儿的吸吮有助于乳汁的排出及乳腺管的疏通，可以有效地缓解乳房胀痛。必要时，还可以用吸奶器将乳汁吸出。采用上述的措施可避免乳汁淤积，乳房胀痛也会明显减轻。

专家提醒：

如果乳房不仅胀痛，且伴有高热、寒战，乳房局部有硬结、红肿、触痛，则可能是发生了乳腺炎，应立即到医院诊治。

4. 开奶时间

现在主张早开奶。产后或剖宫产后，便可立即让婴儿吸吮乳头，这样不但可以促进乳汁分泌，还可以加深母、儿的感情。有些产妇对此不理解，认为还没下奶，为什么就急着要喂奶？不是白受累吗？其实不然，早开奶的好处很多。因为乳汁分泌是受神经支配和多种内分泌激素调节的，婴儿吸吮对乳头的刺激通过感觉神经传导到中枢，然后再通过传出神经向下作用于垂体，使垂体催乳素的分泌量增加，从而促进泌乳。与此同时，垂体又分泌一种叫做催产素的物质，这种物质不但可使乳腺管收缩，促进乳汁排出，还能促进子宫平滑肌收缩，加速子宫的复旧及恶露的排出，所以对母亲也有很大好处，可谓一举两得。

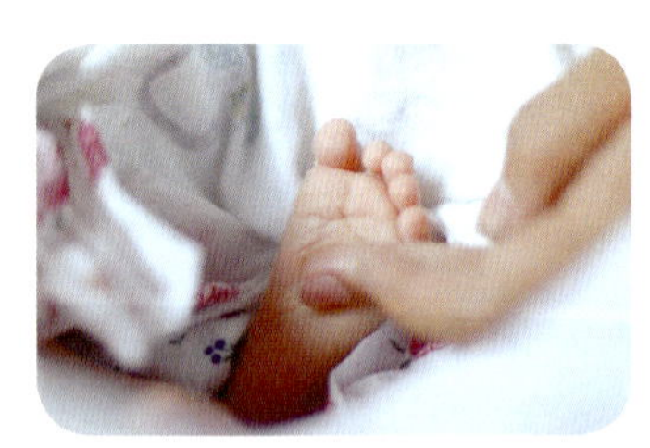

专家提醒：

母乳是新生儿的理想食品。健康的妇女都应当以自己的乳汁哺育小宝宝。仅有少数母亲因健康条件所限不能哺乳，如患有活动性肺结核病、心脏病伴心功能不全、较严重的肾脏病、糖尿病、重度贫血，急性肝炎或其他传染病等不适宜哺乳。

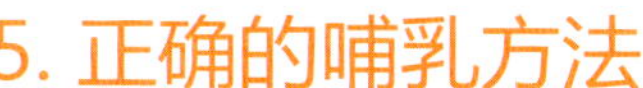

5. 正确的哺乳方法

• 先用肥皂洗净双手，用湿热毛巾擦洗乳头乳晕,同时双手柔和地按摩乳房3～5分钟,促进乳汁分泌。

• 保持舒适体位。一般采用坐位,若产后几天母亲身体特别虚弱，可暂用侧卧位，但要特别注意防止睡着后压在宝宝脸上或身上使其窒息。

• 抱起宝宝，坐在较矮的靠背椅上，让宝宝与你胸贴胸、腹贴腹，宝宝的嘴与乳头成同一水平位。用拇指和其余四指分别放在乳房上、下方呈“C”形，托起乳房并控制乳汁流出量，事先挤出数滴乳汁弃去不喂。

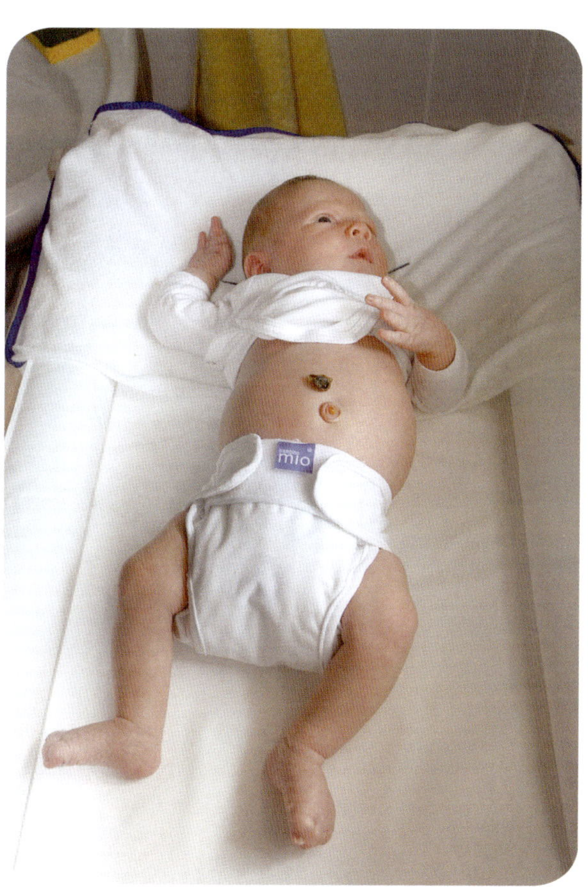

• 用乳头从宝宝的上唇掠向下唇引起觅食反射，当宝宝嘴张大、舌向下的一瞬间，快速将乳头和大部分乳晕送入宝宝口腔。

• 用温柔爱抚的目光看着宝宝的眼睛。

• 先吸空一侧乳房，再换另一侧，下次哺乳相反，轮流进行。

• 哺乳结束时，让宝宝自己张口，乳头自然从口中脱出。喂奶后要抱直宝宝轻拍其背，让宝宝打个“嗝”，以防溢乳；哺乳后，将宝宝放右侧卧位，以防吐奶呛入气管引起窒息。

• 每次喂奶后一定要挤出或吸出剩余乳汁。并挤出少量乳汁均匀地涂在乳头上，让其自然干燥，保护乳头皮肤。

• 哺乳期间，母亲要戴合适型号的纯棉胸罩，以支托乳房和改善乳房血液循环。

6. 母乳喂养的好处

产后妇女不愿给孩子喂奶，其想法各有不同。有些母亲认为哺乳劳累，有些则顾虑哺乳会使体形发胖或影响乳房形状，还有人则是担心哺乳有损自身健康。但当她们了解到母乳喂养的种种好处后，这些顾虑就可以被打消了。

母乳喂养可以带来如下好处：

• 促进子宫的复旧。

• 了解婴儿的食欲、食量及饮食习惯。

• 哺乳期间对婴儿的抚爱，能增加母、儿间的感情。

• 了解婴儿的健康状况，可以及时发现

小贴士

哺乳除了有上述诸多好处外，母乳还是婴儿最适宜的天然营养食品。为了下一代更健康地成长，即使付出辛勤劳动也是值得的。乳母在哺乳期间只要注意加强营养是不会因哺乳而影响自身健康的。至于体形发胖与哺乳并无必然联系，产后如饮食及活动适当，定可保持原有体形。哺乳后，佩戴合适的乳罩亦不致影响身体的线条。由此可见，哺乳对乳母并无不良影响。如无特殊情况，母亲最好亲自授乳。

异常。

- 夜间哺乳非常方便。无须再去热奶，免去许多劳累和麻烦。
- 在炎热的夏季，人工喂养时牛奶不易储存，容易酸败；母乳则既方便又清洁，不会变质，减少了婴儿患消化道疾病的几率。婴儿少患病，母亲可省去许多不必要的麻烦和焦虑
- 不必为买奶、调奶而奔忙，还节省了经济开销。
- 哺乳可以降低母亲日后发生乳腺癌的风险。

7. 哺乳前、后的乳房护理

产后于每次喂奶前，用软肥皂和清水洗净乳头和乳晕，并擦干；喂奶前产妇应洗净双手。喂完奶亦应再清洗乳头。平时亦应保持乳头清洁、干燥。

专家支招

发生乳头皲裂时，除用上述方法保持乳头清洁、干燥外，裂伤轻者仍可继续哺乳；裂伤重者要及时上药，局部可涂以复方安息香酊或10%鱼肝油铋剂。喂奶前应将药物彻底清洗干净。治疗期间，可采用乳头罩间接哺乳，直到痊愈后再直接哺乳。

哺乳时，应将乳头及乳晕全部放人婴儿口中，避免单吸乳头造成局部负压过大，引起乳头皲裂。

哺乳期妇女应佩戴合适的乳罩，以支持胀大的乳房。

8. 每日哺乳次数

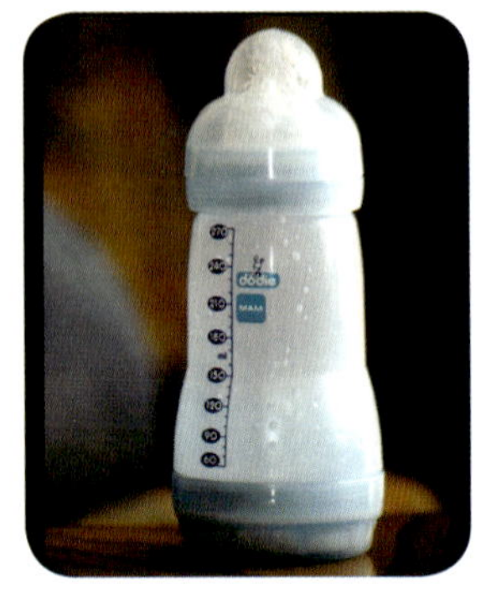

既往曾采用定时哺乳，即规定每3～4小时哺乳1次。目前则主张按需喂乳，孩子饿了就可以喂奶，不必硬性规定时间。每次哺乳时间为10～15分钟，两侧乳房应轮流哺喂。

需指出，婴儿啼哭代表很多情况，除表示饥饿外，还可能是冷了、困了、尿布湿了，或身体某处不舒服了等，不一定都是饿了才哭。母亲此时应做到分别情况予以对待。

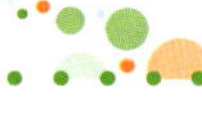

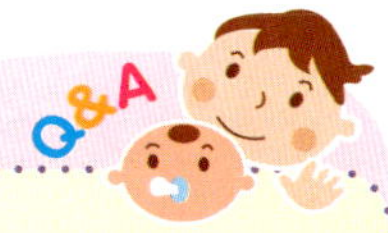

Q 安然：

哺乳后仍有乳汁残留怎么办？

A 医师：

每次哺乳时，让婴儿先将一侧乳房的乳汁吸空，再吸另一侧。如果哺乳后仍有剩余的乳汁，最好将其吸出，可用手挤出或用吸奶器吸净，不让乳汁残留在里边。不要担心乳汁量不足，哺乳后有残留也舍不得挤出去，留着下次再喂，以为这样奶量能多些。其实，这种想法是不正确的，效果也适得其反。因为只有当乳汁全部排空，才能有利于更多地分泌乳汁；如不排空乳汁，分泌的奶量反而会减少。

9. 哺乳期妇女用药对婴儿的影响

哺乳期的妇女服药后，有一部分药物经乳汁排出。婴儿如果吃母乳，乳汁中的药物便会进入婴儿体内。由于大多数药物在乳汁中的含量很少，为母体血药浓度的1%～2%，故药物对婴儿的影响不大。但有些药物进入乳汁的浓度较高，还有些药物能在婴儿体内蓄积。又鉴于新生儿的肝、肾功能尚不完善，药物对新生儿可能产生不良影响。

乳母如果口服四环素，在乳汁中的药物浓度可达到较高水平，婴儿吃奶后可能影响骨骼、牙齿的发育。母亲服磺胺类药物时，由于磺胺可与血浆

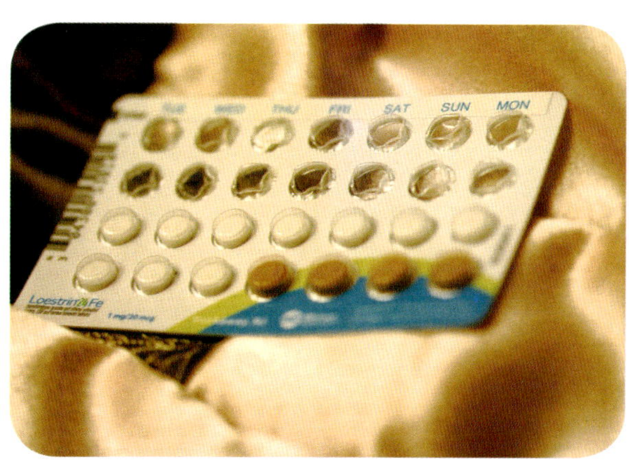

白蛋白结合，致使婴儿血中游离的间接胆红素水平增高，加重高胆红素血症的危害，导致核黄疸的发生，对早产儿的危害尤甚。乳母服用灭滴灵（甲硝唑），可使乳儿厌食、呕吐；服用呋喃类药剂量过大时，能引起婴儿溶血反应。

除上面列举的药物外，还有一些由乳汁中排出的药物，对乳儿可能造成不良影响。抗感染药物有红霉素、氯霉素、链霉素；抗结核药有异烟肼；镇静安眠药有冬眠灵、溴化钠、苯巴比妥等。乳母长期服用利血平，乳儿可产生

专家支招

如果病情需要服药时，应当在医师的指导下，选用由乳汁排出量少，对乳儿影响不大的药物，以用最小的有效量为宜，一般用药3～5日。还可以根据药物的半衰期，调整哺乳的时间。如病情较重，需要治疗，而药物对婴儿又有较大影响时，可以暂时停止哺乳，按时吸出乳汁以维持泌乳。

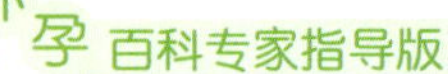

鼻塞等症状。乳母如每天吸烟20～30支，乳汁中的烟草酸含量足以使乳儿发生恶心、呕吐。

总之，药物虽然有治疗作用，但也有一定的副作用。新生儿对药物较为敏感，所以哺乳期妇女用药时一定要慎重，既要考虑药物的治疗作用，又要考虑其对婴儿的影响。

10. 下奶方法

无论是什么原因引起的乳汁分泌不足，首先都要鼓励乳母，使其对母乳喂养充满信心，情绪乐观，虽然奶量少，也要坚持按时哺乳。生活安排要得当，避免过度劳累，睡眠应充足，饮食要富于营养，多喝些鸡汤、鱼汤、排骨汤、鲫鱼或猪蹄汤，同时补充多种维生素；还可配合以下药物或针灸治疗。

常用中药方剂为王不留行、漏芦、木通、当归各9克，党参20克，穿山甲12克，炙黄芪、丹参各15克。每日1剂，水煎服。也可将中药与猪蹄1对，一起炖服。

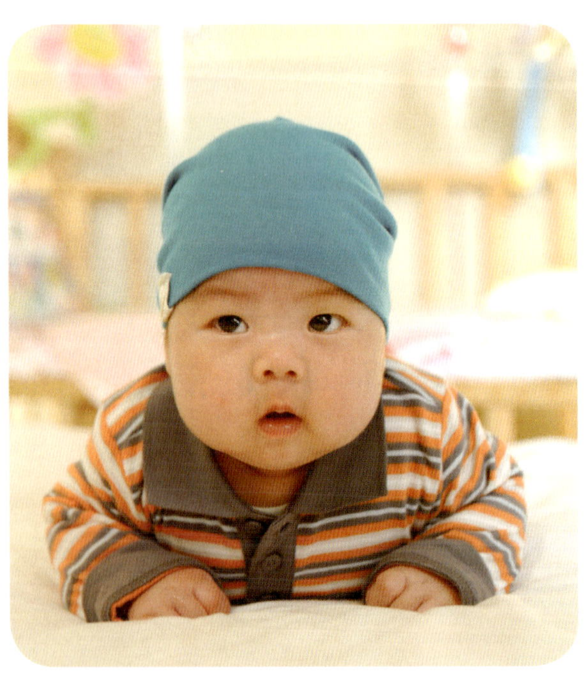

下奶的中成药有乳泉颗粒等。

针刺穴位可采用少泽、足三里等穴，及艾灸膻中穴。

每次哺乳时，双侧乳房都尽量吸净，剩余的乳汁要全部挤出，这样可以促进乳汁的分泌。

如果母亲的乳腺发育很差，即使采用上述各种方法，也难奏效，但这毕竟属于少数。若遇此种情况，只能采用混合喂养。

11. 断奶

半岁后的婴儿单靠母乳供给营养就显得不足了，特别是有些婴儿依赖母乳，不吃其他食品，就更成问题了。因此，哺乳时间要适当，到了一定时间就应该断奶。

断奶可以逐步进行，有计划地给婴儿增加辅助食品以补充母乳的不足，也便于婴儿适应。自婴儿生后4～6个月开始逐渐增加下列辅食，如蒸蛋羹、稀粥、果泥、菜泥及苏打饼干等；自6～8

小贴士

断奶时，为避免母亲继续泌乳，可在最后一次喂完奶，将乳房吸空，并将乳头及乳房清洗干净，敷以干净小毛巾，然后紧束胸部，过3～4天再解开；同时要少进汤汁类食物。

个月起，可以减少哺乳的次数，多给些辅食，并可添加牛奶；最好在10～12个月断奶。当然断奶时间还要依个人情况来定。

母亲也可以根据自己的工作情况决定哺乳的方式，如白天上班可以行人工喂养；下班后，可以母乳喂养。有些母亲愿意长些时间哺乳，如哺乳一年半或两年也是可以的，但要注意及时添加辅食。

12. 退奶方法

由于某些原因，如死胎、新生儿死亡，产妇有心脏病、肝炎或某种传染病等而不能哺乳时，或婴儿需要断奶时，可选择以下方法退奶。

注意饮食

注意少喝汤、少吃流质和油腻的饮食。

雌激素

倍美力口服，每片0.625毫克，每次5～7片，每日2～3次，共服5～7日，也可用乙烯雌酚口服，每次3～5毫克，每日3次，连服5～7日。后者副作用有头晕、恶心、呕吐等，乙烯雌酚也可以肌内注射，每次5毫克，每日1～2次，共5日，副作用较口服为轻。此外，还可以采用溴隐亭口服，每片2. 5毫克，每次1片，每日服2～3次，共5～7日，尤适用于高泌乳素血症患者的退奶。在尚未下奶前使用效果最好。

中药退奶

可采用神曲15克，枳壳15克，焦麦芽50克，水煎服，每日 1剂，共3～5日。外敷的中药有芒硝。将芒硝分成2份，各100克捣成细粒，分别置于两个纱布袋内，敷于两侧乳房，外加乳罩或布带紧束以固定之。药物潮解后变成硬饼，故需每日更换1次，3～5日后便可消除奶胀。

针刺疗法退奶

可采用光明穴（外踝直上5寸，腓骨前缘），足临泣穴（第4、5跖关节后5分），进针1寸深，中等刺激，留针15分钟即可。

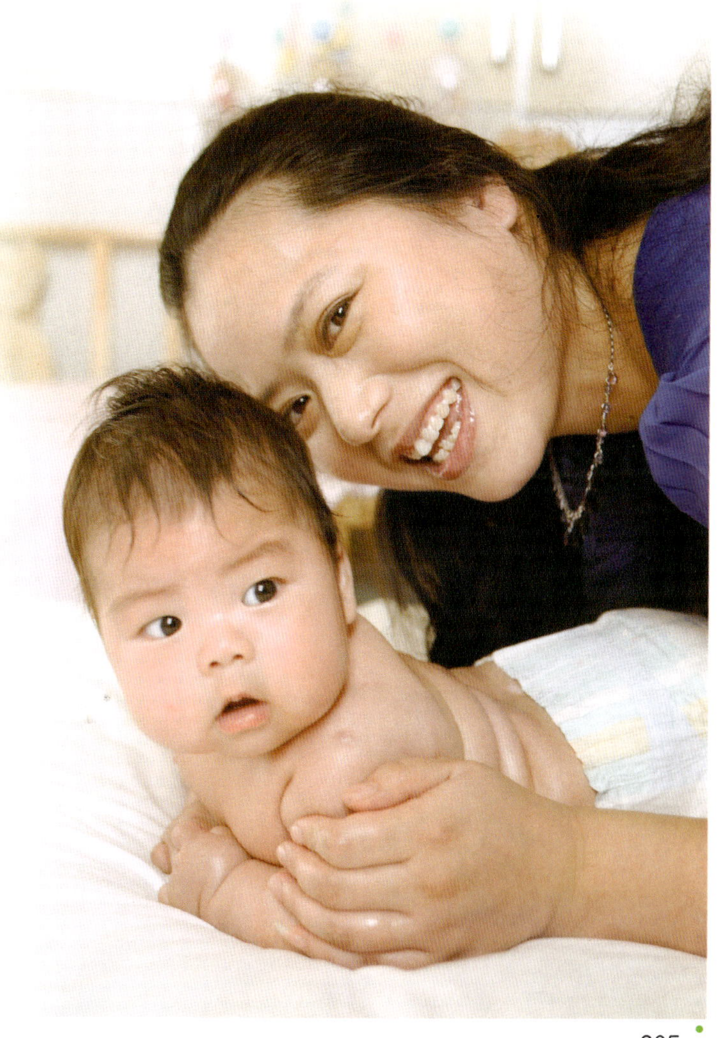

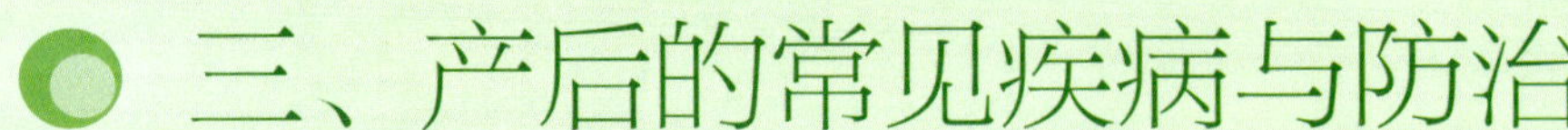

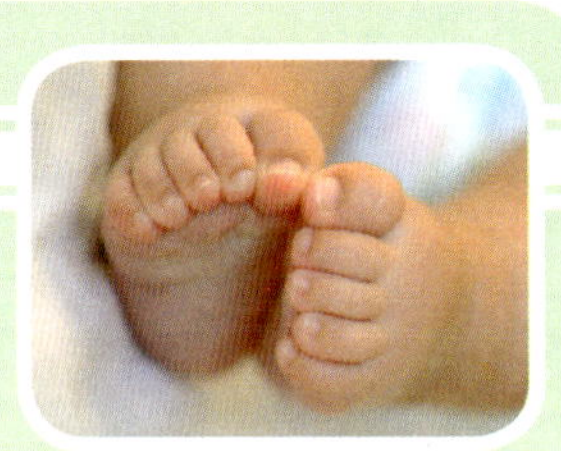

三、产后的常见疾病与防治

1. 尿潴留

产妇在分娩后3～4小时应当解小便，大多数产妇都能顺利地排出尿来。但有些宫缩乏力、产程延长或助产分娩的产妇，往往发生排尿困难，排不出尿或尿不净时即为尿潴留。可采用以下方法促使排尿。

- 鼓励多饮水。
- 协助下床小便，小便时可采取半蹲半立的姿势。
- 用温水冲洗尿道周围，或让产妇听流水声，以诱导其排尿。

小贴士

在自行排尿后，要注意膀胱内有无残余尿。检查的方法是产妇排尿后，立即在耻骨上方稍稍用力压小腹部，如果产妇仍有尿意，说明有残余尿。排尿后行B超检查，可以更准确地了解膀胱中是否仍有尿液存留。若仍有尿潴留时，可用上面列举的针刺或药物等方法重复治疗一个阶段，直到恢复正常排尿为止。

- 在下腹部放置热水袋，以刺激膀胱收缩。
- 针刺疗法也有一定效果。可取关元、气海、三阴交等穴，使针感向尿道方向传导。
- 肌肉注射新斯的明0.5毫克。
- 上述疗法均无效时，应在严密消毒下导尿，并留置导尿管，开始持续开放，24小时后可每隔3～4时开放1次，2～3天后拔除导尿管，产妇多能自行排尿。

2. 腰腿痛

产妇腰腿痛的常见原因有：

妇女在妊娠期间，由于腹部增大，身体重心的改变，腰背部和腿部肌肉被伸张及牵拉，常常感到腰腿酸痛。

由于上述原因引起的腰腿痛，在条件改善后，疼痛会逐渐减轻；或经休息数日后，疼痛可以自然缓解；若疼痛经久不愈，甚至日见加重，则应就医，查清原因后予以治疗。

分娩时，双下肢屈曲、仰卧时间较长，再加分娩时的体力消耗，所以妇女在产后常会感到腰腿痛加重。

有些产褥期妇女过早地从事繁重的家务劳动，每天还要照顾婴儿，给婴儿换尿布或洗澡需要经常弯腰，也是引起腰腿痛的原因。

3. 脱肛和痔疮

孕妇患有痔疮，分娩时，向下用力，盆腔充血，以及胎头下降压迫等，加重了肛门的静脉曲张和充血，产后往往痔疮加重。

若痔疮脱出，要将脱出的部分还纳入肛门，然后用纱布卷压于肛门处，并紧束月经带，以防其再度脱出。当大便后，若痔疮再度脱出，应在清洗外阴及肛门后，再将脱出部分还纳，并用同法压迫，这样会慢慢好起来。

痔疮在分娩后的2～3周内，表现为红、肿、疼痛，产妇因为怕痛，常常不敢解大便；由于便秘，排便困难等，会使痔疮更加重，形成恶性循环。每日定时大便，避免便秘也有助于缓解痔疮症状。

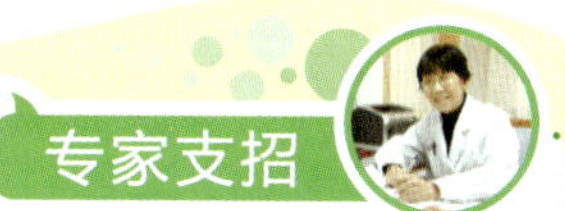

产妇要注意饮食，多吃水果、青菜，除细粮外，还应吃些粗粮，以防便秘。有痔疮的产妇，在产后可以应用坐药或痔疮膏治疗。

当痔疮脱出，并发生水肿时，应将之还纳。方法是在痔疮的表面涂些药膏，用手指将充血水肿的痔疮慢慢推人肛门内。当局部水肿消退后，疼痛、下坠等症状便会减轻或消失。

4. 会阴伤口剧痛

分娩时，产妇会阴部发生裂伤或做会阴切开缝合后，往往会感到伤口处疼痛，但不重，于坐时压迫或触摸时疼痛加重，但一般都能忍受。拆线前1～2天，因线结干燥，牵拉或摩擦时会感到牵拉痛，缝线拆除后就不痛了。如果伤口疼痛剧烈，就应想到是否有伤口感染或局部血肿发生的可能。

会阴血肿

产妇往往陈述会阴部胀痛。如果血肿过大，可以引起排尿困难；血肿向后上蔓延往往引起肛门部胀痛；阴道壁发生大血肿时，胀痛可能更重。特大的血肿，可以引起休克。遇此类情况需

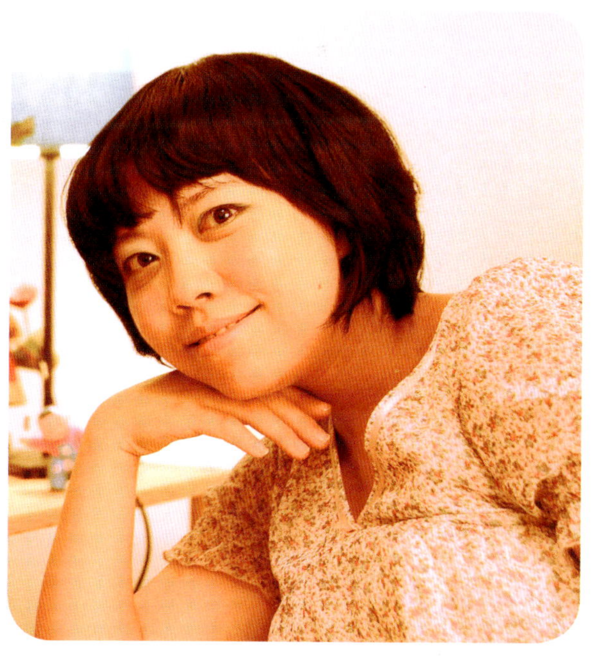

要向医生反映或及时进行处理。

会阴伤口感染

产妇常感局部疼痛剧烈，呈跳疼或刀割样痛；伤口四周红、肿、变硬，可有脓性分泌物流出；并有低热。如有上述表现，需请医师及时处理。

专家提醒：

当产妇发生会阴伤口痛重时，不要以为伤口痛是正常现象，一定要请医生仔细检查有无感染或血肿等异常情况，以便及时处理。如经检查确无异常，可给予镇痛剂，以减轻疼痛。

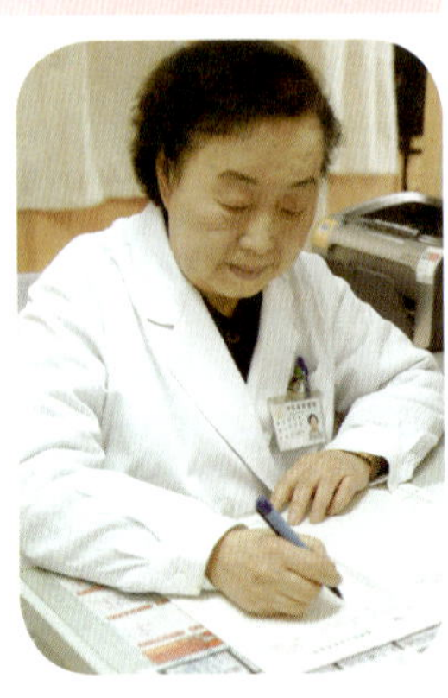

5. 子宫复旧不全

正常产后第一天，子宫底平脐。以后，子宫底每天下降1～2厘米。在产后10～14日，子宫收缩变小，降入小骨盆腔内。若产后子宫底下降慢，迟迟不进入小骨盆腔，且恶露量多，为褐色或红褐色，应考虑为子宫复旧不全。

子宫复旧不全往往是由于产后感染，如子宫内膜炎或子宫肌炎，或者子宫内有胎盘或胎膜组织残留，影响子宫收缩所致。

6. 乳汁淤积症

乳汁淤积症主要见于没有哺乳经验的初为人母的妇女。初产妇下奶后，由于没有哺乳经验，婴儿往往不能将乳汁吸尽；若发生了乳头皲裂，婴儿的吸吮常会使母亲感到钻心的疼痛，而不能充分哺乳；还有因乳头发育不良，如乳头短、平或内陷，婴儿吸吮困难以致每次哺乳后仍有多余的乳汁积存于乳腺小叶的腺泡中，造成乳汁淤积症。

另外，初产妇乳汁中含有较多的脱落上皮细胞，可以引起部分乳腺腺管堵塞，以致分泌的乳汁不能通畅地流出，而淤积于腺泡及腺管中。乳汁是细菌的良好培养基，乳汁淤积若遇有细菌的侵入，易发生乳腺炎。

由于乳汁淤积可以引起乳房局部胀痛，检查时会发现乳房局部有触痛的肿块，表面无明显红、肿，体温往往正常，白细胞计数多不升高。

专家提醒：

一旦发生了上述情况应及时到医院就诊。通过轻柔的按摩往往可以疏通乳腺腺管，使淤积的乳汁流出，乳房肿块缩小，疼痛减轻。另外，医师会指导正确的哺乳方法，并要求乳母在哺乳后

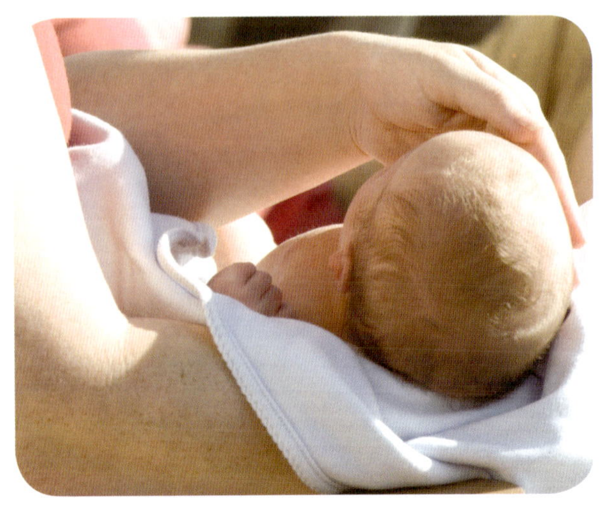

尽量吸空乳房，防止再发生乳汁淤积。

7. 乳头皲裂

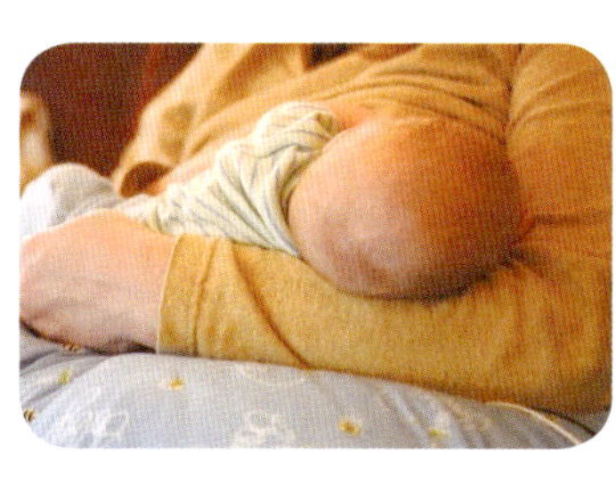

哺乳妇女发生乳头皲裂是常见的情况，尤多见于初产妇。引起乳头皲裂的主要原因是哺乳方法不当。哺乳时，婴儿若只吸吮乳头，吸吮的负压全部集中在乳头，就很容易发生乳头皲裂。另外，由于乳汁流出不畅，或者不熟悉如何哺乳，导致哺乳时间过长，或乳头长时间含在婴儿口中，便容易造成乳头上皮浸软，以致乳头表皮剥脱及破溃。如果裂口较小，疼痛不重，仍可继续哺乳。

每次哺乳后，在乳头破裂处涂10%复方安息香酊或10%鱼肝油铋剂软膏，保护创面，促进其愈合。下次哺乳前，将药物彻底洗净。如果裂伤较重，除用上述药物治疗外，可佩戴乳头帽哺乳，或用吸奶器吸出乳汁喂养婴儿，以防乳汁淤积。

发生乳头皲裂后，应注意保持局部清洁，防止感染及发生乳腺炎。待裂伤痊愈后，再正常哺乳。

8. 乳腺炎

急性乳腺炎是产褥期的常见病，也是引起产后发热的常见原因之一，多发生在产后2～6周。引起感染的细菌以金黄色葡萄球菌为主。感染多来自婴儿鼻咽腔内寄生的细菌，或产妇皮肤上的细菌。细菌多由乳母乳头上的破口侵入，通过乳腺管进入乳腺内；有时身体其他部位的感染灶引起菌血症或败血症时，亦可导致继发性乳腺炎。

乳腺炎的临床表现为高热、寒战，患侧的乳房红、肿、热、痛，并有硬结和明显的触痛；患侧的腋窝淋巴结肿大，亦有触痛；白细胞计数升高，以中性粒细胞为主。

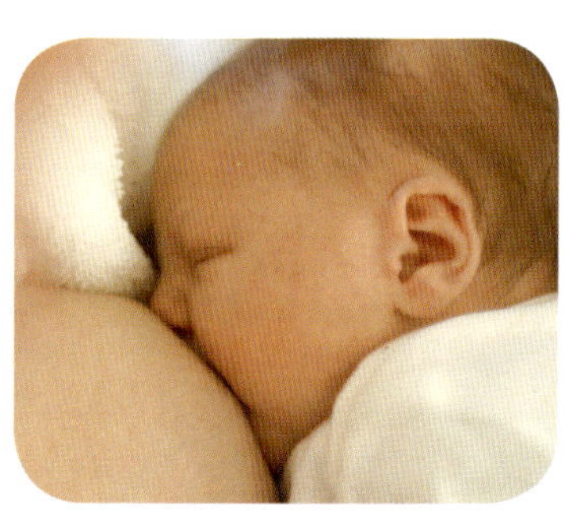

治疗可采用青霉素肌内注射或静脉点滴，每日480万～800万单位。青霉素过敏者，可选用其他的广谱抗生素。若未能及时治疗，最终将形成乳腺脓肿，此时，全身和局部症状明显加重，需行脓肿切开引流，否则炎症还会进一步扩散。

乳腺炎是可以预防的。炎症初起时，如能早期发现，及时治疗，就会很快痊愈。

专家支招

乳腺炎的预防，应重视产前及哺乳期的乳房护理，采用正确的哺乳方法，乳母本人及家庭的卫生也很重要。对单纯的乳汁淤积症要及时处理，如按摩、热敷和及时吸出乳汁等。乳腺炎早期感染局限，病情较轻时，可将仙人掌去皮、刺，捣碎成糊外敷，或用中药如意金黄散和水调成糊，敷于硬结处；同时应用抗生素。乳头皲裂要及时处置，必要时停止哺乳，待炎症消退后再恢复哺乳。

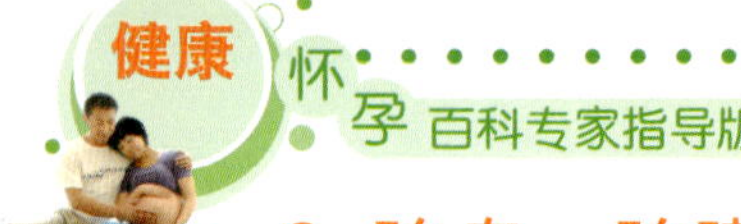

9. 胎盘、胎膜残留

分娩时，若子宫内有胎盘、胎膜组织残留，特别是胎盘残留，则容易发生晚期产后出血、产褥感染及子宫复旧不全等。

胎盘残留引起产后出血，导致休克，需要输血及进行抢救。通过B超便能确定宫腔内有无残留物。若子宫内有残留物，则应在抗感染的同时，施行清宫术清除残留组织。手术前、后酌情注射宫缩剂，以减少出血。

个别残留的胎盘组织在子宫腔内形成息肉，并引起持续性阴道出血时，应行手术切除息肉。

10. 产褥期发热

产褥感染以外的常见发热原因有：

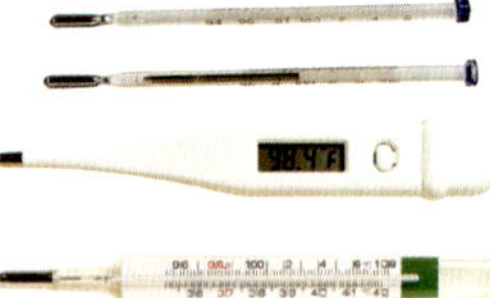

乳腺炎

乳腺炎是产褥期妇女发热的常见原因。除全身感染症状外，乳房局部有红、肿、热痛、触痛肿块等炎症表现，已在有关专题中述及。

泌尿系统感染

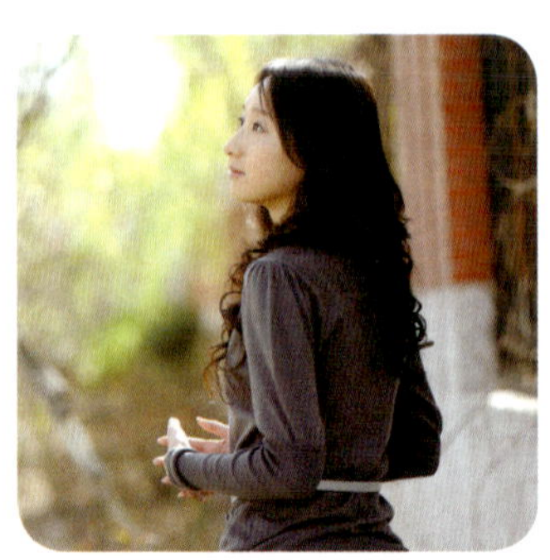

表现为高热，有时伴有寒战；同时还有尿频、尿急及腰痛等症状；单侧或双侧脊肋角有明显的叩痛；清洁中段尿检查发现大量的红、白细胞，尿培养有细菌存在，根据上述症状及尿常规检查即可做出诊断。

上呼吸道感染

产妇由于分娩的疲劳，抵抗力下降，或产后着凉、感冒，容易发生上呼吸道感染。除发热外，常伴有鼻塞、咽喉肿痛、咳嗽等症状，严重者还可发生肺炎，需要给予相应治疗。

产褥期中暑

多发生在夏季酷暑时节。由于气温高，室内又不通风，体内的热能不能散发，产妇表现为颜面及周身潮红、高热、无汗、皮肤干燥，身上长满痱子，重者发生昏迷。

上述发热的各种病因，根据其临床表现、体征及实验室检查，都不难确定诊断，并应针对病因进行治疗。如无上述症状，各系统检查又未发现异常，而发热又出现在产后10日之内，则应考虑产褥感染的可能。

小贴士

产褥期妇女发热时，首先要了解发热开始的时间。从产后24小时起，到10日之内的发热，应多考虑为产褥感染。除产褥感染外，还有其他一些疾病也可以引起发热。较常见的，如乳腺炎、泌尿系感染、上呼吸道感染、产褥期中暑等。所以，产妇一旦发热，就应积极查找发热的原因，并针对病因进行治疗。

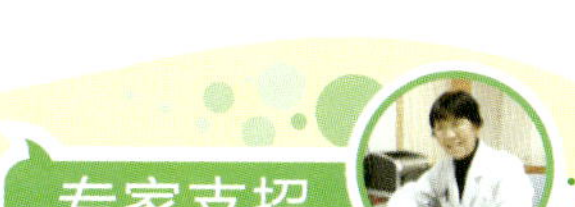

产褥感染以预防为主。首先应加强孕期保健，治疗各种孕期并发症，增强孕妇抵抗力；妊娠末期避免盆浴及性生活；接生用具要彻底消毒，产程中避免过多和不必要的阴道检查，注意无菌操作；产褥期注意个人卫生，保持外阴清洁；产后早期起床活动，适当运动，增强体质。产后发热时，不要滥用退热药，需经医师检查后，针对病因进行治疗。

11. 产褥感染

产后生殖道感染叫做产褥感染，感染时经常伴有高热，故又称之为产褥热。多在产后10日之内发病。产褥感染是产妇死亡的重要原因之一。

产褥感染多由细菌引起。致病的细菌种类很多，主要有厌氧性链球菌、溶血性链球菌、葡萄球菌、大肠杆菌等。常为几种细菌引起的混合感染。感染主要来源于自身产道中存在的细菌或由外界带入产道的细菌。

临产前

许多妇女的生殖道内就存在细菌。较常见的细菌是厌氧链球菌及大肠杆菌，偶见溶血性链球菌。平时并不致病，当产后机体内环境改变或产道损伤时，细菌便可乘虚而入，引起感染。

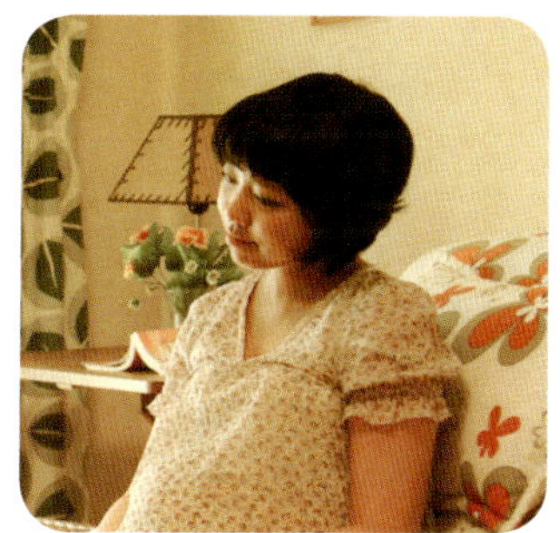

外界带入产道的细菌

是指产前、产时或产后，细菌从外界进入产道。如临近产期的性生活；接生用的器械、敷料、手套等消毒不彻底或产后卫生习惯不良等，均可能将致病菌带入产道引起感染。

细菌侵入产道后，依其毒力的强弱和机体抵抗力的不同，病情的轻重和发展亦各有不同。轻者是会阴部伤口的局部感染；若细菌上行入子宫腔，则可引起子宫内膜炎和子宫肌炎；细菌继续向上、向外扩散，可引起盆腔结缔组织炎、急性输卵管炎、腹膜炎、血栓性静脉炎，甚至发生败血症及感染性休克，引起死亡。

12. 晚期产后出血

分娩24小时后至产后42日之内，产妇发生大量阴道出血，即为晚期产后出血。晚期产后出血发生的早晚，因情况不同而异。

晚期产后出血最常见的原因是部分胎盘或副叶胎盘残留及剖宫产后子宫壁切口感染或愈合不

小贴士

分娩后，若能仔细检查胎盘，当发现胎盘小叶不全或有副叶胎盘残留时，立即行手取胎盘或行清宫术。严格掌握剖宫产指征；子宫壁切口的大小要适度，以免发生严重的撕裂；子宫切口缝合线不可过密或过稀；有感染高危因素者应给以预防性抗生素治疗。如能做到上述诸项，晚期产后出血是完全可以预防的。

良等引起。失血过多可以引起贫血；急性大量失血可导致休克，如不及时救治，可危及生命。因此，产妇一旦发生出血时，应及时到医院就诊。在就诊时，产妇或家属应向医生提供分娩时的情况，以供医师诊治时的参考。

胎盘组织残留在子宫腔内引起的出血

多发生在产后10天左右，可为多次、反复的子宫出血，或突然一次大量出血，出血前没有什么预兆。

胎盘附着部位复旧不全的出血

是由于胎盘附着面在尚未完全修复之前发生了感染，引起的出血。出血时间常发生在产后2周左右，出血量通常不会太大。

剖宫产子宫切口感染或愈合不良的出血

妇女在剖宫产后2～4周，甚或更长时间发生多量阴道出血，由于术时已确定无胎盘及胎膜组织残留，这通常是由于子宫切口感染或缝线过密、组织坏死而发生出血。

确诊后，医师会根据不同情况进行相应的处理。

13. 产后抑郁症

产后抑郁症，是发生于产褥期，通常在产后2周发病，不伴有精神病症状的抑郁症，病因不明。

目前认为，产后内分泌环境的变化和社会、心理因素与其发病可能有关。内分泌变化与本病的关系尚未得到确切的证明；社会因素包括缺乏

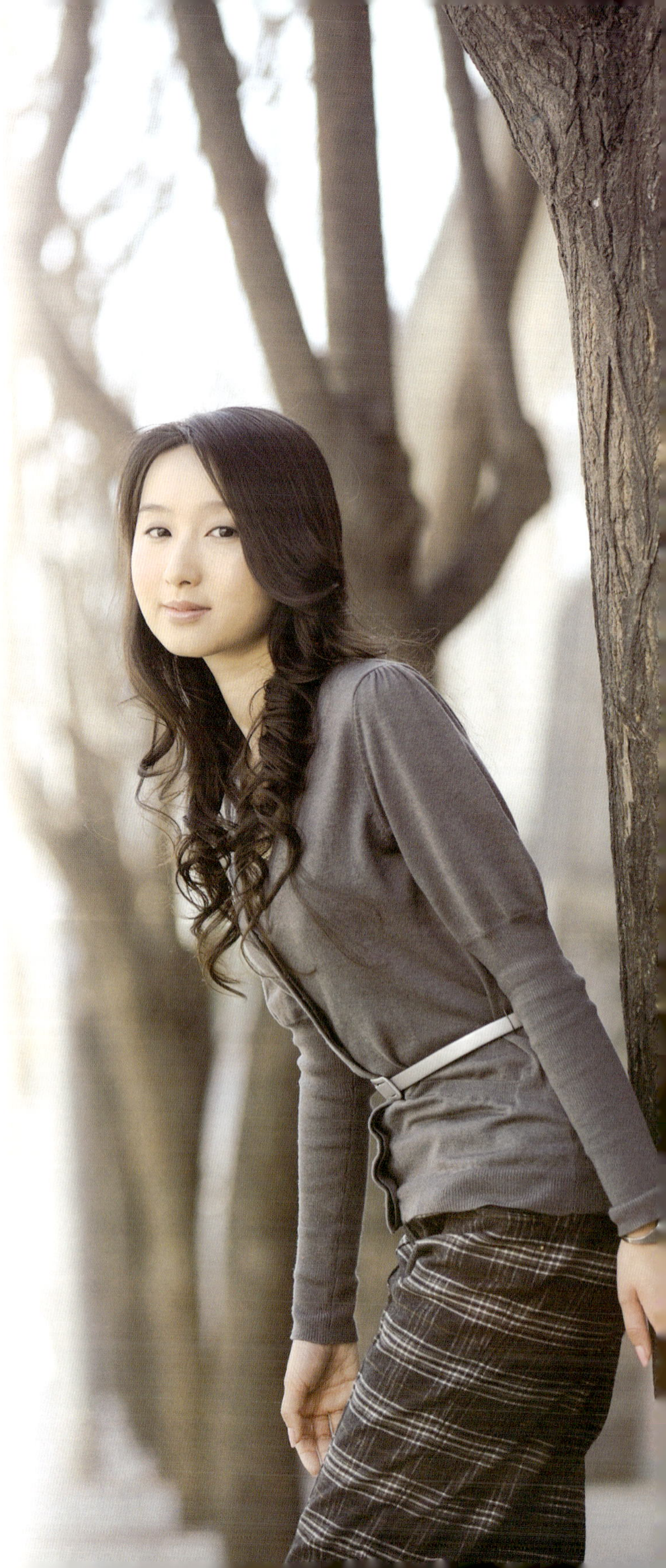

家庭支持，婴儿性别及健康的困扰，住房困难，家庭不和及经济拮据等，都可能成为重要的诱因；心理方面包括对初为人母的不适应，性格内向、保守固执者好发本症。有人认为，社会、心理因素是产后抑郁症发生的主要原因。

临床表现：睡眠不好、疲惫无力、烦躁易怒、悲观厌世、有负罪感；严重者不能照料婴儿或伤害婴儿。此症以心理治疗为主，酌情配合药物治疗，多在2～3个月恢复正常，预后良好。

专家提醒：

本症发病与社会、心理因素有密切的关系。预防则应想方设法地消除上述各种诱发因素。多方给予支持，为产妇创造温馨的环境；对于性格内向的产妇，应从科学的角度详细耐心地解释妊娠、分娩过程及面临的种种问题，使其能正确地对待客观存在，不要钻牛角尖，使自己从各种压力中解放出来。

14. 子宫脱垂

分娩时，胎儿通过产道，盆底的肌肉和筋膜被牵拉，并向两侧分离，肌纤维也常有撕裂。这些损伤在产后虽然能得到部分的恢复，但很少能恢复到妊娠前的状态。分娩时会阴部亦常发生裂伤，使阴道口扩大而且松弛；阴道壁也失去原有的紧张度，变得松弛而容易扩张。上述改变都使得骨盆底组织比妊娠前薄弱。如果产后不加强锻炼，而且过早地参加较重的体力劳动，或有便秘及慢性咳嗽等增加腹压的情况，都会影响盆底组织的恢复，而使其变得更加松弛和薄弱，为日后发生子宫脱垂，埋下隐患。

小贴士

产妇虽然具有发生子宫脱垂的危险因素，但如果加以注意，子宫脱垂还是可以预防的。

为了预防子宫脱垂的发生，在产褥早期就应当做简单的康复体操，加强产后锻炼，并且逐渐增加运动量，以促进盆底组织早日恢复。

在产褥期间不要总是仰卧，应当经常更换体位，如侧卧或俯卧，以避免子宫后倾，因后倾的子宫更容易发生脱垂。

在做家务时，最好是站着或坐着，避免蹲着干活，如蹲着洗尿布或摘菜。

产后尤应防止便秘或咳嗽，避免增加腹腔内压，使盆底组织承受更大的压力而容易发生子宫脱垂。

四、专家热线——孕产妇常见问题

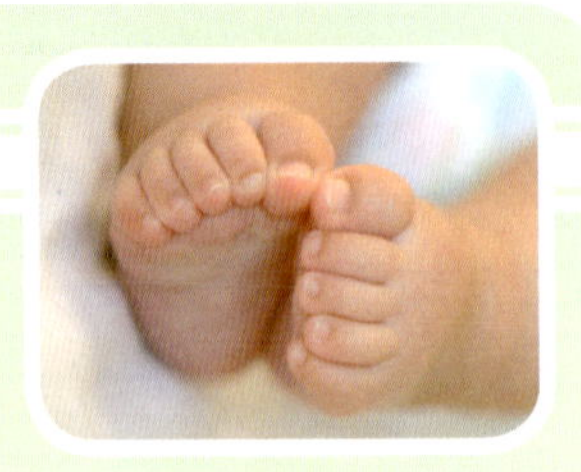

1. 产妇什么时候可以像正常人一样劳动和工作

一般在产后6周左右，盆底组织基本恢复正常，此期全身各个器官和系统在妊娠期间的变化也都基本得到恢复。因此，妇女在正常产后8周就可以恢复工作；接受难产手术或剖宫产手术者，于产后10周左右可以恢复正常工作；从事重体力劳动者应再适当延长，这是按照产后身体恢复的规律而言。目前我国规定的产假时间：正常分娩（含早产）产假为90日（含产前休假15日），难产外加15日，多胎分娩每多一个婴儿外加15日，符合晚育条件者另外再加30日时间。

2. 产后什么时候开始来月经

多数妇女于哺乳期间不来月经，这属于生理现象。产后什么时候来月经？往往与是否完全母乳喂养，哺乳时间的长短及母亲的年龄等方面有关。

在产后4～6周，不哺乳妇女的脑垂体对下丘脑分泌激素的反应已经恢复正常。卵巢内开始有新的卵泡生长、发育和排卵。大约在排卵后2周左右就会来月经。也有少数妇女虽然哺乳，仍可能有排卵，在产后的不同时间也可能有月经来潮。在分娩2个月左右就来月经者占18%～23%；大多数产妇于产后4～6个月来月经；长期哺乳的母亲，由于其下丘脑及脑垂体的功能受到抑制，闭经时间可以长达1年或以上。过去有些妇女采用长期哺乳达到避孕的目的，需知，这种自然避孕法并不是百分之百的可靠。

上面已经谈过，产后月经的来潮主要取决于卵巢的功能是否恢复。如果卵巢功能恢复得早，月经来潮也会早。因此，每个妇女产后月经复潮的时间是不同的。由于排卵发生在月经来潮之前，所以产后未来月经的妇女也需要采取避孕措施，否则仍可能怀孕。

3. 哺乳期妇女用什么避孕方法较为合适

这就要选用避孕效果好，又能达到性满足的方法。目前，避孕的方法很多，各有优缺点。以下介绍2种常用的避孕方法。

安全套

安全套是哺乳期夫妇首选的避孕法。此法使用简便，除避孕作用外，还可以预防性传播疾

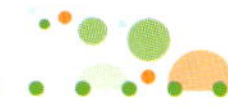

病。有人认为此法使性感下降，而不愿使用，若能采用超薄、强力的产品可能会改善此种缺点。采用这种方法避孕，要求男方主动配合。每次性交开始就需戴上安全套（事先必须检查套子有无破口），戴时一手捏住顶端气囊，使气体排出，性交后要及时取出，才能保证避孕效果。若与避孕药膏合用，效果更佳。

宫内节育器

是我国妇女常用的长效避孕措施。自然分娩3个月，并已来过月经者，于月经干净3～7日即可放置宫内节育器；哺乳的妇女，产后3个月尚未来月经时，应先到医院检查，排除妊娠后，可以考虑放置。剖宫产分娩者要待产后半年才可放置。

哺乳期的妇女不适宜使用口服避孕药，因药物能抑制乳汁分泌，使奶量减少；药物还可通过乳汁进入婴儿的体内。

4. 患妊娠期高血压疾病的妇女产后还要定期检查吗

患妊娠期高血压疾病的妇女经过积极治疗，绝大多数在产褥期间各脏器功能基本都能恢复正常；偶有心、肾功能恢复得慢，甚至留有后遗症；还有些妇女血压迟迟不能恢复正常，故在产后还需要定期检查及治疗。每次检查除测量血压，检验尿蛋白外，还要注意心、肾功能，如发现异常要及时治疗。

此外，要做好计划生育工作。有妊娠期高血压疾病史者再次妊娠时，发生妊娠期高血压疾病的几率要比一般孕妇高。

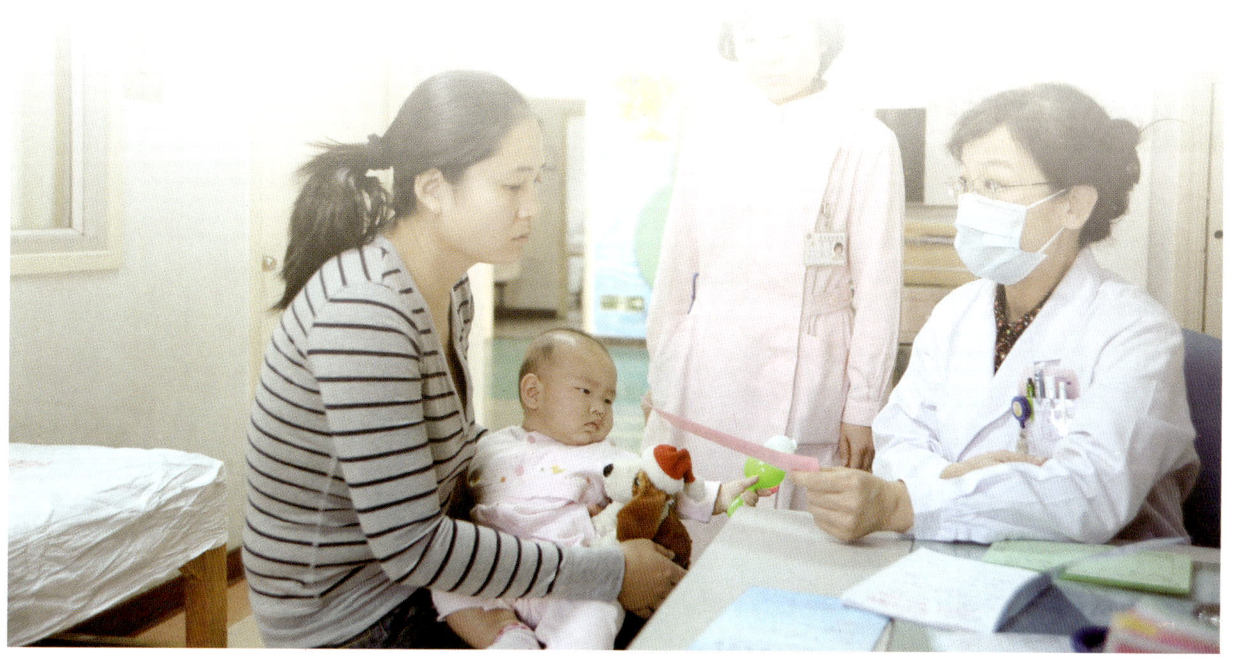

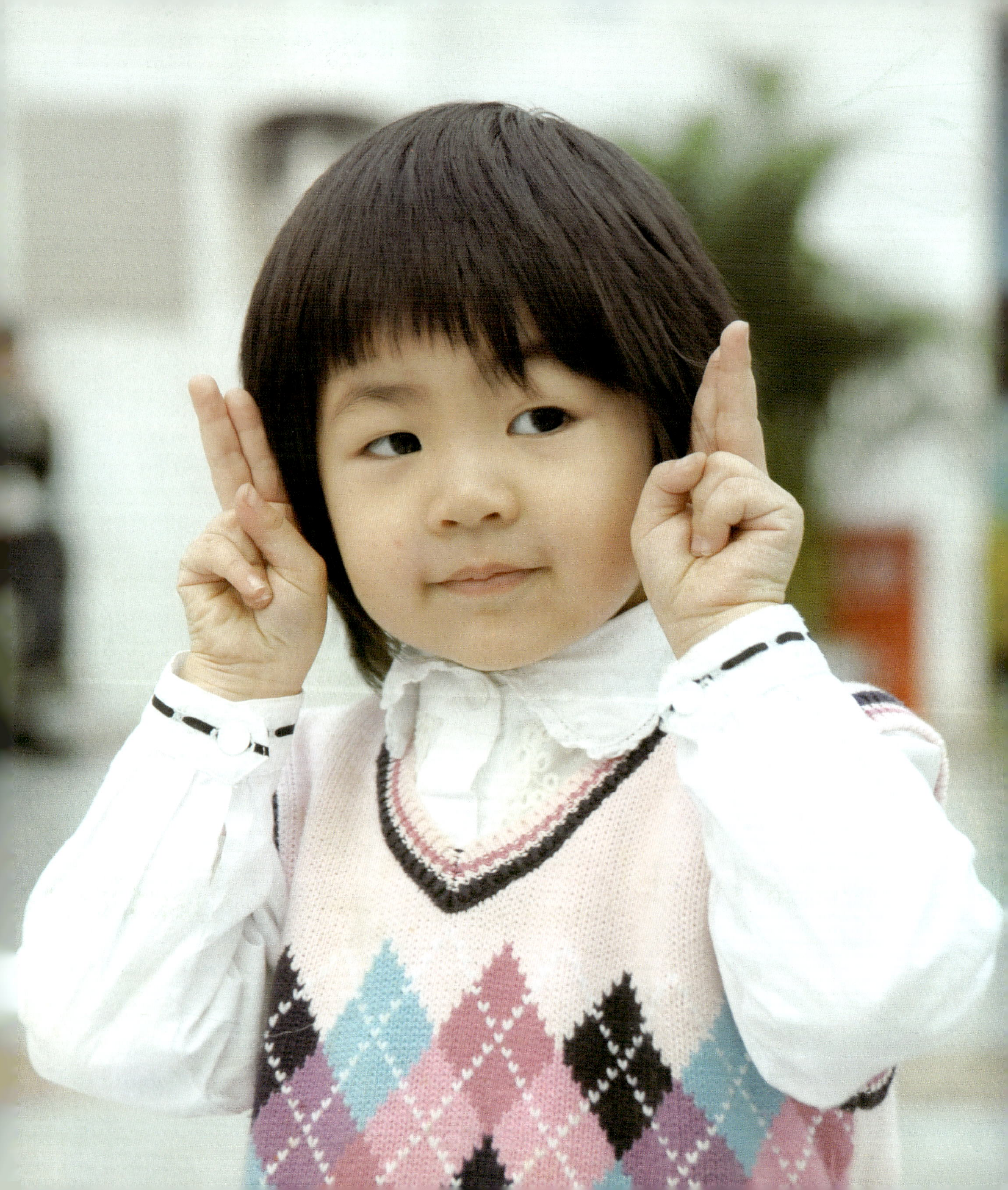